Erich Blechschmidt

Ontogenese des Menschen – Kinetische Anatomie

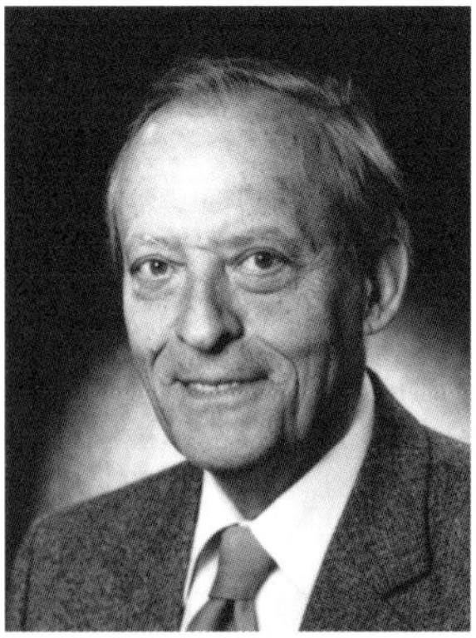

**Prof. Dr. med. Erich Blechschmidt** war von 1942–1973 Direktor des Anatomischen Instituts der Universität Göttingen.
Sein Forschungsgebiet war die Humanembryologie, vor allem die Morphogenese der frühen vorgeburtlichen Stadien des Menschen.

Um die Lage-, Form- und Strukturveränderungen der Embryonen zu zeigen, ließ er Kunststoffmodelle herstellen, die die heute nach ihm benannte „Humanembryologische Dokumentationssammlung Blechschmidt" bilden. Die Sammlung ist im Anatomischen Institut der Universität Göttingen auch der Öffentlichkeit zugänglich.

Blechschmidt widerlegte auf Grund seiner Forschungen das von Ernst Haeckel aufgestellte Biogenetische Grundgesetz, nach dem die Entwicklung des menschlichen Embryo die stammesgeschichtliche Entwicklung nachvollziehe. Vielmehr ist der menschliche Embryo von der Befruchtung an individualspezifisch menschlich und die Änderungen seines Erscheinungsbildes können im Sinne einer Gestaltungs-Anatomie als Folge kinetischer und dynamischer Merkmale beschrieben werden.

Die von Blechschmidt gefundenen Regeln und Prinzipien der Entwicklung sind auch für das Verständnis der Physiologie und für die Therapie von Bedeutung.

Erich Blechschmidt

# Ontogenese des Menschen

## Kinetische Anatomie

**KIENER** München 2012

**Zur Bibliografie**
Das Buch ist erstmals 1978 in der Reihe „Biologische Arbeitsbücher 22" unter dem Titel „Anatomie und Ontogenese des Menschen" erschienen (Verlag Quelle & Meyer, Heidelberg; Nachdruck bei feh-Medienverlag, Kißlegg 2003).

**Hinweis für den Benutzer**
Die Erkenntnisse in der Medizin unterliegen einem ständigen Wandel durch Forschung und klinische Erfahrung. Der Verfasser dieses Werkes hat große Sorgfalt darauf verwendet, dass die in diesem Werk gemachten Angaben dem Wissensstand seiner Zeit entsprechen. Das entbindet den Nutzer dieses Werkes aber nicht von der Pflicht, anhand weiterer schriftlicher Informationsquellen zu überprüfen, ob die dort gemachten Angaben von den Angaben in diesem Buch abweichen, und seine therapeutischen Maßnahmen in eigener Verantwortung zu treffen.

**Bibliografische Information der Deutschen Nationalbibliothek**
Die Deutsche Nationalbibliothek verzeichnet diese Publikation in der Deutschen Nationalbibliografie; detaillierte bibliografische Daten sind im Internet über https://www.dnb.de/ abrufbar.


1. Auflage 2012


22 21 20 19 18 5 4 3



Bildbearbeitung: Sophie Kiener, München
Satz: Kadja Gericke, Herrenberg
Zeichnungen: Schriften Blechschmidt; Henriette Rintelen, Velbert
Druck und Bindung: Drukarnia Dimograf, Bielsko-Biała/Polen
Umschlaggestaltung: SpieszDesign, Neu-Ulm

FSC
www.fsc.org
MIX
Papier aus verantwortungsvollen Quellen
FSC® C018236

ISBN 978-3-943324-03-7

www.kiener-verlag.de

# Vorwort

Um dem interessierten Leser, insbesondere Medizinern, Therapeuten und Biologen, einen Überblick über die Anatomie und Ontogenese des Menschen zu ermöglichen, war es mein Hauptanliegen, in dem vorliegenden Arbeitsbuch eine geeignete Materialsammlung vorzulegen. Dabei war weniger die Menge des Befundmaterials als die Auswahl wichtig, um die Gesichtspunkte erkennbar zu machen, die in einer somatischen Anthropologie heute zu berücksichtigen sind.

Die früher übliche und seiner Zeit auch meist unvermeidliche Vermengung der menschlichen Anatomie mit zoologischen Spezialbefunden kann in diesem Buch zum ersten Mal durch eine geschlossene Darstellung der menschlichen Entwicklung vermieden werden.

Alle Abbildungen sind nach Originalpräparaten gezeichnet und trotz ihrer Klarheit in keinem Fall willkürliche Schemata. Dadurch kommt so wenig wie möglich der Autor als vielmehr das Objekt selbst „zu Worte“ und eröffnet dem Leser eine Wirklichkeit, die zu bewundern und kennenzulernen schon immer sein Anliegen war.

Ein besonderer Dank gilt dem Verlag, der die Herausgabe des vorliegenden Buches, das erstmals 1978 erschienen ist, angeregt und sorgfältig betreut hat.

Ich hoffe, durch dieses Buch über die Anatomie und Ontogenese des Menschen nicht nur dem Wunsch des Verlegers, sondern auch dem Interesse und den Forderungen der Leser zu entsprechen.

Prof. Dr. med. E. Blechschmidt em. (1978)
(überarbeitet von Dr. med. T. Blechschmidt 2011)

Anmerkung des Verlags:
Diese Ausgabe ist eine Überarbeitung des Buches „Anatomie und Ontogenese des Menschen“. Zur leichteren Erfassung der einmaligen „Pfeil-Anatomie“ Blechschmidts wurden Abbildungsbeschriftungen und -legenden entsprechend grafisch umgesetzt, um die kinetisch-biodynamischen Zusammenhänge auf einen Blick erfassbar zu machen.

# Inhalt

# 1

# Allgemeines

In unserer technokratischen Welt gewinnt die Frage nach dem Menschen eine neue Bedeutung. Dabei geht es nicht nur um das Psychische, sondern auch um das Somatische. Hier bemüht man sich, nicht nur von dem Stoffwechselgeschehen, sondern auch von der Gestalt des Menschen genauere Vorstellungen zu bekommen. Gestalt und Gestaltung sind das Thema jeder Morphologie. Es betrifft nicht nur den erwachsenen Menschen, sondern auch die frühesten Phasen der menschlichen Entwicklung.

Zwar war es schon seit der Antike ein Anliegen, den Körper des Menschen genauer kennenzulernen. Doch fehlte damals noch die dazu notwendige Untersuchungstechnik. Man war fast ganz auf die Vermutungen angewiesen und vermischte unzureichende und meist nicht näher prüfbare Beobachtungen mit den damals üblichen philosophischen Vorstellungen.

Noch zu Beginn des 16. Jahrhunderts las der Anatom seinen Schülern aus den Schriften des berühmten griechisch-römischen Arztes **Galen** (129–199 n. Chr.) vor, und in Ergänzung dazu demonstrierte der sogenannte Prosektor (Vorschneider) an der Leiche. Wenn das Gezeigte mit dem Gelesenen nicht übereinstimmte, galt der Text des Buches, das volle Autorität besaß, und nicht der Befund.

Erst um die Mitte des 16. Jahrhunderts begann man sich für den menschlichen Körper genauer zu interessieren und exakte bildliche Darstellungen von ihm zu versuchen. Berühmt sind die „Anatomischen Studien" von **Leonardo da Vinci**, von denen sich 360 Bilder in der Königlichen Sammlung in Windsor Castle befinden. Man begann nun, mehr der Beobachtung als dem Wort zu vertrauen und die herkömmlichen Vorstellungen vom Körperbau durch Sektionen zu prüfen.

**Vesal** (1514–1564) war es, der bemerkte, dass die Beschreibungen Galens zum größten Teil auf Beobachtungen an Tieren beruhen und voller Verwechslungen waren. Er entdeckte, dass der menschliche Leichnam Aufschlüsse über den Körperbau des Lebenden zu geben vermag. Vesal war der Erste, der in Form eines Atlas eine Beschreibung des menschlichen Körpers aufgrund systematischer anatomischer Präparationen vorlegte, betitelt: De humani corporis fabrica (1543). Die Vesal'sche Anatomie des 16. Jahrhunderts gilt noch heute als ein Fundament der naturwissenschaftlichen Medizin.

Seitdem ist der menschliche Körper in zunehmend kleineren Dimensionen untersucht worden. Dem anatomischen Präparieren mit Messer und Pinzette (makroskopische Anatomie) schloss sich im 19. Jahrhundert die Mikroskopie an. Sie erlaubte etwa eintausendfache Vergrößerungen des Objekts. Heute sind mithilfe des Elektronenmikroskops mehr als 200.000-fache Vergrößerungen möglich, allerdings nur von winzigsten Ausschnitten. Mithilfe der Ultramikroskopie ist eine Übersicht über größere Zusammenhänge noch nicht gewonnen.

Auf der Suche nach Erkenntnis sind von einzelnen Punkten aus Schächte in den gewaltigen Berg des Unerforschten getrieben worden. Man hat auf sehr verschiedene Weise versucht, Antwort auf die Frage zu bekommen, wie es kommt, dass der menschliche Körper so und nicht anders gebaut ist, als wir ihn kennen. Wie kommt es, dass er normalerweise „richtig" funktioniert? Folgende Grundauffassungen stehen zur Diskussion.

## Differenzierung und Zweckmäßigkeit

Man sagt, dass der menschliche Körper zweckmäßig gebaut sei, und weist darauf hin, dass die Ontogenese (Individualentwicklung) im Hinblick auf die späteren Leistungen sinnvoll verläuft. Da man weiß, dass z. B. aus einem Hühnerei regelmäßig ein Huhn, aber niemals ein Fisch wird, kann man von einer Richtung der Ontogenese sprechen, mit der sich gleichsam ein Plan verwirklicht. Danach hat die Ontogenese als Prozess Ähnlichkeit mit zielgerichteten Bewegungen. Zielgerichtete Bewegungen, die einen bestimmten Zweck verfolgen, sind jedoch Willenshandlungen. Der Gedanke an ein Ziel der Entwicklung im Sinne eines Zwecks setzt daher die Annahme einer bewusst handelnden Person voraus. Theologisch ist dieser Gedanke begründet, denn hier ist die Teleonomie der Welt im Blickfeld. Naturwissenschaftlich besteht jedoch legitimerweise die Aufgabe, nur etwas von den biologisch fassbaren Vorgängen, d. h. etwas von der Art und Weise der Entwicklung, nachzuweisen. Um Kenntnisse vom Ablauf der Ontogenese zu erwerben, ist die Idee der Zweckmäßigkeit irrelevant.

Wer behauptet, Krallen von Katzen oder Nagezähne von Mäusen seien zweckmäßige Differenzierungen, deutet, aber beschreibt nicht naturwissenschaftlich.

Uns kommt es im Folgenden demgegenüber auf naturwissenschaftlich exakte Beschreibungen an. In einem Grimm'schen Märchen finden wir folgende in diesem Zusammenhang nicht uninteressante und lehrreiche Gedankenverknüpfung: Als Rotkäppchen den Wolf im Bett seiner Großmutter sieht, fragt es den Wolf: „Warum hast du so große Augen?". Der Wolf antwortet: „Damit ich dich besser sehen kann." Rotkäppchen fragt weiter: „Warum hast du so große Ohren?" Der Wolf sagt: „Damit ich dich besser hören kann." Und auf die Frage: „Warum hast du einen so großen Mund?", gibt der Wolf die Antwort: „Damit ich dich fressen kann." Kaum ein anderes Gleichnis wie das Märchen von Rotkäppchen und dem Wolf gibt so schön ein Beispiel finalen Denkens.

Ein ähnliches Vorurteil besteht in der Morphologie hinsichtlich der sogenannten funktionellen Anatomie. Dort wird der Körperbau des Menschen von seiner Bedeutung für körperliche Leistungen, d.h. vom Gesichtspunkt möglicher Zweckdienlichkeit, gesehen. Wer allerdings zwischen subjektiv Erlebtem und objektiv Beobachtbarem nicht geflissentlich unterscheidet, neigt dazu, von bewusst gewordenen eigenen Absichten auf Zwecke und Ziele auch im objektiven Bereich zu schließen. Das ist menschlich verständlich, aber keine sachliche Betrachtungsweise.

Die Antwort des Wolfs auf Rotkäppchens Frage „Warum hast du ...?" hätte lauten müssen: „Ich habe Augen und Ohren, weil sie sich bei mir entwickelt haben." Dass jemand sehen kann, ist nicht Ergebnis einer nachgewiesenen Absicht, sondern Folge der Entwicklung eines Eis. Wenn wir in der Umgangssprache sagen: Das Auge ist „zum Sehen" da, dann stellen wir damit eine Forderung auf etwa in dem Sinne „benutze deine Augen", wir geben aber keine naturwissenschaftliche Erklärung. Ein Gelenk im Ellenbogen kann für die Ausübung vieler Arbeiten gewiss zweckmäßiger sein als ein steifer Arm. Diese Erfahrung begründet gleichwohl nicht, dass in der Embryonalzeit ein Ellenbogengelenk entsteht. Über die Notwendigkeit vieler Organe unmittelbar für die Erhaltung der Gesundheit besteht kein Zweifel, doch die Erkennung ihrer Bedeutung und großen Wichtigkeit erklärt noch nicht ihre Entstehung, noch weniger das Kräftespiel bei ihrer Differenzierung.

Heute wissen wir, dass die späteren Leistungen, sogar die der Sinnesorgane, durch Wachstumsfunktionen – also durch eine frühe Tätigkeit schon zur Zeit ihrer Entstehung – eingeleitet werden. Erst auf dieser Grundlage werden allmählich die spezifischen Organfunktionen ausgebildet. Dementsprechend gilt grundsätzlich:

> Allen höheren Funktionen gehen Wachstumsfunktionen voraus. Die embryonalen Leistungen sind regelmäßig Vorläufer der späteren Leistungen. Sie sind dadurch gleichsam das natürliche Schema der Funktionen des Erwachsenen. Es gibt keine Zelle, kein Gewebe und kein Organ, das während seiner Entstehung nicht schon funktioniert. Die Grundfunktionen sind Wachstumsfunktionen. Sie sind von dem Ausmaß des jeweiligen Wachstums abhängig und daher in jedem Alter verschieden. Daher ändert sich im Verlauf der Differenzierung mit der Gestalt auch jede Leistung. Ontogenese und damit Funktionsentwicklung sind die Voraussetzungen für den Körperbau und die Leistungen des Erwachsenen, nicht aber eine „zweckmäßige" Differenzierung.

## Differenzierung und Phylogenese

Solange die jungen Entwicklungsstadien des Menschen noch nicht bekannt waren und geeignete Methoden fehlten, um die frühen Gestaltungsvorgänge sichtbar zu machen, wurde versucht, aus tierischen Frühstadien eine Vorstellung davon zu gewinnen, wie sich vielleicht die Frühentwicklung des Menschen vollzöge. Die damals zur Verfügung stehende Technik der Fixierung und Färbung erlaubte es jedoch noch nicht, Präparate herzustellen, die für morphologische Untersuchungen ausreichend waren und überzeugende Aussagen ermöglichten. Deshalb konnte Ernst Haeckel 1859 sein biologisches Grundgesetz aufstellen, nach dem der Mensch während seiner Individualentwicklung verkürzt den Prozess der ganzen Stammesentwicklung wiederholen (rekapitulieren) soll. Nach der Hypothese Haeckels durchläuft der menschliche Keim zunächst nichtmenschliche Frühstadien, bevor er, nach Ausbildung eines vermeintlich allgemeinen Säugetierplans, charakteristische menschliche Differenzierungen zeigt.

Während kein Historiker ein Ereignis als Wiederholung früherer Geschehnisse erklären würde, soll auf biologischem Gebiet mit Entwicklungsprozessen gerechnet werden können, die eine Wiederholung früherer stammesgeschichtlicher Ereignisse sind. Um diese Behauptung zu beweisen, hatte Haeckel z.B. ein unzureichendes Präparat von einem Hundeembryo als menschlichen Embryo ausgegeben.

Nachdem man seit 20 Jahren die menschliche Ontogenese mikroskopisch gut kennt, hat man das Haeckel'sche Grundgesetz von der Rekapitulation der Phylogenese während der Ontogenese des Menschen nachgeprüft und zum Erstaunen feststellen müssen, dass es nicht stimmt. Es lässt sich keine Rekapitulation finden. Offenbar hätte ohne die damals unzureichend oder gar nicht fixierten Präparate das Biogenetische Grundgesetz weder aufgestellt noch glaubhaft gemacht werden können. Heute wissen wir, dass es einer der größten Irrtümer der Biologie war. Heute ist deutlich geworden, dass Haeckels Vorstellungen falsch waren und dass alle Versuche, etwas von seinem vermeintlichen Grundgesetz zu retten, vergeblich sind. Auch kann man nicht umschreibend sagen, das Biogenetische Grundgesetz sei nur eine ungefähr gültige Regel und nur im Großen oder in einer veränderten Form anwendbar.

Wenn heute ein Chemiker die Vierwertigkeit von Kohlenstoffverbindungen zwingend begründen will, kann er nicht argumentieren, die Vierwertigkeit erkläre sich daraus, dass schon im Altertum vierwertige Kohlenstoffverbindungen existiert haben; die heutigen Kohlenstoffverbindungen wiederholen die damaligen. Oder: Wenn Eisen rostet, ist dieser Vorgang nicht mit dem Hinweis zu erklären, dass schon im Altertum Eisen gerostet sei und der heutige Rostprozess eine Wiederholung des damaligen sei. Ein solcher Hinweis würde wohl die Häufigkeit der Rostbildung zeigen, nicht aber die Natur des Geschehens erläutern. Rost bildet sich unter bestimmten materiellen Voraussetzungen bei physikalisch näher zu bestimmenden Bedingungen ohne Rücksicht darauf, welche historische Bedeutung einmal Rost gehabt haben mag.

Hier ist es wichtig, Halbheiten in unseren Begriffen zu vermeiden. Das Biogenetische Grundgesetz gilt heute nicht etwa in einer anderen Form als Haeckel meinte, sondern es gilt gar nicht. Es genügt heute, von ihm zu wissen, dass es falsch ist.

Die Vorstellungen von einer Rekapitulation der Phylogenese haben, wie bereits erwähnt, keine Bestätigung gefunden, sobald man menschliche Embryonen untersuchte. Heute ist durch Anwendung geeigneter Methoden nachgewiesen, dass gerade die frühen Stadien des Menschen sich sehr auffällig von der Frühentwicklung anderer Spezies unterscheiden. Die Frage, warum aus einem Hühnerei immer ein Huhn und aus einem Froschei immer ein Frosch entsteht, ist heute beantwortet: weil das Ei eines Huhns immer schon die Anlage eines Huhns ist und weil sich während der Entwicklung nur sein Erscheinungsbild ändert. Ontogenese ist Phänogenese. Wir sprechen von menschlicher Entwicklung nicht deshalb, weil aus einem vielleicht zunächst untypischen Zellhaufen im Verlauf der Entwicklungsschritte allmählich mehr und mehr ein Mensch wird, sondern weil sich der Mensch aus einer menschlichen Zelle entwickelt.

In der Ontogenese gibt es keinen Einschnitt, bis zu dem etwa noch nicht von einem Wesen menschlicher Eigenart gesprochen werden dürfte. Heute weiß man aufgrund von anatomischen Untersuchungen, dass keine Entwicklungsphase existiert, die etwa einen Übergang von noch-nicht-menschlichen zu menschlichen Differenzierungen bildet. Gegen diesen Befund ist es kein Einwand, dass selbstverständlich in jeder Phase der Ontogenese Prozesse ablaufen, die Einzelmerkmale haben, wie sie auch sonst in der belebten oder sogar in der unbelebten Natur vorkommen. Einzelne Merkmale wie Gewicht, Größe, Wassergehalt, Eiweißketten können bei verschiedenen Spezies dieselben sein. Im Zusammenhang des ganzen Organismus haben sie aber immer art- und individualspezifische Bedeutung. Als Ganzes hat jeder Organismus unvergleichliche Eigenart.

Man kann nun fragen, woher weiß man, dass ein menschliches Ei oder ein menschlicher Embryo wirklich ein Mensch ist? Die begründbare Antwort lautet: Wir wissen heute, dass jedes Ei artspezifische Chromosomen enthält, und wissen ferner, dass in der Ontogenese keine Mutationen vorkommen, die etwa artverändernd wirken würden. Aus einem spezifischen Ei geht bei ungestörter Weiterentwicklung ohne Ausnahme nur ein bestimmter Organismus hervor. Wir dürfen deshalb als gesichert betrachten, dass die genetische Substanz eines Menschen das ganze Leben lang normalerweise dieselbe bleibt. Diese Auffassung ist bisher nicht widerlegt worden. Es gilt der wichtige Satz:

> Was sich während der Entwicklung ändert, ist nur das Erscheinungsbild, nicht aber das Wesen.

Die frühere Meinung von der Richtigkeit des sog. Biogenetischen Grundgesetzes hat nach der Regel, dass ein grundsätzlicher Irrtum leicht auch noch weitere Irrtümer nach sich zieht, zu vielen Fehlschlüssen geführt, z. B. zu der Annahme sogenannter rudimentärer Organe. Solange man die Organe nicht im Rahmen der individuellen Körperentwicklung verstand, erschienen manche als Relikte. Tatsächlich gibt es jedoch keine atavistischen Organe. Kein Organ kann ähnlich wie eine Ruine gleichsam Denkmalschutz in der Ontogenese beanspruchen. Alle untersuchten Organe erweisen sich vielmehr in jeder Phase ihrer Entwicklung in Funktion. Ausnahmslos jedes Organ trägt mit seiner Entwicklung zur Gestaltung des ganzen Körpers bei, auch wenn es vielleicht wieder rückgebildet wird.

In Analogie zu Haeckel wurde von Konrad Lorenz versucht, ein psychogenetisches Grundgesetz aufzustellen, nach dem sich das Verhalten des Menschen als eine Wiederholung tierlicher Verhaltensweisen verstehen lassen sollte. Hier kommt es leicht zu dem Missverständnis, dass sich das Verhalten des Menschen ohne Rücksicht auf seine Ontogenese unmittelbar aus dem seiner Tier-Vorfahren erklären ließe. Damit verbindet sich leicht die Auffassung, dass der Mensch „nichts anderes" sei als ein höher entwickeltes Tier. Und dies besagt dann, dass er willkürlich manipulierbar sei. Gewiss gibt es vergleichbare Verhaltensweisen bei verschiedenen Tieren. Sie alle aber sind, sei es bei Mensch oder Tier, immer nur Teilprozesse eines individualspezifischen Ganzen, mit dem allein sie unmittelbar zusammenhängen.

Anstelle einer – hier unerlaubten – phylogenetischen Betrachtungsweise ergibt sich vielmehr die Frage, wie es kommt, dass sowohl beim Tier als auch beim Menschen ähnliche Organe und ähnliche Funktionen gefunden werden, obwohl jedes Lebewesen unwiederholbare Eigenart hat. Hier gilt es, die Gesetze zu erkennen, nach denen die Differenzierungen sowohl beim Menschen als auch beim Tier ablaufen.

## Differenzierung und Evolution

In diesem Zusammenhang scheint es wichtig, auf den Begriff der „Evolution" einzugehen, weil er fälschlicherweise oft gleichbedeutend mit dem Begriff „Entwicklung" verwandt wird. Rein sprachlich bedeutet „Evolution" ja „Entwicklung". Evolution sollte aber nur im Sinne von Geschichte verstanden werden. Wir denken an die Geschichte der Erde und der Lebewesen auf ihr. Evolution wurde dabei immer im Sinne eines Fortschritts von Niederem zu Höherem verstanden. Heute sind Zweifel aufgekommen, ob Evolution Entwicklung im Sinn eines Fortschritts ist.

Einer der bekanntesten Philosophen, der den Evolutionsgedanken verfolgte, war **Hegel** (1770–1831). Auf ihn beruft sich nicht nur Haeckel, sondern vor allem auch **Marx**. Durch ihn hat der Evolutionsgedanke weltanschauliche Bedeutung gewonnen. Im 19. Jahrhundert wurde „Evolution" zu einem kultur- und sozialpolitischen Grundbegriff. Das Aufsehen, das Darwins Veröffentlichung „Die natürliche Entstehung der Arten“ erregte, zeigt, wie populär seine Gedanken damals waren. Am ersten Tage ihres Erscheinens war die ganze Auflage von 1200 Exemplaren vergriffen.

Die Vorstellung von zufälligen Mutationen als einem zureichenden Prinzip des Evolutionsgeschehens ist jedoch nicht unmissverständlich. Da Mutationen Prozesse im Zellkern sind, erweckt der Begriff „Evolution“ die Vorstellung, die Entstehung der Arten und des Lebens selbst sei wesentlich ein zufälliger Prozess und ein Geschehen von innen heraus. Damit sei auch jedes Differenzierungsgeschehen – im Prinzip – rein genetisch verstehbar. Diese Idee ist heute eine oft vertretene Grundauffassung und wesentlicher Inhalt bestimmter Weltanschauungen und Ideologien.

Tatsächlich sind die Beziehungen von Evolution und Ontogenese (Entwicklungsgeschichte und Entwicklung) jedoch fragwürdig. Um mit Recht von Entwicklung zu sprechen, bedarf es des Nachweises eines Erhaltungsprinzips.

> Denn nur das wird streng als Entwicklung aufgefasst, was trotz äußerer Veränderungen in seinem Wesen unverändert bleibt. Nur wenn ein Lebewesen (Individuum) während der ganzen Dauer seiner Existenz ein und dasselbe Individuum bleibt, kann man von Entwicklung sprechen.

Es wäre deshalb notwendig zu benennen, was sich während der Entwicklungsgeschichte der Erde erhält, wenn – wie seit Darwin hervorgehoben wird – neue Arten von Pflanzen und Tieren entstehen. Wenn Entwicklung ein Erhaltungsprinzip verlangt, ist es schwer, die Phylogenese als eine Entwicklung anzusehen. Denn wenn auch Phylogenese, und nicht nur Ontogenese, eine Entwicklung sein sollte, ist es notwendig nachzuweisen, dass auch dort etwas Wesentliches unverändert fortdauert, also konstant bleibt. Mit anderen Worten:

> Wenn es eine Entwicklung der Arten gibt, dann müsste auch mit ihnen etwas Unwandelbares fortbestehen. Von einem Erhaltungsprinzip in der Phylogenese ist jedoch nichts bekannt.

Als Urheber evolutiver Veränderungen wurde von **Monod** reiner Zufall im Sinn eines Zusammentreffens von Ereignissen angesehen, die selbst nichts miteinander zu tun haben. Monod nahm dabei an, dass Evolution ausschließlich auf molekularen Prozessen beruhe, die mit statistischer Wahrscheinlichkeit erfolgen. Nach Monod ist alles Geschehen, als Ergebnis von Zufall aufgefasst, als sinnlos anzusehen. Gegen dieses Konzept ist als Einwand erhoben worden, dass es konsequenterweise jede personale Freiheit des einzelnen Menschen leugne und grundsätzlich ablehne, dass neben einem naturwissenschaftlichen Weltbild auch noch andere Vorstellungen Realität hätten. Nach Monod müssen Begriffe wie „Ursprünglichkeit“ oder „geistige Wirklichkeit“ abgelehnt werden.

Untersuchungen der Ontogenese des Menschen haben eindeutig ergeben, dass der Begriff „Evolution“ zum Verständnis der Individualentwicklung und des menschlichen Körperbaus völlig unnötig ist.

> Während einerseits Fortpflanzung, ohne die Entwicklung nicht immer wieder von Neuem möglich wäre, ein Prozess ist, der innen im Zellkern beginnt und eine Richtung nach außen hat (Fortpflanzung), beginnen andererseits Differenzierungen außen, um erst von da allmählich ins Innere einzugreifen.

Das gilt, wie wir noch sehen werden, für den lebendigen Körper als Ganzes ebenso wie für jede seiner Zellen. Wir können diesen Sachverhalt als **outside-inside-differentiation** bezeichnen. Dabei ist die mit dem Evolutionsbegriff verbundene Vorstellung einer Entwicklung vom Niederen zum Höheren in der Ontogenese nicht zu erhärten. Ein junges Ei hat eine extrem hohe Ursprünglichkeit (Potenz) und diese nimmt mit fortschreitender Ontogenese, also mit dem Altern, fortgesetzt ab. Der gereifte Organismus ist kein höheres Wesen als ein Ei.

Mit paläontologischen (erdgeschichtlichen) Befunden können zwar Daten zur Stammesgeschichte erbracht und damit eine Geschichtlichkeit der Arten deutlich werden. Aber der menschliche Körperbau und dessen spezifische Verhaltensweisen können auf diese Weise weder aufgezeigt noch in einer zwingenden Weise gedeutet werden. Der Unterschied von Evolution und Ontogenese ist vielmehr so groß, dass die Befunde der menschlichen Ontogenese völlig unabhängig von allen paläontologischen Untersuchungen erarbeitet werden mussten. Erst seitdem die menschliche Phänogenese hinreichend bekannt ist, sind jetzt vergleichende Untersuchungen der menschlichen und tierischen Entwicklung möglich.

Das Gesagte mag ein Beispiel aus der Physik deutlich machen. Die Geschichte der Beleuchtungskörper – vom Spanlicht über die Öllampe zur

Glühlampe – beantwortet weder die Frage nach den Eigenschaften der Glühbirnen noch nach der Physik des Lichts. Wer diese kennenlernen will, muss versuchen, mit physikalischen Methoden über die Gesetze der optischen Erscheinungen Klarheit zu bekommen. – Ein Historiker mag vielleicht eine Entwicklungsreihe von Fahrzeugen aufstellen, die beispielsweise vom Pferdefuhrwerk bis zum Rennwagen reicht. Damit werden aber weder die morphologischen und physikalischen Eigenschaften der heutigen Kraftwagen verständlich noch die Gesetze ihrer Herstellung. Niemand würde ein Auto bauen, indem er zunächst einen Handkarren herstellt und dann durch allmählichen, immer weitergehenden Umbau dieses Handkarrens den Typ eines modernen Autos fabriziert. Er wird also nicht die Baugeschichte der Automobile rekapitulieren, sondern von vornherein ein geeignetes konstruktives Verfahren zur Herstellung eines Autos verwenden. Jede Rekapitulation überholter Methoden und Modelle würde für die Fabrik die Gefahr eines Bankrotts bedeuten.

Niemand bezweifelt, dass ohne die Geschichte unserer Erde unsere Gegenwart nicht denkbar wäre. Aber der menschliche Körper in seiner Gesetzmäßigkeit kann dennoch nicht aus der Evolution, sondern nur als Folge seiner ontogenetischen Entwicklung genauer beschrieben werden. Entwicklungsgeschichte kann zwar als die Summe von Ontogenesen aufgefasst werden, aber von diesen Ontogenesen sind nur die der heute lebenden Arten genauer bekannt.

Man kann nicht von der Phylogenese auf Vorgänge innerhalb der Ontogenese schließen.

> Was wir Ontogenese nennen, gleicht nicht etwa einem Städtebau mit Umbauten alter Stadtteile, sondern der jeweiligen Neugründung einer Stadt, die kein einziges vorhandenes Gebäude übernimmt.

## Differenzierung und Induktion

Wilhelm **Roux** (1850–1924) gilt als der Begründer der sog. Entwicklungsphysiologie. Entwicklungsphysiologen versuchen, mithilfe von Experimenten Entwicklungsvorgänge zu analysieren. Auf diese Weise bekommt man wichtige Befunde hinsichtlich der möglichen Faktoren von Fehlbildungen. Aber die Experimente erlauben keine lückenlos folgerichtige Beschreibung der menschlichen Phänogenese und geben noch kein verständliches Konzept vom menschlichen Körper.

Ein berühmter entwicklungsphysiologischer Versuch stammt von dem Biologen Hans **Driesch** (1867–1941). Driesch trennte junge Keime von Seeigeln im Zweizellstadium durch Schütteln in die beiden bei der Furchung entstandenen Zellen (Blastomeren) und überließ diese nun, künstlich getrennt, jeweils ihrer eigenen Entwicklung. Das Ergebnis waren zwei vollständige Larven von halber Normalgröße. Driesch folgerte aus diesen Versuchen, dass jede der Zellen die Fähigkeit habe, sich selbst zu einem Ganzen zu entwickeln. Dabei war allerdings nicht zu sagen, wie aus der Fähigkeit zu einer Entwicklung eine wirkliche Entwicklung wird. Über das Wie wurde keine Aussage gemacht. Generell blieb zunächst offen, was überhaupt unter Entwicklung als Fähigkeit und unter Entwicklung als Phänogenese zu verstehen sei. Wollte man unter Fähigkeit stets Fähigkeiten unter besonderen Umständen verstehen, so war es notwendig zu klären, welche besonderen Umstände, z. B. durch die Experimente, geschaffen werden, sodass Entwicklung geschieht.

Ein in dieser Hinsicht berühmtes Experiment, das der Zoologe **Spemann** (1869–1941) machte, muss hier genannt werden. Spemann experimentierte an Amphibienaugen, um eine Vorstellung von der kausalen Entstehung des sogenannten Augenbechers zu bekommen. Der Augenbecher der Amphibien entsteht ähnlich wie bei vielen anderen Arten aus einem blindsackförmigen ausgestülpten Gehirnabschnitt. Die spätere Linse des Amphibienauges dagegen geht unmittelbar aus dem Ektoderm hervor (siehe auch die menschliche Augenentwicklung, Abb. 5.6). Spemann machte nun folgende Versuche: Er zerstörte bei Kaulquappen des Grasfrosches den Augenbecher, bevor sich eine Linse gebildet hatte. Damit verhinderte er die Entstehung einer Linse. Sein Schluss war: Die Linse entwickelt sich in abhängiger Differenzierung vom Augenbecher. Wenn der Augenbecher fehlt, entsteht keine Linse. Später wiederholte Spemann das Experiment bei artverwandten Kaltblütern, bei Kaulquappen vom Wasserfrosch, erhielt dort aber eine Linse. Spemann folgerte: Die Linse entwickelt sich hier unabhängig vom Augenbecher in sogenannter Selbstdifferenzierung.

Weitere Experimente zeigen Ähnliches. Pflanzte man einige Zellen aus der Körpergegend, in der beim Molch normalerweise der Schwanz gebildet wird, an eine Stelle, wo normalerweise ein Bein entsteht, so entwickelte sich aus den Schwanzzellen ein Bein. Die Folgerung war: abhängige Differenzierung. Überpflanzt man jedoch zu einem späteren Zeitpunkt der Entwicklung Schwanzzellen, so werden sie in nun sog. unabhängiger Differenzierung zu einem Schwanz.

Experimente, die an Spemanns Untersuchungen anknüpfen, führten zu folgender verallgemeinernden Deutung: Noch undifferenzierte junge Zellen können durch Kontakt mit ihrer Umgebung zu einer ortsgemäßen Differenzierung angeregt werden. Dagegen sind schon weitgehend entwickelte Zellen schlechter anpassungsfähig und werden deshalb als „determiniert" aufgefasst. Spemann schloss aus seinen Experimenten, dass besonders in den frühen Entwicklungsphasen, wenn eine Differenzierung als abhängig erscheint, ein Organisationszentrum bzw. ein Organisator existiere, der die Differenzierung bewirke. Von den jeweils bis zu einem gewissen Grad entwickelten Anlagen sollen materielle Einflüsse ausgehen, welche die weitere Entwicklung induzieren (Organisatorwirkungen). Die Frage der Kinetik bzw. Dynamik der Entwicklungsbewegungen blieb dabei außer Betracht. Als das wirksame Prinzip der Organisatoren wurden chemische Induktoren angenommen. Diese konnten aber bis heute nicht bestätigt werden. Spezifische chemische Substanzen, die Differenzierungen machen, sind nicht gefunden worden. Der Organisator ist noch immer ein Deus ex machina.

Inzwischen ist im Gegenteil nachgewiesen, dass die sog. Induktoren nicht nur von sehr verschiedenen organischen und anorganischen, oft sogar auffallend unspezifischen Substanzen ausgelöst werden können, sondern auch durch sehr einfache mechanische Eingriffe. So lässt sich z. B. durch Einschieben eines Fischbeinstäbchens (Fischbein: die aus Hornsubstanz bestehenden Barten von Walen) eine entsprechende Wirkung erzielen. Beim Kaninchen kann die Entwicklung der Eizelle zu einem voll ausgewachsenen Tier durch Anstechen des Eis mit einer Nadel erreicht werden. Heute ist sicher, dass es spezifische Induktoren nicht gibt. Deshalb ist die Frage berechtigt: Welche Umstände sind es, die die Differenzierungsprozesse ermöglichen? Welche allgemeinen Regeln liegen ihnen zugrunde?

## Differenzierung und genetische Information

Gregor **Mendel** (1822–1884) hat bei seinen bekannten Kreuzungsversuchen die nach ihm benannten Vererbungsgesetze gefunden. Damals waren die Zellkerne noch unbekannt. Heute kennt man nicht nur Zellkerne und Chromosomen, sondern macht sich auch genauere Vorstellungen über ihre Struktur. Als Erster hat der Biochemiker **Chargaff** ein Modell für die chemische Struktur der genetischen Substanz in den Zellkernen, der Desoxyribonucleinsäure (DNS), entworfen. Sie ist ein Riesenmolekül, das man sich als Faden vorstellt, der spaltbar und durch Anlagerung komplementärer Basen an die Spalthälften reduplizierbar ist. Auf dieser Eigenschaft der Spaltbarkeit und invarianten Reduplikation beruht, wie wir heute allgemein akzeptieren, die Übertragung der genetischen Substanz von einer Generation auf die andere und damit ihre Verwendbarkeit in den Tochterzellen. Hinsichtlich der DNS spricht man von einem genetischen Code und sagt damit aus, dass die Anordnung der an der Kernsäure beteiligten Basen unmittelbar für die Eiweißbildung in den Zellen von Bedeutung ist. Begriffe wie „Anweisung" durch die Gene oder „Abrufung" genetischer Information sind jedoch noch ein offenes Problem.

Entscheidend für die Bedeutung der Gene hinsichtlich der Differenzierung ist, wie man heute* annimmt, nicht die genetische Substanz selbst, sondern vielmehr die Art und Weise ihrer Ablesung. Zum Beispiel kann der gesamte linear angeordnete Code sukzessiv oder partiell abgelesen werden. Beim Menschen ist wegen der Vernetzung der Chromosomenfäden besonders die partielle Ablesung von großer Bedeutung. Die Genetiker stellen sich sehr vereinfacht vor, dass bei diesen Prozessen eine Regulatorsubstanz den Code für eine Ablesung freigibt oder sperrt.

Im Rahmen dieses Konzepts ist die Frage, wie die Chemie der Gene mit der körperlichen Gestaltung in Beziehung steht, nach wie vor völlig ungelöst. Sicher ist jedoch, dass die „Ablesung" immer nur unter Beteiligung der schon vorgegebenen extragenetischen Substanz erfolgt.

Die DNS könnte als ein Kochbuch aufgefasst werden, das der Körper für seinen Stoffwechsel braucht. Unklar ist aber, wer der Koch in der Küche ist. Unklar ist besonders, wie der Körper aus der Menge der bereitgestellten Rezepte auswählen kann, um die „richtigen" Gene zu benutzen. Denn die Existenz der Gene allein bedeutet noch nicht, dass sich aus ihnen der Verlauf der Differenzierungen als Geschehen ergibt. Mit der Kenntnis von Genmolekülen ist die Frage, wie es geschieht, dass sich die Zellen differenzieren, nicht gelöst. Denn im Organismus sind alle Zellen mit den gleichen Genen ausgestattet. Es ist indiskutabel zu denken, dass die Gene, die in jeder Zelle des menschlichen Körpers die gleichen sind, in jedem Bruchteil einer Sekunde an jedem Ort des Organismus während der ganzen Entwicklung von sich aus aufgrund ihrer „Information" jeweils wüssten, was sie und wo sie zu differenzieren haben. Hier zeigt sich die Fragwürdigkeit einer Theorie, nach welcher der Körperbau des Menschen nur allein auf den Informationen der Gene beruhen soll. Bei einer solchen Vereinfachung führt der Begriff „Information“ zu einer falschen Vorstellung von den Eigenschaften der Zelle. Er lässt ihren Systemcharakter völlig außer Acht.

Es besteht kein Zweifel, dass die Gene eine große Bedeutung für die Vererbung und damit indirekt auch für die Differenzierung haben. Aber schon in dem jungen Keim sind weder die Chromosomen noch die Gene dynamisch aktiv. Sie sind nicht die Motoren der Entwicklung und bringen daher nicht selbst die Merkmale des differenzierten Organismus hervor, auch nicht indirekt auf dem Weg über die von ihnen gebildeten Enzyme. Diese Annahme würde das Problem nur von der Chemie der Gene auf die Chemie der Enzyme verschieben. Selbst die wichtigsten Enzyme sind nur Beiträge zu dem Prozess der Differenzierung, der außer der genetischen Information noch andere Voraussetzungen hat.

> Die Zelle ist viel mehr als die Gene. Sie ist als Ganzes (Zellkern, Zytoplasma mit Organellen sowie Zellgrenzmembran) wirksam. Und nur im Rahmen dieses Ganzen haben die Gene Bedeutung.

Eine direkte Beziehung zwischen den Genen und der Gestalt der ganzen Zelle besteht nicht. Ebenso wenig wie eine Sandbank aufgrund ihrer chemischen Beschaffenheit von sich aus bei Ebbe Riffelungen hervorbringen kann, sondern der Kraft des Windes oder des Ansturms der Wellen bedarf, ebenso wenig sind Gestaltungsstoffe, sondern Gestaltungskräfte die unmittelbaren Motoren der Phänogenese. Sie kennenzulernen, gehört zu den Aufgaben der kinetischen Morphologie.

> Immer sind es komplexe Teilchenbewegungen molekularer und submolekularer Art, die zu Form- und Strukturänderungen führen. Stets sind Bewegungen als Äußerungen von physikalischen Kräften die unmittelbare Veranlassung für die Lage-, Form- und Strukturänderungen, die zu den Differenzierungen führen. Bekanntlich hat jede chemische Reaktion, jede Stoffwechselveränderung auch eine physikalische Komponente. Und gerade auf diese kommt es bei der Phänogenese an. Die Gestalt eines Organismus differenziert sich unmittelbar mit biodynamischen Kräften, aber nicht mit chemisch-genetischer Information.

Worin besteht aber der Beitrag der Gene? Wir wissen heute, dass die genetische Substanz im Rahmen des schon mit der Eizelle gegebenen individualspezifischen lebendigen Stoffwechsels ihre Bedeutung hat. In den Genen liegt kein Muster der späteren Differenzierungen. Die Meinung von einem blue-print ist überholt. Die Gesamtheit der Gene – als Genom – bildet keinen Homunkulus, der etwa zum Teil im Spermium, zum Teil im Kern der Eizelle sitzt. Die Gene machen nicht die Differenzierung. Sie sind vielmehr chemische Konstanten des Stoffwechsels und als solche besonders stabile Bestandteile der Zelle. Sicher ist, dass die genetische Substanz der Erhaltung der Individualität dient, während umgekehrt eine extragenetische Substanz, vor allem das Zytoplasma, den Wechsel des Erscheinungsbildes während der Entwicklung hervorbringt. Hier sind im Laufe der Differenzierung (Phänogenese) in einem vielzelligen Organismus die von Zelle zu Zelle verschiedenen Wirkungen der extragenetischen Substanz auf das genetische Substrat wahrscheinlich von viel größerer Bedeutung als die Rückwirkungen von den Zellkernen auf das Zytoplasma. Weil Gene so besonders stabil sind, sind sie viel zu träge, um von sich aus zu agieren. Vielmehr antworten sie auf Reize vom Zytoplasma (von außen). Sie agieren nicht, sondern reagieren. Sie sind eine notwendige Voraussetzung, aber noch keine zureichende Bedingung für den Prozess der Differenzierung.

Diese Vorstellung mag ungewohnt sein. Folgendes kann aber das Gemeinte verdeutlichen: Die Wirkung von Kräften hängt bekanntlich davon ab, was sie an ihrem Angriffsort vorfinden. Ein Druck kann z. B. eine Glasplatte zerspringen lassen oder eine Klingel zum Läuten bringen. Er kann aber auch beim Meißeln einem Carrara-Marmor ein bezaubernd schönes Aussehen verleihen. Was tatsächlich infolge von Druckkräften geschieht, hängt sehr von den am Angriffsort vorgegebenen Verhältnissen ab. Dasselbe gilt für die menschliche Differenzierung. Ein Zellkern mit seinen sog. Informationsträgern ist im Kräftespiel des zellulären Stoffwechsels das stabile Bezugssystem für die Entwicklungsreize. Mit diesem Bezugssystem ist ein wichtiger Faktor für die Erhaltung der Individualspezifität des Menschen vorgegeben. Das Ganze der Entwicklung ist jedoch viel mehr als nur genetische Information.

Auch dies mag noch einmal ein Beispiel aus dem Anorganischen verdeutlichen. Eisen wird aus Erz gewonnen und kann Ausgangsmaterial für die Herstellung von Nägeln, Eisengitter, Uhrfedern und vielen anderen Metallfabrikaten sein. Alle diese Industrieprodukte werden in ihrer Verschiedenheit näher verständlich, wenn die Art der Produktion bekannt ist. Wollen wir nun wissen, warum (nur im materiellen Sinn) beispielsweise sehr feine Uhrfedern unterschiedliche Tauglichkeit besitzen, müssen wir die Materialkonstanten der verwendeten Eisensorten, biologisch gesprochen: ihre verschiedenen genetischen Eigenschaften, kennen. Und doch haben Temperatur, Härte und viele andere physikalische Momente große Bedeutung für die Tauglichkeit der Fabrikate. Oft wirken sich die Materialeigenschaften erst spät in einer Funktionsentwicklung aus.

Man weiß, dass sich unter physikalischen Bedingungen chemische Strukturen ändern können. Das bedeutet, dass kinetische und dynamische Prozesse (Spannungsverteilungen, Temperatur u. a.) die extragenetische Substanz beeinflussen, von der aus die Ablesung des genetischen Codes erfolgt.

Die „Information" in den Zellkernen beinhaltet: Erhaltung der Individualität mithilfe des individualspezifischen Stoffwechsels. Die genetische Information bedeutet die Fähigkeit, generell Mensch zu sein. Um mithilfe dieser „Information" das Erscheinungsbild des Menschen zu entwickeln, bedarf es der extragenetischen Substanz, in der Stoffwechselvorgänge angeregt werden, die die genetische Substanz verwenden.

Im Wechselspiel zwischen unspezifischem Reiz und spezifischer Reaktion regulieren die hochmolekularen Gene Reizwirkungen, die sonst Störmomente bedeuten würden. Die Kompensationen äußern sich als Entwicklungsschritte. Grundgeschehen von allen diesen Vorgängen ist wahrscheinlich ein intrazellulärer Kreislauf von Stoffwechselbewegungen in Richtung von der Zellgrenzmembran zum Zellkern und von da wieder zurück zur Zellgrenzmembran. Dieser Kreislauf kann als eine Voraussetzung für die Beziehungen zwischen den Anlagen im Inneren der Zellen und ihrem äußeren Erscheinungsbild angesehen werden.

> Aufgrund von humanembryologischen Untersuchungen haben wir heute auszusagen, dass die Phänogenese zu einem großen Teil auf Gesetzmäßigkeiten zurückgeht, die nicht in der genetischen Substanz der Eizelle enthalten sind. Das extragenetische (phänogenetische) Substrat, das im Zytoplasma der Zelle verankert ist, folgt biodynamischen Gesetzmäßigkeiten, die nicht auf eine genetische Information zurückzuführen sind, wohl aber ihrerseits im Verlauf der Differenzierung von Ort zu Ort verschieden auf die Gene einwirken.

## Differenzierung in biodynamischen Stoffwechselfeldern

Wir haben im Vorangehenden gesehen, dass viele Versuche, den Körperbau des Menschen unter einheitlichen Gesichtspunkten zu verstehen, nicht zum Ziel geführt haben. Wir fragen weiter: Wie macht es der Körper, dass im Verlauf einer bestimmten Phänogenese Körperteile, wie z. B. Schultern und Arme, entstehen? Wie kommt es, dass sich der Mund als Querspalte und nicht als eine von oben nach unten gerichtete Öffnung ausbildet? Wie arbeitet der Keim, dass die Augen vorn und nicht hinten am Kopf lokalisiert sind? Kurz, wie kommt es, dass wir ontogenetisch so und nicht anders gestaltet sind, als wir uns kennen? Wir haben bereits deutlich gemacht, dass die Antwort „zum Zweck" und „historisch erklärbar" oder „genetisch" darüber keine Auskunft gibt, weil sie nicht beschreibt, auf welche Weise die Eizelle Schritt für Schritt ihr Erscheinungsbild wandelt.

Will man ein Bild vom Menschen unter naturwissenschaftlichen Gesichtspunkten bekommen, muss man den Zusammenhang zwischen Gestalt und Gestaltung des menschlichen Körpers begreifen. Den Körper nicht als Zustand, sondern in seiner Gestaltung zu beschreiben heißt, seine räumlichen Änderungen während bestimmter Zeitabschnitte als Entwicklungsbewegungen zu verfolgen. Wir dürfen dabei chemische Untersuchungen zunächst zurückstellen, ohne damit vorzutäuschen, eine organische Gestaltung sei nichts anderes als nur ein Thema der Physik vom menschlichen Keim.

Ein Beispiel mag dies wieder erläutern: Die Wegstrecke, die ein Bergsteiger zurücklegt, ist mit geometrischen und die jeweilige Geschwindigkeit des Bergsteigens mit physikalischen Methoden, z. B. mit einer Uhr, zu messen. Dabei können auch die geleistete Arbeit und, unabhängig davon, chemische Vorgänge im Stoffwechsel, Sauerstoffverbrauch, Kohlenhydratverbrennung und Fermentwirkungen bestimmt werden. Eine vorläufige Zurückstellung der einen oder anderen Befunderhebung macht die tatsächlich durchgeführte Untersuchung der Wegstrecke jedoch nicht falsch. Aber ebenso wie Chemie auf Physik beruht, sich darauf aufbaut, so sind chemische Nachweise auf biologischem Gebiet erst einzuordnen und nützlich, wenn bereits räumliche und physikalisch orientierende Daten vorliegen.

Wenn es gelingt, mit biophysikalischen Untersuchungen zu übersichtlichen Beschreibungen der Körpergestaltung zu kommen, dann heißt das nicht, dass etwa Widersprüche zu biochemischen oder vergleichend-anatomischen Befunderhebungen entstehen müssten. Denn der lebendige Organismus ist in mehrfacher Hinsicht jeweils ein Ganzes. Das ist eine sehr wichtige Feststellung. Denn sie besagt: Um ein Entwicklungsgeschehen als Ganzes zu beschreiben, bedarf es mehr als nur einer physikalischen oder nur einer chemischen Beschreibung. Rein physikalische oder rein chemische Vorgänge gibt es übrigens im Lebendigen nicht.

> Das Leben und damit das Wesentliche voraussetzend, beschreiben wir biophysikalische und biochemische Eigenschaften des Lebendigen und nicht mehr.

Heute kennt man biokinetische und biodynamische Merkmale der Differenzierung schon so gut, dass eine folgerichtige Beschreibung der Gestaltung als Differenzierungsprozess und damit – gegenüber einem bloßen Aufzählen von Befunden – ein erstes Verständnis vom menschlichen Körper möglich geworden ist. Man kann bei jedem differenzierten Organ die Lage seiner Entstehung, seine Formbildung und seine Strukturentwicklung unterscheiden. Die Lageänderungen sind unmittelbar mit Formänderungen verbunden, und diese wiederum haben Strukturänderungen zur Folge.

> Lage-, Form- und Strukturentwicklung zusammen werden als Gestaltungsbewegungen deutlich. Wenn wir sie beschreiben, wird die bisherige statische (Gestalt-)Anatomie zu einer kinetischen (Gestaltungs-)Anatomie. In den Gestaltungsbewegungen äußern sich unsichtbare Materialbewegungen.

Zu den sogenannten Entwicklungsbewegungen gehören auch die nicht unmittelbar sichtbaren (submikroskopischen) Materialbewegungen in molekularer Größenordnung. Da Entwicklungsbewegungen gegen Widerstände ablaufen, diese also zu überwinden trachten, bedeuten sie frühe lebendige Leistungen mit Arbeit im physikalischen Sinn. Die Gestaltungsleistungen sind Merkmale des heranwachsenden Organismus, auf denen die späteren Leistungen des Erwachsenen beruhen. Ohne sie wäre kein ausgewachsener Organismus funktionsfähig.

Ähnlich wie in der modernen Physik lassen sich in der Biologie Vorgänge in Kraftfeldern beschreiben. Dazu dient der Begriff des Stoffwechselfeldes. Ein biodynamisches Stoffwechselfeld ist ein Kraftfeld, dem ein geordneter Stoffwechsel zugrunde liegt. Stoffwechselfelder sind, in verschiedener Größenordnung, morphologisch abgrenzbare Gebiete mit räumlich geordneten

Stoffwechselbewegungen. Zellen und Zellverbände können ebenso gut als biodynamisches Stoffwechselfeld beschrieben werden wie beispielsweise Auflockerungs- oder Verdichtungszonen oder auch ganze Differenzierungsareale wie die der Lunge, der Leber oder der Schilddrüse.

## Methode

Noch vor Kurzem fehlten alle technischen Voraussetzungen, um die frühen Entwicklungsstadien des Menschen systematisch untersuchen zu können. In den frühen Entwicklungsstadien sind die menschlichen Embryonen noch so klein, dass sie im Allgemeinen kaum bemerkbar sind und nur ausnahmsweise bei Operationen beobachtet werden. Diese jungen Embryonen sind ebenso wie junge Eier glasklar-durchsichtig und wegen ihres hohen Wassergehalts scheinbar strukturlos. Man muss sie, um eine schnelle Auflösung (Autolyse) schon während der Untersuchung zu verhindern, Sekunden nach dem Absterben durch besonders sorgfältige Verfahren fixiert haben, um sie später in Dünnschnitten unter dem Mikroskop studieren zu können.

Anatomische Präparate junger menschlicher Embryonen haben noch immer fast unersetzlichen Forschungswert. Gute Objekte sind als Serienschnitte bei der Carnegie Institution in Davis (USA) gesammelt und katalogisiert. Um aber von Tausenden solcher Dünnschnitte eine räumliche Vorstellung zu bekommen oder gar Abbildungen herzustellen, sind mühsam zu erstellende Rekonstruktionen nötig. Und erst eine Reihe von Totalrekonstruktionen gestattet, die Entwicklungsbewegungen ganzer Embryonen zu ermitteln. Um solche Totalrekonstruktionen herzustellen, müssen die mikroskopischen Schnittserien Schnitt für Schnitt in Form von Plattenmodellen vergrößert und ausgeschnitten werden. Diese lassen sich dann zu sogenannten Schnittserienrekonstruktionen zusammensetzen. Die einzige Sammlung von derartigen Totalrekonstruktionen menschlicher Embryonen steht im Anatomischen Institut der Universität Göttingen (Abb. 1.1). Die Höhe der einzelnen Modelle beträgt jeweils 80 cm. Jede Platte, aus denen sie aufgebaut sind, ist 1 mm dick (Abb. 1.2). Das früher für Rekonstruktionen verwendete Bienenwachs war viel zu weich und viel zu temperaturempfindlich, als dass man so große Modelle hätte bauen und in einer geschlossenen Reihe aufstellen können. Früher konnte man deshalb nur einzelne Organe oder Teile von ihnen rekonstruieren und infolgedessen noch keine Übersicht über die Entwicklung gewinnen. Mithilfe der Totalmodelle war es nun

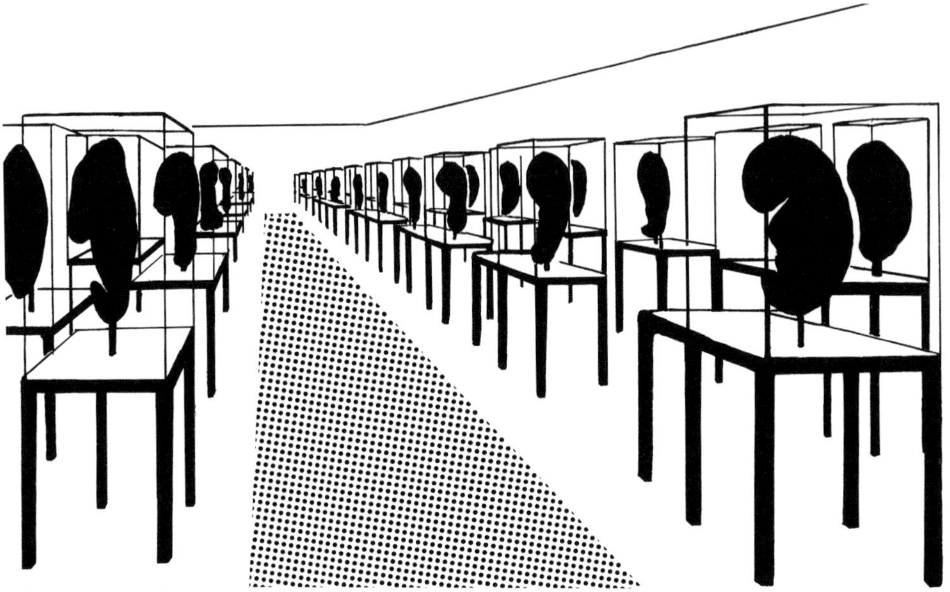

**Abb. 1.1** „Humanembryologische Dokumentationssammlung Blechschmidt" im Anatomischen Institut der Universität Göttingen. In einem großen Saal stehen 64 solcher Schnittserienrekonstruktionen. Die Totalrekonstruktionen der verschieden alten Embryonen erlauben den Vergleich der einzelnen Stadien, um Entwicklungsbewegungen nachzuweisen.

möglich, die frühen Stadien des ganzen menschlichen Körpers miteinander zu vergleichen und so die Entwicklungsbewegungen zu ermitteln. Es wurde erreicht, zusammen mit der äußeren Form der ganzen Embryonen auch ihre Struktur kennenzulernen. Dabei zeigte sich, wie erstaunlich eng Form- und Strukturentwicklung miteinander zusammenhängen.

Erst die Totalrekonstruktionen erlauben einen sogenannten regionalen Vergleich, d.h. einen anatomischen Vergleich der Strukturen in den verschiedenen Körperregionen untereinander, und erst damit die Entwicklung der oben genannten Entwicklungsbewegungen. Jetzt konnten erstmals ontologe Organe, d.h. Organe, die aus ein und derselben befruchteten Eizelle hervorgehen, miteinander verglichen werden. Erst jetzt war es möglich, Körperteile und Organe trotz ihrer jeweiligen Verschiedenheit miteinander zu vergleichen. Man erkannte die Organe auf diese Weise als örtlich verschiedene Modifikationen von Zellverbänden. Mit der Methode des regionalen Vergleichs wurden dann Regeln der Differenzierung gefunden.

Die Frage, die uns im Folgenden beschäftigen soll, ist: Auf welche Weise entsteht der differenzierte menschliche Körper? Wir fragen dabei nicht nach

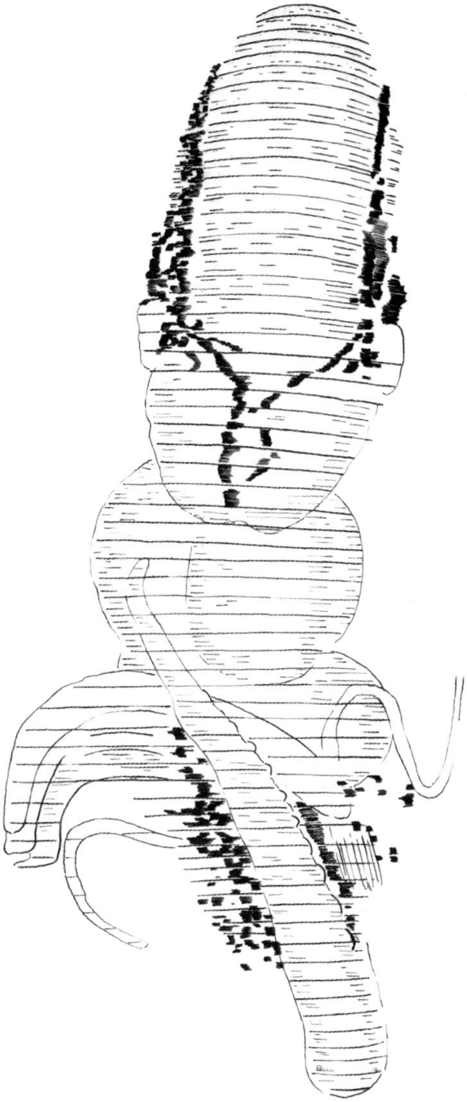

**Abb. 1.2** Totalrekonstruktion eines 10 mm großen menschlichen Embryos. Das 80 cm hohe „Modell" ist aus hunderten von 1 mm dicken Einzelplatten (Modellen von Schnitten) zusammengesetzt.

seiner Geschichte, nicht nach seiner Chemie, sondern nur nach seinen biokinetischen Eigenschaften. Dabei wird sich zeigen, dass die Erhaltung der Individualität auf der Einheitlichkeit kreislaufartiger, in sich zusammenhängender Bewegungen beruht.

# 2

# Frühentwicklung

Im Folgenden werden wir die frühesten Entwicklungsstadien etwas eingehender darstellen, weil sie zeigen, wie exakt die Entwicklungsbewegungen schon in den ersten Tagen ablaufen und wie sehr sie bereits Leistungen des Keims sind. Unsere Beschreibung soll klarmachen, dass der Keim ein Ganzes ist, dessen Differenzierungen Unterteilungen und Modifikationen darstellen. Als solche sind die Differenzierungen ontolog und so miteinander vergleichbar. Aus dem Vergleich lassen sich Prinzipien der Entwicklung erkennen und damit Entwicklungsregeln aufstellen.

## Erste Woche: Entwicklung des einkammerigen Eis

Ein befruchtetes menschliches Ei ist etwa 1/10 mm groß und hat ein Gewicht von ungefähr 0,001 mg, ähnlich wie ein winziges Wassertröpfchen. Die ersten drei Tage nach der Befruchtung lebt das Ei in der Tube. Es ist von einer zarten Kapsel umschlossen, die erst nach etwa drei Tagen aufgelöst wird. Nach 40–50 Stunden ist das Ei zweizellig: Äußerlich erscheint die Bildung der Tochterzellen (Blastomeren) als die sogenannte Furchung. Sie bedeutet eine Umordnung der Moleküle des Eis. Dabei wird auf Kosten des Zytoplasmas der Kern des Eis größer und verdoppelt sich. Wahrscheinlich kommen Substanzen von der Zellgrenzmembran zum Zellkern und umgekehrt. Diese winzigen **Materialbewegungen** scheinen einen intrazellulären Kreislauf darzustellen. Eine Volumenzunahme des Eis findet während der Furchung nicht statt (Abb. 2.1–2.7).

> Man hat nachgewiesen, dass schon in den beiden ersten Blastomeren die genetische Information verschieden abgelesen wird, die beiden Tochterzellen also in ihrem Stoffwechsel verschieden sind.

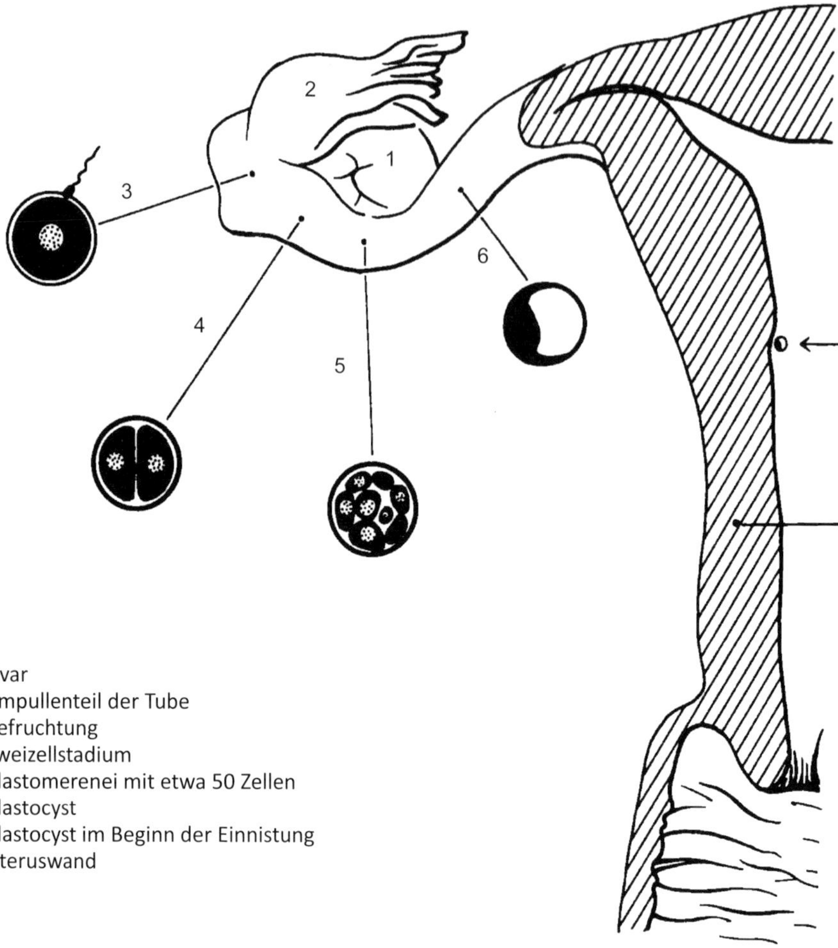


1 Ovar
2 Ampullenteil der Tube
3 Befruchtung
4 Zweizellstadium
5 Blastomerenei mit etwa 50 Zellen
6 Blastocyst
7 Blastocyst im Beginn der Einnistung
8 Uteruswand

**Abb. 2.1** Menschlicher Uterus mit Tube und Ovar. Die Punkte am Ende der Hinweislinien zeigen fast die natürliche Größe der verschiedenen Entwicklungsstadien des menschlichen Eis in den ersten 4 Tagen.

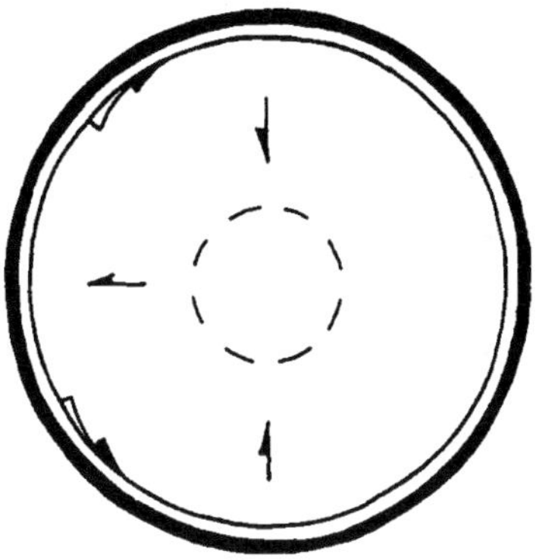

**Abb. 2.2** Menschliches Ei mit Eikapsel. Die Pfeile (—▸) zeigen schematisch einen intrazellulären Kreislauf an, durch dessen Materialbewegungen wahrscheinlich die Zellgrenzmembran mit dem Zellkern und dieser dann umgekehrt mit der Zellgrenzmembran verbunden ist.

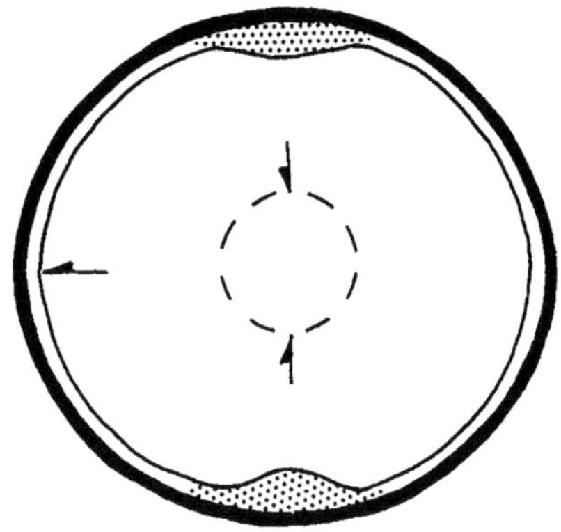

**Abb. 2.3** Beginnende Unterteilung des Eis in zwei Tochterzellen. Die Pfeile (—▸) zeigen Stoffwechselbewegungen an. Punktiert: Stoffwechsel-Abscheidungsprodukte, schwarz: Eikapsel.

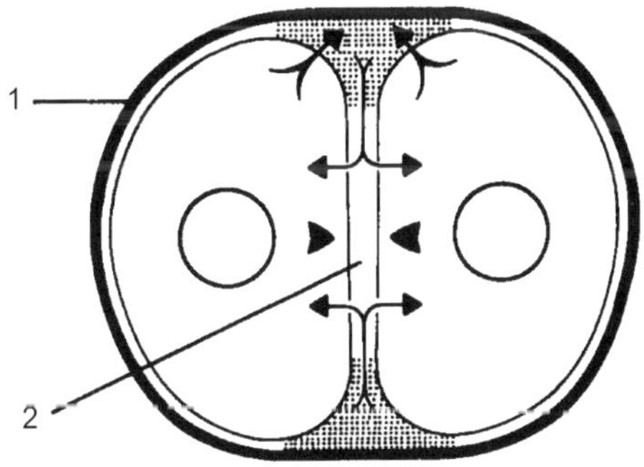


1 Eikapsel, darunter Zellgrenzmembran
2 Interzelluarraum

**Abb. 2.4** Zweizellstadium eines menschlichen Eis, noch mit geschlossener Eikapsel. Punktiert: Abbauprodukte. Geschwänzten Pfeile (≻▸): Materialbewegungen im Sinn eines gegenseitigen stoffwechselmechanischen Zusammenhalts der bei der Unterteilung entstandenen Blastomeren
Pfeilköpfe (▸): Druckkräfte des Zytoplasmas

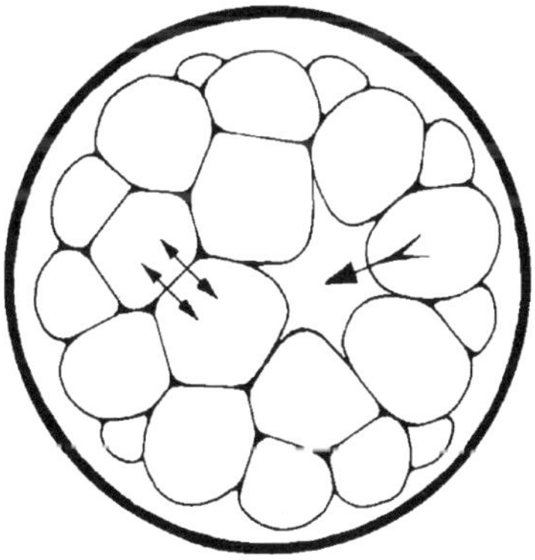

**Abb. 2.5** Umbildung des Blastomereneis zum Blastocyst durch exzentrische Flüssigkeitsansammlung.
Doppelpfeile (◂▸): gegenseitige Anziehung der Zellen
Geschwänzter Pfeil (≻▸): Bildung von Interzellularsubstanz

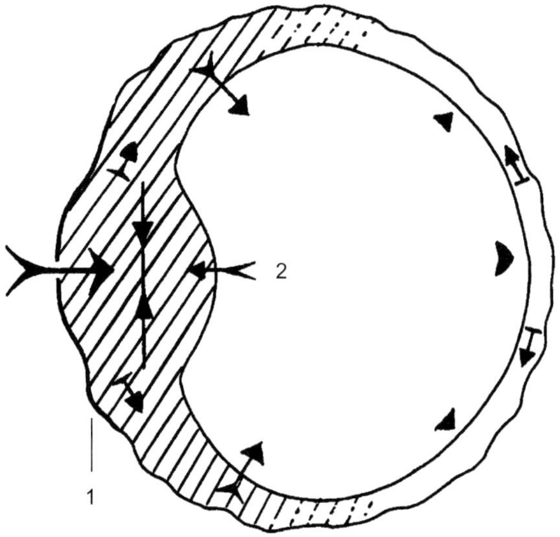


1 Uteruswand
2 Blastocoel

**Abb. 2.6** Blastocyst im Beginn der Einnistung in die Uteruswand. 4. Tag, größter Durchmesser 1/10 mm.
Geschwänzte Pfeile (≻►): Aufnahme von Substanzen in den verdickten Teil des Blastocyst (Eidiskus) und Abgabe von Stoffwechselprodukten in die Blastocysthöhle (Blastocoel)
Konvergenter Doppelpfeil (–►◄–): geringes Wachstum (Wachstumswiderstand) in einer Zone, die kaum ernährt wird (Anlagegebiet des Amnion)
Pfeile mit Querstrich (⊢►): Oberflächenvergrößerung
Pfeilköpfe (►): Flüssigkeitsdruck im Blastocoel

Am 3. Tag nimmt die Zahl der Zellen schnell zu. Am 4. Tag sind schon mehr als hundert Blastomeren gebildet. Mit der Vermehrung der Zellen durch Unterteilung nehmen die Gesamtoberfläche des Zellverbands und die Zahl der Zellkerne auf Kosten des Zytoplasmas zu. Eine Volumenvergrößerung des Eis ist zunächst noch nicht nachweisbar. Die neu gebildeten Zellen trennen sich nicht, sondern halten sich durch gegenseitigen Stoffaustausch aneinander. Dieser Stoffaustausch setzt die oben genannte Verschiedenheit der Zellen voraus. Dieses Wechselspiel ermöglicht anscheinend, dass die Zellen sich gegenseitig in Form halten. Wir sehen darin eine wichtige Gestaltungsfunktion schon der ersten Zellen.

Die Zellvermehrung ist am 3. und 4. Tag mit der Bildung allmählich größerer Mengen von Abbaustoffen verbunden. Sie stauen sich als flüssige Zwischenzellsubstanz (Interzellularsubstanz) exzentrisch. Mit der Flüssigkeitsstauung im Inneren des Eis entsteht das einkammerige Ei, der **Blastocyst** (Keimbläschen). Mit der exzentrisch gelegenen Interzellularsubstanz wird die Eiwand unterschiedlich dick. Das bedeutet eine Polarisation des Eis. Es besitzt jetzt einen Assimilationspol und einen Dissimilationspol. Die Flüssigkeit im Ei ist am Dissimilationspol aus Zellen ausgeschwitzt, die sich verkleinern. Die kleinen Zellen werden mit zunehmender Flüssigkeitsansammlung im Blastocoel flacher.

Das lässt auf einen osmotischen Druck der Flüssigkeit schließen. Am Assimilationspol bleiben die Zellen groß. Es ist wahrscheinlich, dass sie Substanzen aus der Blastocysthöhle, dem Blastocoel, resorbieren. Nahrungsaufnahme von außen findet zunächst kaum statt. Eine deutliche Volumenvergrößerung ist zunächst nicht nachweisbar. Das spricht dafür, dass auch jetzt noch Veränderungen mehr im Sinne von Entmischung als von Neubildungen stattfinden. Die genannten Vorgänge bedeuten eine **Differenzierung in Gegensätze**. Das ist ein Prozess, der auch die späteren Entwicklungsphasen kennzeichnet.

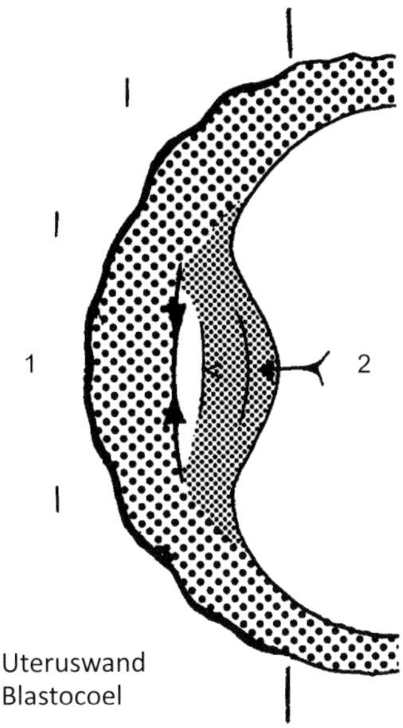


1 Uteruswand
2 Blastocoel

**Abb. 2.7** Entstehung der Amnionhöhle im verdickten Teil des Blastocyst. **Lockere Punktierung:** Anlage des Chorion, **dichte Punktierung:** Anlage von Ektoderm und Entoderm.
Konvergenter Doppelpfeil (→←): Wachstumswiderstand (Haltefunktion) des entstehenden Amnion
Geschwänzter Pfeil (>→): Nahrungsaufnahme an der Innenseite der verdickten Eiwand

Mit seinem dickwandigen Pol legt sich das Ei am 4. Tag der Uterusschleimhaut an (Adplantation). Bis zu seiner Anlagerung an die Uterusschleimhaut hat der Blastocyst noch etwa dieselbe Kleinheit wie die ursprüngliche einzellige Anlage, das ist 1/10 mm im Durchmesser. Seine Konsistenz ist fast flüssig (Abb. 2.6).

Wenn der Blastocyst sich der Uterusschleimhaut angelagert hat, nimmt er mit seinem dicken Wandabschnitt nicht nur aus dem Inneren des Eis, aus der Flüssigkeit der Blastocysthöhle, sondern auch von außen aus der Uterusschleimhaut Nahrung auf. Mit der Nahrungsaufnahme von innen und außen wölbt sich der dicke Wandabschnitt (Eidiskus) sowohl nach innen als auch nach außen vor (Abb. 2.7). Jetzt beginnt das Ei als Ganzes größer zu werden.

## Zweite Woche: Entwicklung des zweikammerigen Eis

Sobald sich das Ei an die Uterusschleimhaut ansaugt, kommt es mit dem Stoffwechselfeld der mütterlichen Zellverbände in Kontakt. Es gibt, wie man aus klinischen Erfahrungen weiß, Abbaustoffe an das mütterliche Gewebe ab. Die mütterlichen Zellen gehen dabei zugrunde, sodass Nahrungsstoffe für den Keim frei werden. Mit dieser Nahrungsaufnahme wächst das Ei zunächst vor allem in seiner Außenschicht (Ektoblast) und saugt sich dabei mehr und mehr in die mütterliche Schleimhaut ein. Anfang der 2. Woche ist es implantiert.

Während der Eidiskus sowohl von außen als auch von innen (aus dem Blastocoel) Nahrung aufnimmt, wird eine dünne Schicht im Inneren des Eidiskus extrem wenig mit Nahrung versorgt. Sie bleibt relativ zu der äußeren und inneren Oberfläche des Eidiskus im Wachstum zurück. Das bedeutet, dass hier die Zellen, die mit ihren Nachbarzellen zusammenhängen, von diesen auf Zug beansprucht werden. Sie selbst setzen umgekehrt diesem Zug einen Widerstand entgegen. Der Zug an der Zellgrenzmembran führt zu einer Abplattung der Zellen. Die dünne Zellschicht abgeplatteter Zellen, die auf diese Weise im Inneren des Eidiskus entsteht, ist das junge **Amnion** (Abb. 2.7). Entlang dem Amnion wölbt sich die ihm innen anliegende Schicht mehr in Richtung zum Zentrum des Eis vor. Diese Schicht hebt sich mit der Zunahme ihrer Vorwölbung vom Amnion ab: Es entsteht ein Spaltraum, die Anlage der **Amnionhöhle** (dorsale Eiblase). Sie enthält in Analogie zum Blastocystwasser, dem ventralen Blastemwasser, das dorsale Blastemwasser. Das Erstere ist die Anlage der **Dottersackflüssigkeit** im Dottersack (ventrale Eiblase), das Letztere die Anlage des **Fruchtwassers** in der Amnionhöhle (dorsale Eiblase) (Abb. 2.8 und 2.9).

Was wir entstehen sehen, ist Ausdruck von räumlich geordneten Stoffwechselbewegungen, die in den Stoffwechselfeldern des frühen Eis ablaufen. Zur Übersicht genügt es, dass wir nur einige Hauptrichtungen der Stoffwechselbewegungen durch Pfeile anzeigen (Abb. 2.8–2.11).

Die Zellschicht zwischen dorsalem und ventralem Blastemwasser ist die sogenannte **Entocystscheibe** (Scheibe im Inneren des Blastensystems). Sie ist die Anlage des Embryo. Diese Entocystscheibe ist zunächst zweischichtig (bilaminär). Der Boden der dorsalen Eiblase bildet das eine Keimblatt, das **Ektoderm**, das Dach der ventralen Eiblase, das andere, das **Entoderm**. Beide Gewebsschichten halten sich wieder durch Stoffwechselbewegungen aneinander. Entlang dem intensiv wachsenden Ektoderm wird das Entoderm

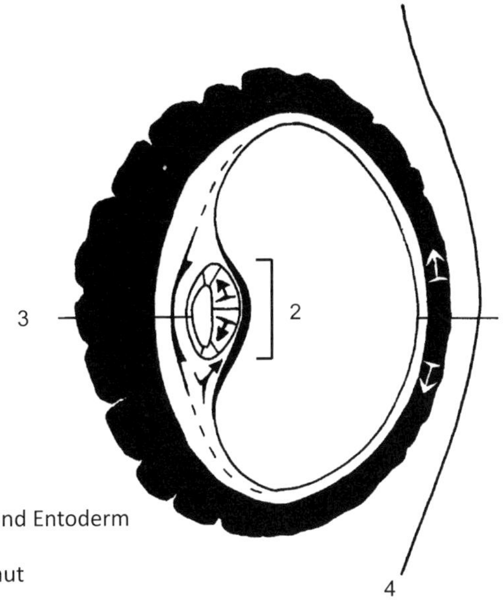


1 Anlage des Dottersacks
2 Entocystscheibe mit Ektoderm und Entoderm
3 Amnionhöhle
4 Oberfläche der Uterusschleimhaut

**Abb. 2.8** Voll implantiertes Ei. 7 Tage alt, größter Durchmesser etwa 0,3 mm. Das Ei ist gegen Ende der 1. Entwicklungswoche zweikammerig. Konvergenter Doppelpfeil (—►◄—): Haltefunktion des Binnengewebes zwischen Ektoblast (schwarz) und Entoblast. Daneben entstehende Amnionhöhle (3). Divergenter Doppelpfeil (◄—►): Wachstum des Ektoderms. Das Ektoderm ist vom Entoderm (schwarz) bedeckt. Geschwänzter Pfeil (≻►): beginnender Nahrungstransport durch den Haftstiel. Das Außenei (Ektoblast) ist schwarz gezeichnet.

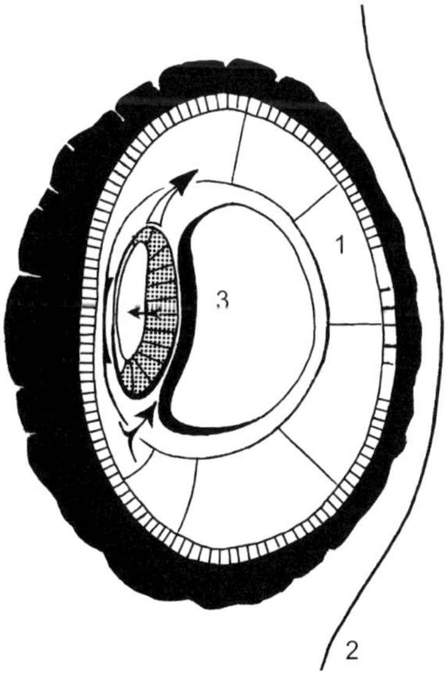


1 Mesoblast
2 Oberfläche der Uterusschleimhaut
3 Blastocoel (Dottersacklumen)

**Abb. 2.9** Menschliches Ei in der Mitte der 2. Entwicklungswoche. Ablösung des Dottersacks und Entstehung des Mesoblast (1). **Schwarz:** Ektoblast; Ektoderm **(punktiert)** plus Entoderm **(schwarz)** = Entocystscheibe. Konvergenter Doppelpfeil (—►◄—): Haltefunktion des Amnion. Großer geschwänzter Pfeil (≻►): Nahrungstransport durch den Haftstiel. Kleiner geschwänzter Pfeil (≻►): Bildung des Fruchtwassers

so gespannt, dass es nur eine Schicht sehr dünner, flacher Zellen bildet (Abb. 2.8 und 2.9). Die Zellen des Ektoderms dagegen stehen eng gedrängt palisadenförmig nebeneinander. Aus ihrer Ausrichtung senkrecht zur freien Oberfläche schließt man, dass sie sich gegenseitig zu verdrängen versuchen. Sie bilden also eine „Druckschicht" in dem biodynamischen Stoffwechselfeld der Entocystscheibe, während das Entoderm eine „Zugschicht" darstellt (Abb. 2.8 und 2.9).

> Es gilt als Regel: Wo immer Zellen eng gedrängt senkrecht zur freien Oberfläche stehen, üben sie gegenseitig einen Druck aus.

## Dritte Woche: Entwicklung des dreikammerigen Eis

Im Gegensatz zu dem schnell an Volumen zunehmenden Ektoblast wächst das Innenei (Entoblast) zunächst sehr behutsam. Das unterschiedlich

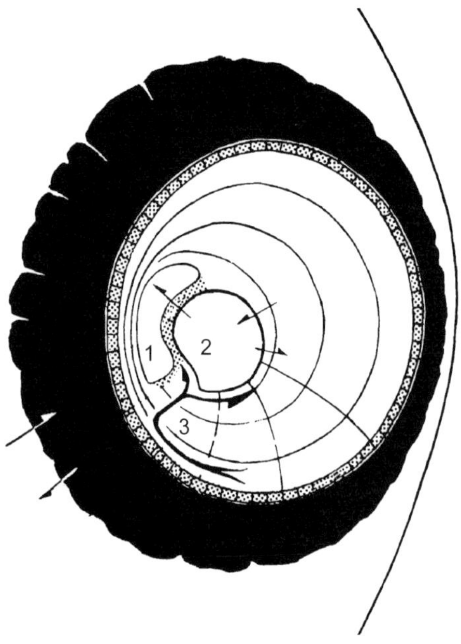


1 Amnionhöhle (Fruchtwasserraum)
2 Dottersackhöhle
3 entstehende Chorionhöhle

**Abb. 2.10** Fortschreitende Ablösung des Chorion vom Dottersack.
Pfeile (⟶): Stoffwechselbewegungen parallel und senkrecht zu den Grenzflächen.

schnelle Wachstum hat zur Folge, dass sich der Ektoblast vom Entoblast löst und zwischen beiden eine lockere Gewebsschicht entsteht. Sie ist gleichsam eine Ausgleichsschicht. Hier wird bei der Vergrößerung des Eis das Gewebe in zirkulären und radiären Richtung mechanisch gesehen auf Zug beansprucht. Für die Zellen bedeutet das, dass sie abgeplattet werden. Die Abplattung führt zur Abgabe von Flüssigkeit aus den Zellen. Diese sammelt sich als Zwischenzellsubstanz zwischen ihnen. Dadurch wird das Gewebe wabig. Das Wabenwerk ist der sogenannte **Mesoblast** (Abb. 2.10).

Mit zunehmendem Wachstum des Eis reißt das Wabenwerk, sodass die sog. **Chorionhöhle** entsteht. Nun ist das Ei dreikammerig geworden. Wenig Mesoblast bleibt nur noch peripher als Wandmesoblast der Chorionhöhle und als Hüllmesoblast am Entoblast bestehen (Entoblast + Hüllmesoblast = Entocyst). Den Übergang zwischen dem Wandmesoblast und dem Hüllmesoblast nennt man **Haftstiel** (Abb. 2.11).

Die Maschenlücken in den Mesoblastschichten kommunizieren miteinander. Sie ermöglichen damit Flüssigkeitsströmungen entlang den Oberflächen des Eis schon vor der Bildung von Gefäßnetzen. Man muss anneh-

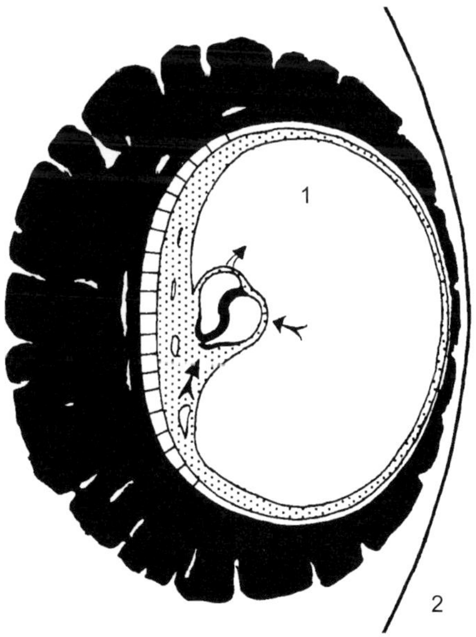


1 Dottersackraum
2 Oberfläche der Uterusschleimhaut

**Abb. 2.11** Dreikammeriges menschliches Ei am Anfang der 3. Entwicklungswoche. **Schwarz:** Ektoblast = Chorion, **schraffiert:** Übergang des Chorion in den Mesoblast, **punktiert:** Mesoblast. Der Wandmesoblast liegt dem Chorion an, der Hüllmesoblast umgibt das Innenei. Geschwänzten Pfeile (>→): Nahrungsaufnahme aus dem Dottersack und Haftstiel. Konturierter Pfeil (⇒): Wachstumsbewegung des Amnion

men, dass Substanzen sowohl aus dem Dottersack als auch aus den Zellen des Wandmesoblasten (Chorionzellen) der Entocystscheibe als Nahrung zur Verfügung stehen. Die Nahrung aus dem Chorion kann über den Haftstiel der Entocystscheibe zwischen Ektoderm und Entoderm zufließen. Damit wird der Weg der Blutgefäße im Haftstiel schon jetzt vorgezeichnet.

## Bildung des Axialfortsatzes

Schneidet man die Hüllen von der Entocystscheibe ab, so sieht man die scheibenförmige Embryonalanlage. Sie ist am einen Ende stumpf, am anderen spitz. Das stumpfe Ende zeichnet bereits die Anlage des oberen Körperendes, die Kopfregion, vor, das spitze dagegen das untere Körperende. Die dem Fruchtwasser zugekehrte, ektodermale Seite ist die dorsale (Rücken-)Seite, die der Dottersackflüssigkeit zugewandte, entodermale ist die ventrale (Bauch-)Seite. Mehr als die Hälfte der Entocystscheibe ist die Anlage des späteren Kopfes und so vor allem die Gehirnanlage. Die Vorherrschaft des Gehirns, die für den Menschen typisch ist, lässt sich also bereits am 14. Tag bei einem Stadium von 0,23 mm Größe erkennen. Der Hals- und der Rumpfbereich erscheinen nur als Anhang der jungen Kopfregion (Abb. 2.12).

Die Stumpfheit des oberen Körperendes gegenüber dem haftstielnahen unteren ist ein Zeichen dafür, dass am „freien" Ende der Entocystscheibe schnelleres Wachstum gegen relativ geringeren Wachstumswiderstand stattfindet als im Haftstielbereich, wo das Wachstum beengt ist. In der Kopfregion wölbt sich das Ektoderm in den Fruchtwasserraum vor und bildet die sog. Expansionskuppe. Im Rumpfteil der Entocystscheibe entsteht im Gegensatz zur Expansionskuppe eine Senke (die Impansionssenke). Die Expansionskuppe geht mit einem scharfen Rand (Umbördelungsrand) in die Impansionssenke über. Der wachsende Umbördelungsrand überrollt mehr und mehr die Impansionssenke, sodass eine fingerförmige Einstülpung entsteht, der sog. Axialfortsatz (Abb. 2.12–2.16).

Dieser Vorgang hat keine Beziehung zu der bei Amphibien vorkommenden Gastrulation!

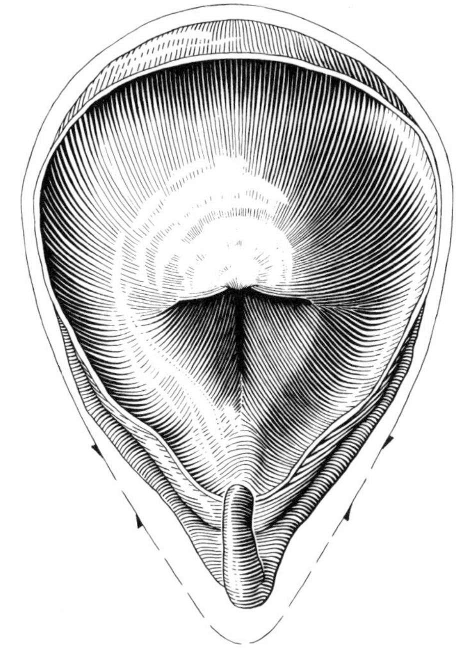

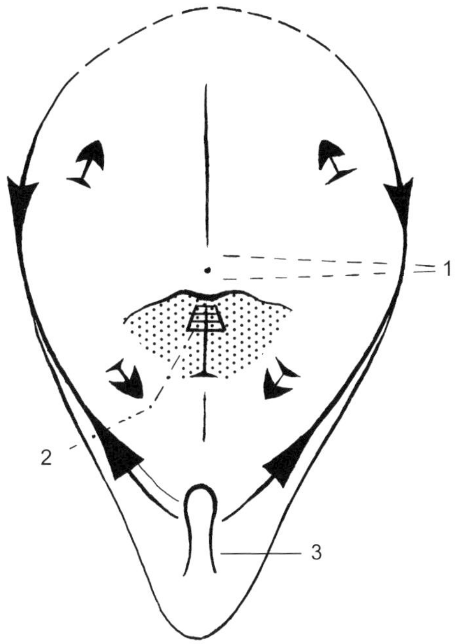


1 Unterschichtung des Ektoderms der Expansionskuppe durch das Ektoderm der Impansionssenke
2 Umbörderlungsrand
3 Haftstiel

**Abb. 2.12** Ausschnitt aus dem Ei, Abbildung 2.11. 0,23 mm große menschliche Entocystscheibe von dorsal gesehen, d. h. man sieht auf das Ektoderm. Das Amnion ist abgeschnitten (Ei Blechschmidt). In der Mitte: Expansionskuppe **(hell)**, Umbördelungsrand und Impansionssenke.
Konvergente Pfeile (—►◄—): Wachstumswiderstand und damit Straffung und Haltefunktion des Mesoblast am Rand der Entocystscheibe

**Abb. 2.13** Erläuterung zu Abbildung 2.12. Die Pfeile weisen auf die Wachstumsdynamik hin.
Pfeile mit Querstrich (⊢►): Wachstumsdruck während des Flächenwachstums des Ektoderms
Schraffierter Pfeil (═▷): Bildung des Axialfortsatzes
Konvergente Doppelpfeile (–►◄–): Wachstumswiderstand des Randmesoderms

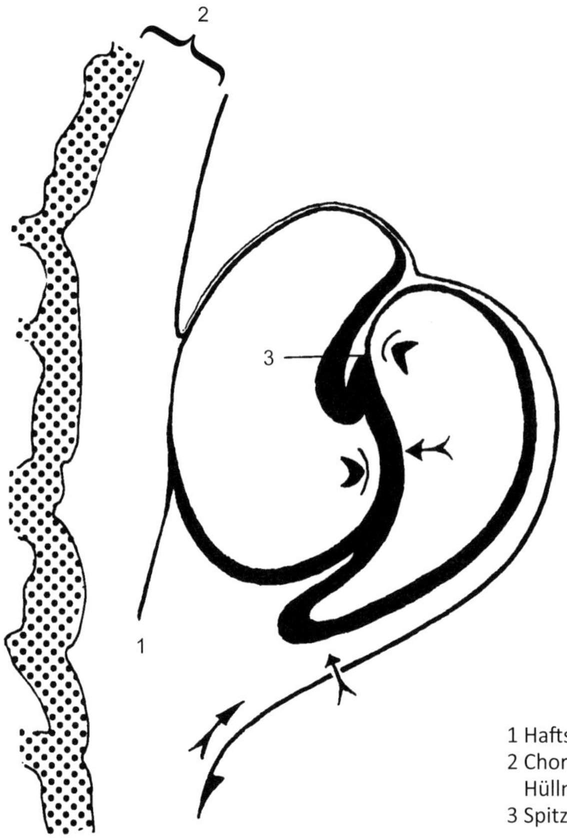


**Abb. 2.14** Längsschnitt durch das zweikammrige Innenei, Ausschnitt aus Abbildung 2.11. Bildung des Axialfortsatzes.
Geschwänzte Pfeile (>→►): Stoffwechselbewegungen aus dem Dottersack, der Chorionhöhle und durch die Haftstielgefäße
Pfeilköpfe (►): Flüssigkeitsdruck, mit dem Ektoderm und Entoderm aufeinander gepresst werden

Während sich der wachsende Umbördelungsrand immer weiter über die Impansionssenke schiebt, findet im Inneren des Axialfortsatzes selbst kaum ein Wachstum statt. Man kann deshalb die Spitze des Axialfortsatzes als das Zentrum, gleichsam als den **Nullpunkt der Entwicklungsbewegungen,** der ganzen Entocystscheibe betrachten (Abb. 2.15). Sehr bald verschwindet das Lumen des Axialfortsatzes. Was bleibt, ist die sog. **Chorda**, ein saitenförmiger Zellverband, der später ventral vor dem Rückenmark im Inneren der Wirbelsäule liegt.

Im Bereich der Expansionskuppe ist das Flächenwachstum des Ektoderms intensiver als das des Entoderms. Das gegensätzliche Wachstum von Ek-

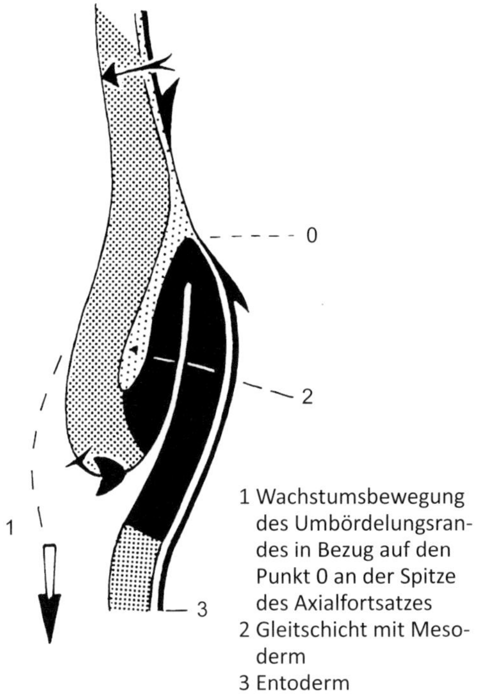


**Abb. 2.15** Längsschnitt durch die Entocystscheibe im Bereich des Axialfortsatzes, dem Zentralteil der Entocystscheibe. **Schwarz:** Ektoderm des Axialfortsatzes, **punktiert:** übriges Ektoderm. (1) mit konturiertem Pfeil (⇒►): Wachstumsbewegung des Umbördelungsrandes in Bezug auf den Punkt 0 an der Spitze des Axialfortsatzes. Dünne schwarze Linie mit konvergentem Doppelpfeil ―►◄― (Wachstumswiderstand): Entoderm (3). Geschwänzter Pfeil (≻►): Nahrungsaufnahme. Pfeil mit Querstrich (⊢►): Einrollung des Ektoderms

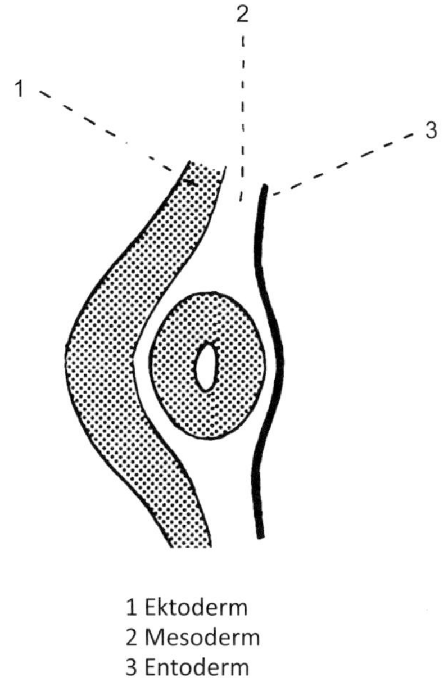


**Abb. 2.16** Axialfortsatz (Abb. 2.15) quer geschnitten. Der ringförmige Axialfortsatz ist bedeckt vom Ektoderm der Expansionskuppe **(punktiert)**.

toderm und Entoderm führt zur Bildung einer lockeren Übergangsschicht, dem sog. **Mesoderm** (Abb. 2.16). Das lockere Mesoderm ist reich an Flüssigkeit. Sie stammt wahrscheinlich nicht nur aus den spindelförmig werdenden Mesodermzellen, sondern auch aus der Dottersackhöhle und vom Rand der Entocystscheibe und damit vom Hüllmesoblasten bzw. aus der Chorionhöhle. Die Maschenlücken des Mesoderms kommunizieren miteinander und ermöglichen so ausgiebige Materialtransporte entlang dem Ektoderm.

# Vierte Woche: Entstehung des Embryo

## Kopf-, Hals- und Rumpfregion

Am Anfang der 4. Entwicklungswoche sind bei einem 1,8 mm großen menschlichen Embryo Kopf-, Hals- und Rumpfregion schon gut unterscheidbar. Die breite Kopfregion geht mittels einer taillenförmigen Halsregion in den Rumpf über. Bei dem 1,8 mm großen Embryo in den Abbildungen 2.17–2.19 wurden das Amnion und der Dottersack entfernt. Der Mesoblast wurde am Rand des Embryo im Übergangsgebiet zwischen Amnion

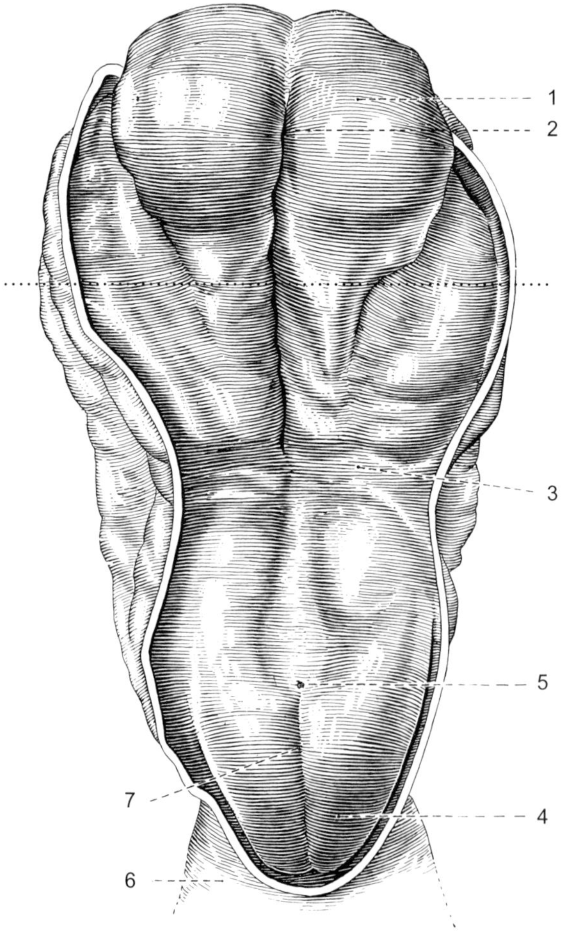


1 Kopfteil
2 Zwischen den beiden Dorsalwülsten die Neuralrinne
3 Halsteil
4 Rumpfteil
5 Punkt am Ende der Mittellinie: Eingang in den noch hohlen Axialfortsatz
6 Haftstiel
7 Invaginationsrinne

**Abb. 2.17** Etwa 1,8 mm großer menschlicher Embryo nach Ende der 3. Entwicklungswoche. Ansicht von dorsal, Amnion abgeschnitten.
Gepunktete Linie: Schnittebene der Abbildung 2.18

und Dottersack stehen gelassen. Das relativ schwach wachsende Mesoblastgewebe bietet dem sich intensiv vergrößernden Embryo Widerstand, übt eine Haltefunktion aus und verschmälert auf diese Weise die Embryonalanlage im Halsbereich, während es andererseits am vorderen Körperende zwischen Ektoderm und Entoderm in Form einer tiefen Rinne einschneidet und am unteren Körperende in den Haftstiel übergeht (Abb. 2.20).

In der Kopfregion ist das Wachstum des Embryo am stärksten. Beidseits einer Symmetriezone (Neuralrinne) entwickeln sich die **Dorsalwülste**. Zu dieser Zeit ist der Embryo trotz seiner Faltungen immer noch relativ scheibenförmig. Die unterschiedliche Gestaltungskraft von Ektoderm und Entoderm wird deutlich an den jeweils verschiedenen Reliefbildungen der Rücken- und Bauchseite des jungen Embryo. Die Bildung des ektodermalen Hochreliefs der Kopf- und Rumpfregion ist unmittelbar verknüpft mit Tiefreliefbildungen des Entoderms. Das Entoderm wird vom wachsenden Ektoderm unter den Nabelrand gezogen: Bildung der sog. oberen und unteren **Darmpforte** (Abb. 2.19). Ebenso wie die ganze Embryonalanlage ist auch der Rand des Nabels oben breit und unten spitz. Der Embryo ragt noch kaum über den Nabelrand hinaus. Der Nabel und damit die Ventralseite der Embryonalanlage sind noch weit offen.

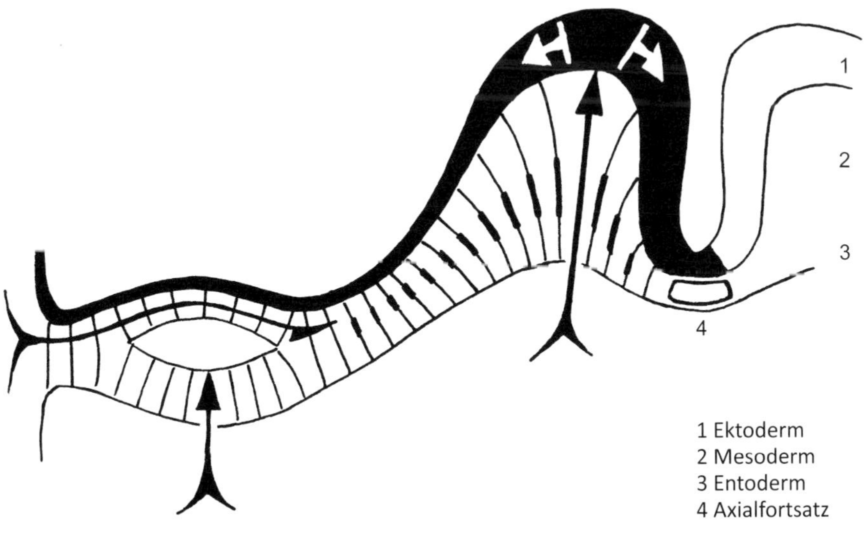


**Abb. 2.18** Querschnitt des 1,8 mm großen Embryo, Geschnitten in Höhe der gepunkteten Linie der Abbildung 2.17. **Schwarz:** Ektoderm, **schraffiert:** Mesoderm, **dünne schwarze Linie:** Entoderm
Pfeile mit Querstrich (⊢►): Flächenwachstum des Ektoderms
Geschwänzte Pfeile (≻►): Stofftransport (Stoffwechselbewegungen)

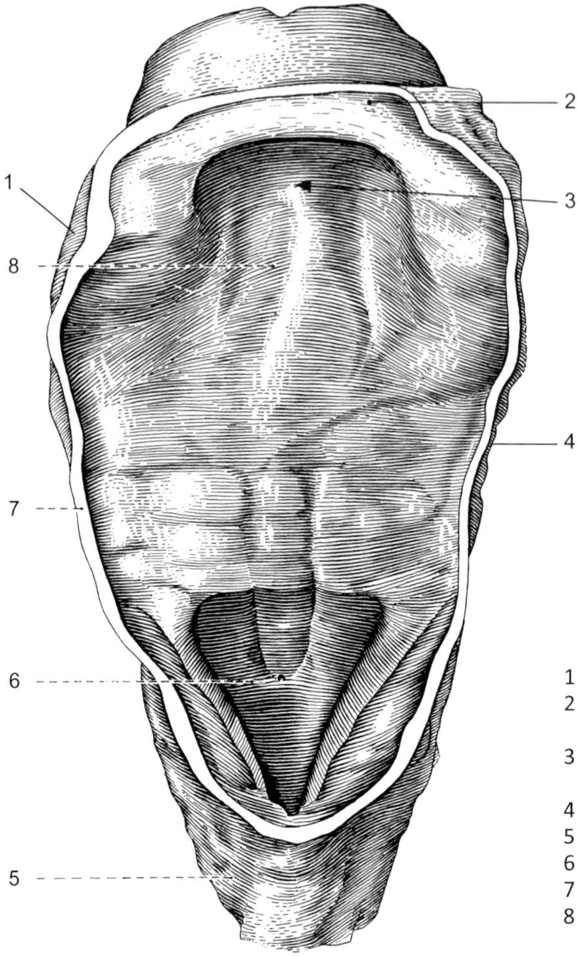


1 rechter Eingang in die Leibeshöhle
2 oberer Nabelrand, Brustregion des Embryo
3 Eingang in die Anlage des Kopfdarms (obere Darmbucht)
4 Halsteil des Embryo
5 Haftstiel
6 apicale Darmpforte
7 Schnittkante des Dottersacks
8 antiapicale Darmpforte

**Abb. 2.19** Ventralansicht (Bauchseite) des 1,8 mm großen menschlichen Embryo. Dottersack abgeschnitten. Die Anlage des Coeloms ist vom Wachstum des Amnions und des Dottersacks abhängig.

Zwischen Ektoderm und Entoderm bildet das Mesoderm eine lockere Zwischenschicht. Es vermittelt in seinen Maschenlücken parallel und senkrecht zur Oberfläche den Nahrungstransport zum Ektoderm, das auch in diesem Entwicklungsstadium wieder der aktive Gestaltungsapparat für die Faltung des jungen Embryo ist.

Man weiß aus Vergleichen mit späteren Stadien und anderen Körperregionen, dass ohne Mesoderm kein geordneter Nahrungstransport möglich ist.

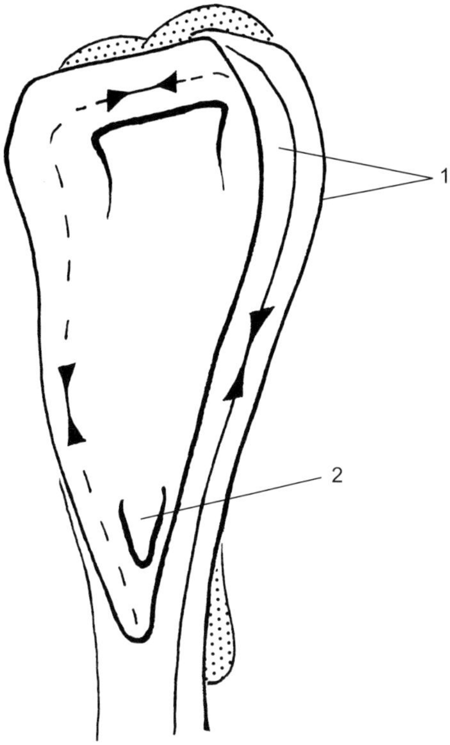


**Abb. 2.20** Der 1,8 mm große Embryo schematisch, Schrägansicht. **Punktiert:** Ektoderm der Dorsalwülste und des unteren Rumpfendes.
Konvergente Doppelpfeile (—▶◀—): Haltefunktion des Mesoderms am Nabelrand

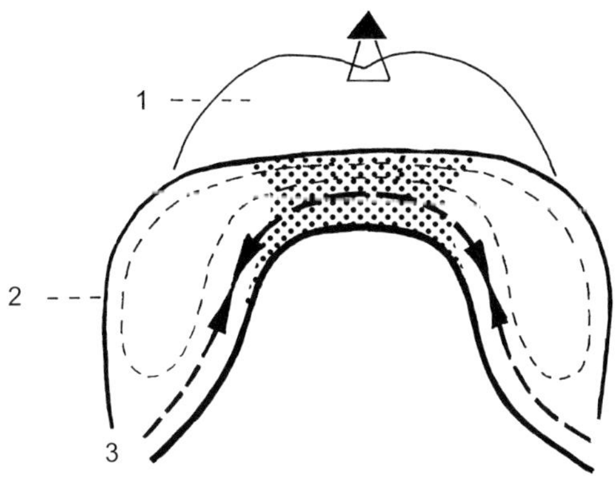


**Abb. 2.21** Oberer Nabelrand des 1,8 mm Embryo. Ausschnitt aus Abbildung 2.19. **Punktiert:** Herzanlage, **gestrichelte Linie:** Anlage der Leibeshöhle, **dicke schwarze Linie:** Entoderm.
Konturierter Pfeil (⇨▶): Wachstumsrichtung
Konvergente Doppelpfeile (—▶◀—): Haltefunktion der zum Herzen führenden Gefäßanlagen

## Leibeshöhle, Herz- und Gefäßanlagen

Das Binnengewebe im oberen Nabelrand wird zu Beginn der 4. Entwicklungswoche schnell flüssigkeitsreich (Abb. 2.19–2.21). Diese Flüssigkeitsanreicherung leitet die Bildung der Leibeshöhle, des **Coeloms**, ein. Zwischen ihr und der Chorionhöhle besteht seitlich je eine schmale offene Verbindung, die sog. **Coelompforte** (Abb. 2.21 und 2.40, S. 54). An der Hinterwand der Leibeshöhle entsteht das **Herz** (Abb. 2.21). Es stellt hier eine von Flüssigkeit durchströmte Zone des Mesoderms zwischen dem oberen Nabelrand und der

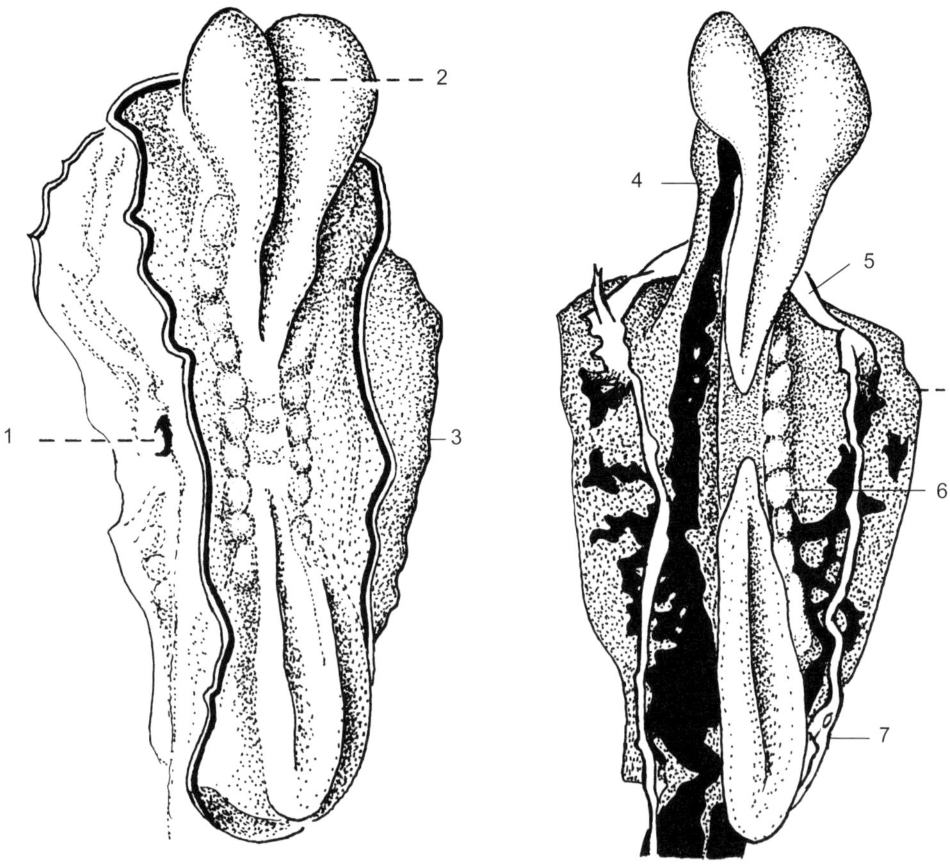


1 Eingang in die Leibeshöhle
2 Neuralrinne, nur im Halsgebiet bereits zum Neuralrohr geschlossen
3 Entoderm
4 Entoderm Herz perspektivisch verdeckt
5 Venenzufluss zum Herzen
6 Somiten
7 Nabelvene im Haftstielgebiet

**Abb. 2.22** 2,2 mm großer, menschlicher Embryo mit 7 Somitenpaaren, 23 Tage alt. Amnion und Dottersack entfernt. Dorsalansicht. **Schwarz:** Arterien, **weiß:** Venen

intensiv wachsenden Gehirnanlage dar. Die Entwicklung des Herzens steht, so darf man sagen, im Dienste der Blutversorgung des jungen Gehirns. Es schlägt bereits Anfang der 4. Woche. Mit der zunehmenden Vergrößerung des Herzens im Dienste der Blutversorgung des Gehirns entwickelt sich noch im 1. Monat als Hilfe des Herzens, gleichsam als sein Vorfilter, die **Leber**. Sie wird von Zellen des Entoderms, also der Darmanlage, gebildet. Diese Zellen wachsen in das lockere Gewebe des oberen Nabelrands ein (s. Kap. 7).

Am seitlichen Rand der Embryonalanlage, nahe dem Übergang des Ektoderms in das Amnion, entstehen im Mesoderm die ersten Venen in einer Kanalisierungszone, in der sie aus den Haftstielgefäßen Blut zum Herzen führen (Abb. 2.22–2.28). Von dort gelangt das sauerstoffreiche Blut vor allem zur Gehirnanlage. Aus dem Kopfbereich fließt das Blut seitlich am Neuralrohr entlang wieder zum Haftstiel zurück. Dieser Weg ist entwicklungsdynamisch vorbereitet. Denn sobald sich das Neuralrohr schließt

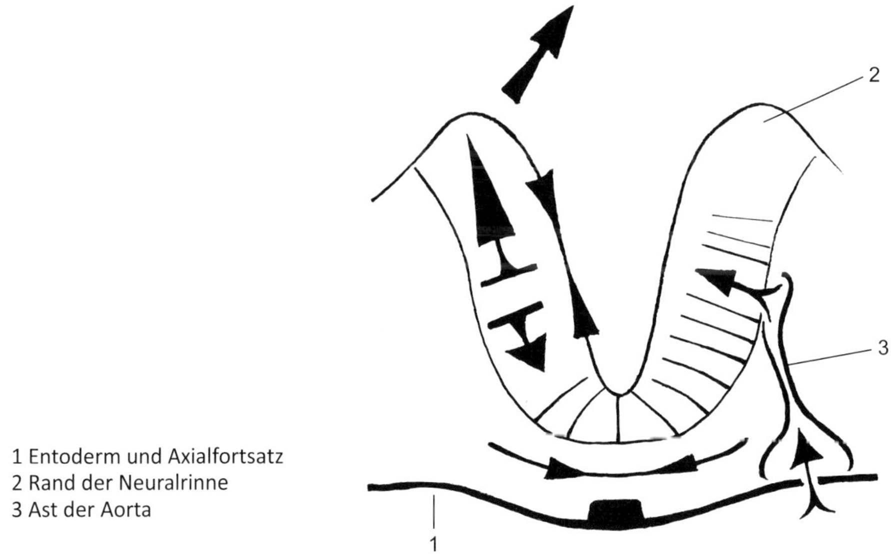


**Abb. 2.23** Querschnitt des 2,2 mm großen Embryo im Bereich der noch offenen Neuralrinne.
Pfeile: Wachstumsbewegungen beim Schluss der Neuralrinne zum Neuralrohr
Geschwänzte Pfeile (≻➤): Nahrungstransport
Divergente Doppelpfeile mit Querstrich (◄I-I►): Flächenwachstum des Ektoderms
Konvergente Doppelpfeile (-►◄-): Haltefunktion im Bereich der freien Oberfläche des Ektoderm und im Bereich der freien Oberfläche des Ektoderm und im Bereich des Axialfortsatzes
Einfacher Pfeil (—►): Wachstumsbewegung beim Schluss der Neuralrinne

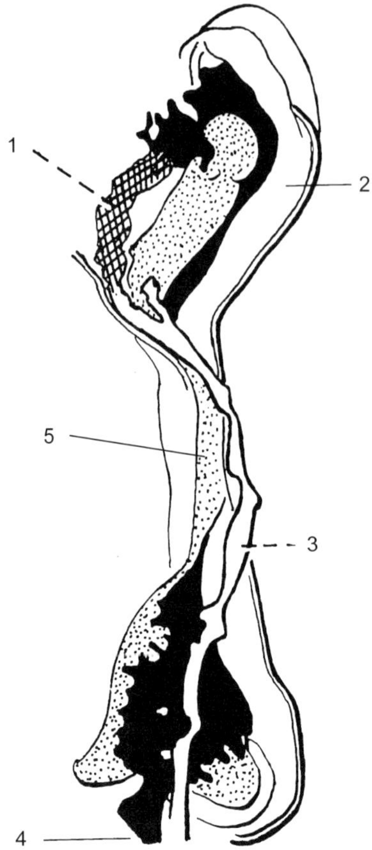


1 Herz (schraffiert)
2 Neuralrohr
3 Zuleitende Vene (weiß)
4 Das Blut vom Herzen ableitende Aorta (ventralis), erste Visceralbogenarterie, Aorta dorsalis und Haftstielarterie (schwarz)
5 Entoderm (punktiert)

**Abb. 2.24** Der 2,2 mm große menschliche Embryo von links.

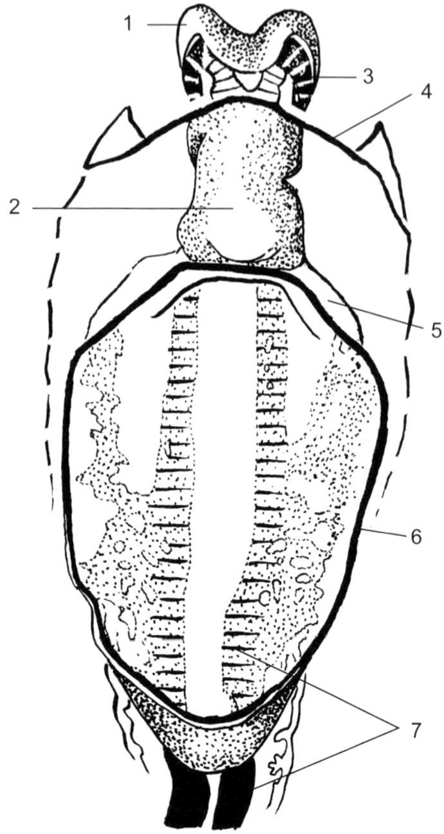


1 Neuralwulst
2 Herz
3 erste Visceralbogenarterie
4 Schnittrand des Amnion
5 Venenzufluss zum Herzen
6 Schnittrand der Dottersackwand
7 Aorta

**Abb. 2.25** Der 2,2 mm große menschliche Embryo von ventral gesehen. Das Entoderm ist durchsichtig gedacht.

(Abb. 2.23), gewinnt das Binnengewebe an seinen Flanken Raum. Diese Zone bleibt jedoch nicht leer, sondern wird von strömender Interzellularflüssigkeit erfüllt. Es entsteht die paarige **Aortenanlage** (Abb. 2.22 ff.). Die genannte Entwicklung ist eine Folge davon, dass schon vor der Bildung des eigentlichen Blutkreislaufs nahrungsreiche Interzellularsubstanz in einem Konzentrationsgefälle in Richtung zur Gehirnanlage fließt. Die Gefäßbildungen sind also biodynamisch folgerichtige Differenzierungen.

> Wichtig ist zu wissen, dass die ersten Gefäßbildungen sehr feine kanalförmige Interzellularsubstanzstraßen im Binnengewebe sind. Diese Kanalisierungen finden sich regelmäßig dort, wo räumlich Gelegenheit und raumzeitlich (physikalisch) unmittelbar Veranlassung für ihre Bildung besteht, d. h., wo ein Stoffwechselgefälle wirksam ist.

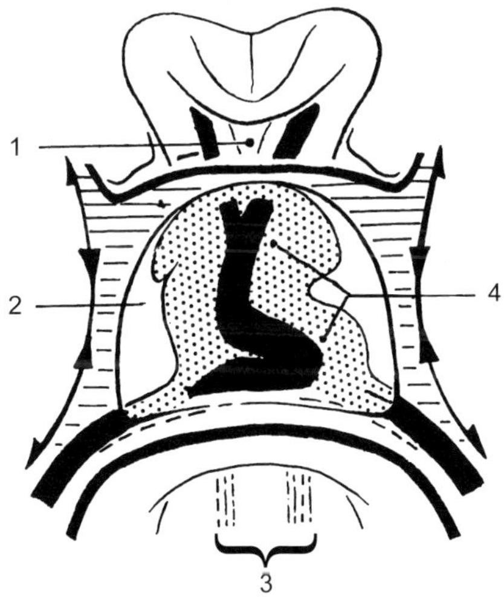


1 Mundmembran
2 Leibes-(Brust-)höhle
3 obere Darmbucht mit Aorten (im Hintergrund)
4 Herz mit Blutsäule

**Abb. 2.26** Brustregion (oberer Nabelrand) eines etwa 2 mm großen menschlichen Embryo. (vgl. Abb. 2.25). **Schraffiert:** Mesoderm, **punktiert:** Herz, **schwarz:** Blutsäule im Herzen mit Zufluss und Abfluss.
Konvergente Doppelpfeile (→←): Haltefunktion des Mesoderms

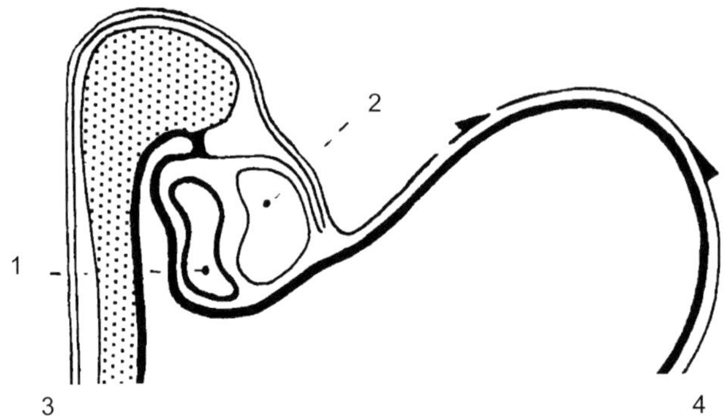


1 Herz
2 Leibeshöhle; davor Umschlagsrand des Amnion in das Ektoderm
3 Amnionepithel und Hüllmesoderm
4 Dottersackepithel und Hüllmesoderm

**Abb. 2.27** Teil der Schnittserienrekonstruktion eines etwa 2 mm großen menschlichen Embryo (Schema). Der Dottersack ist größer geworden. Im Kontaktgebiet von Ektoderm und Entoderm: **Mundmembran**.
Konvergente Halbkopfpfeile (▸◂): relativ langsames Wachstum (Haltefunktion) des Hüllmesoderms

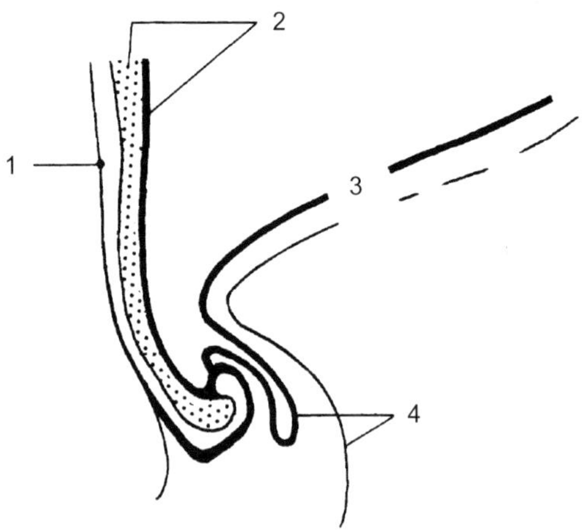


1 Amnion
2 Embryo mit Ektoderm, Mesoderm und Entoderm
3 Dottersackepithel mit Hüllmesoderm
4 Haftstiel mit Allantois

**Abb. 2.28** Wie Abbildung 2.27. Unteres Körperende. Im Kontaktgebiet von Ektoderm und Entoderm: **Analmembran**.

## Neuralrohr und Somiten

Der Schluss der Neuralrinne zum Neuralrohr ist wieder Ausdruck der Gestaltungskraft des Ektoderms. Sobald das dicke Ektoderm der Neuralrinne durch Zellteilungen an seiner Oberfläche viele Tochterzellen gebildet hat, wandern diese in die Tiefe, ihrer Nahrungsquelle entgegen. Hier wachsen sie zu neuen teilungsfähigen Zellen heran. Mit ihrem Wachstum wird die basale Fläche des Ektoderms größer als seine Oberfläche im Kontakt mit der Amnionflüssigkeit. Dadurch schließt sich die Neuralrinne zum **Neuralrohr** (Abb. 2.27). Der Schluss der Neuralrinne beginnt im Halsbereich. Oben und unten, wo der junge Embryo sich zu krümmen beginnt, bleibt das Neuralrohr noch einige Tage offen.

Untersucht man die paarigen, zunächst kapillären Aortenanlagen hinsichtlich ihrer Bedeutung für die Blutverteilung im Embryo, so findet man, dass ihre ersten Verzweigungen dem hauptsächlichen Nahrungsverbraucher, dem Neuralrohr, gelten. Hier findet man in regelmäßigen Abständen nacheinander (metamer) die ersten **Rückenäste der Aorten** entstehen (Abb. 2.29–2.30). Sie unterteilen das Mesoderm in einzelne Segmente. Durch diese Unterteilung entstehen die sogenannten **Somiten** (Körperwandorgane).

Die Entstehung der Somiten ist altersspezifisch, sodass man nach der Zahl der paarigen Somiten das Alter eines Embryo bestimmen kann.

Mit dem Wachstum der segmentalen Aortenäste beidseits des Neuralrohrs und der Unterteilung des Mesoderms in Somiten entstehen Einkerbungen des benachbarten Ektoderms. Die Einkerbungen sind eine Folge davon, dass am Ende der Gefäße so viel Nahrung aus ihnen entnommen wird, dass sie selbst zusammen mit ihrem Gewebsbett im Wachstum zurückbleiben. Regional vergleichende Untersuchungen haben gezeigt, dass alle größeren Gefäße ähnliche Gestaltungsfunktionen haben. Sie wachsen alle relativ langsamer als die Zellverbände ihrer Versorgungsgebiete.

Die Somiten sind – wir sagten es bereits – mesodermale Organe. Ihre ektodermnahen Zellen, die senkrecht zum Ektoderm eingestellt sind, keilen sich gegenseitig auseinander. Im Rahmen dieser Differenzierung entsteht vorübergehend in jedem Somiten eine **Somitenhöhle**. Die Zellen, die den Boden der Somitenhöhle bilden, gehen ohne scharfe Grenze in das Gewebsbett des Neuralrohrs über (Abb. 2.31–2.32). Sie sind die Anlage des axialen Skeletts, die Anlage der **Wirbelsäule**. Die zunächst blasenförmigen Somiten

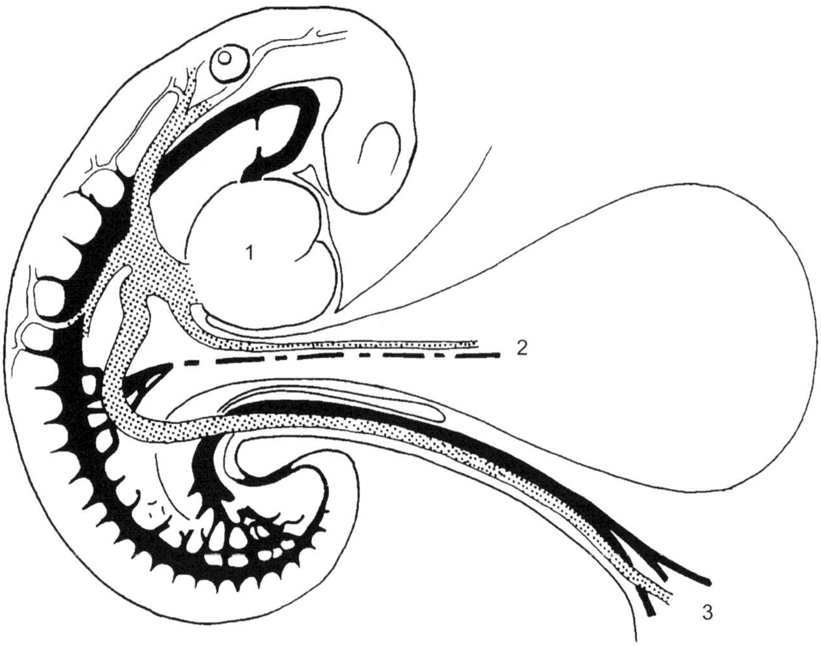


1 Herz
2 im Dottersackstiel (Dottersackkreislauf mit Vene und Arterie)
3 im Haftstiel (Chorionkreislauf mit Nabelvene und Nabelarterie) und im Embryo (Embryokreislauf mit oberer und unterer Kardinalvene sowie ventraler, vom Herzen [1] aufsteigender und dorsaler Aorta)

**Abb. 2.29** Halbschematische Zeichnung einer Schnittserienrekonstruktion eines 2,57 mm großen menschlichen Embryo. Darstellung der Blutgefäße: Venen **(punktiert)**, Arterien **(schwarz)**.

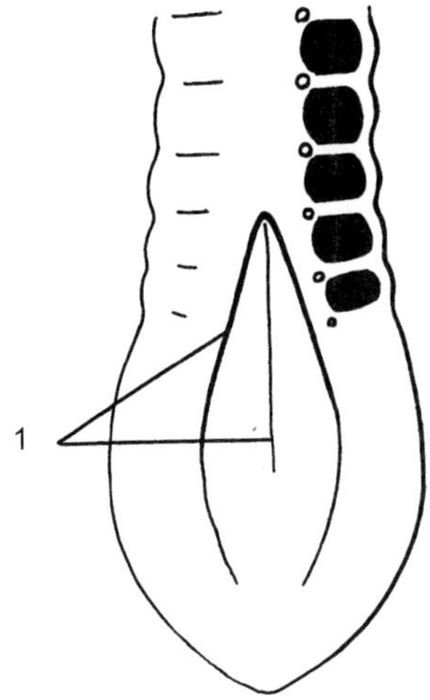


1 noch offenes Neuralrohr am unteren Körperende mit Neuralrinne

**Abb. 2.30** Unteres Körperende eines 3,1 mm großen menschlichen Embryo. Ansicht von dorsal. **Dünne Striche:** Einziehungen des Ektoderms, zwischen denen sich die Somitenwülste (schwarz) vorgewölbt haben. **Kleine Ringe:** Einziehungen des Ektoderms, die sich über den Enden von Gefäßästen (den dorsalen Aortenästen) als Folge von deren Haltefunktion gebildet haben.

werden mit zunehmendem Wachstum ihrer ektodermnahen Portion pilzförmig (Abb. 2.32).

Sobald das Neuralrohr an Länge zunimmt, vergrößern sich mit ihm die Abstände der Aortenäste. Dabei strecken sich die Somiten ihrerseits in einer Richtung von oben nach unten (cranio-caudal) und differenzieren sich dabei mehr und mehr. In einem Stadium entsprechend Abbildungen 2.33 und 2.34 lassen sie eine ektodermnahe, wachstumsaktive Schicht erkennen (**Dermatom**). Darunter finden wir eine Schicht, deren Zellen langsam mitwachsen und gedehnt werden (**Myotom**). Diese Zellen passen sich mit ihrer Dehnung dem zunehmend größeren Abstand zwischen den segmentalen Blutgefäßen an. Es sind die ersten Muskelzellen.

> Man sieht am Beispiel der Somiten, dass scheinbar wesentlich verschiedene Organe in Wirklichkeit nur geringe lokale Modifikationen ein und desselben Gewebes sind. Diese Auffassung unterscheidet sich grundsätzlich von der der bisherigen Anatomie, die jedes Organ für etwas Besonderes hielt und den Begriff des regionalen Vergleichs noch nicht kannte.

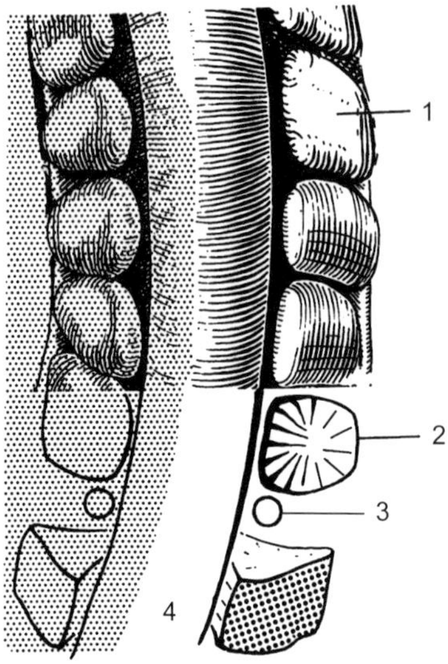


1 Oberfläche eines Somiten
2 Schnittfläche eines Somiten
3 **Ring** unter 2: ein dorsaler Aortenast
4 Lagebeziehung der Somiten zum Neuralrohr

**Abb. 2.31** Ausschnitt aus einer Schnittserienrekonstruktion eines 2,57 mm großen menschlichen Embryo. Rückenbereich von dorsal gesehen. Ektoderm durchsichtig gedacht.

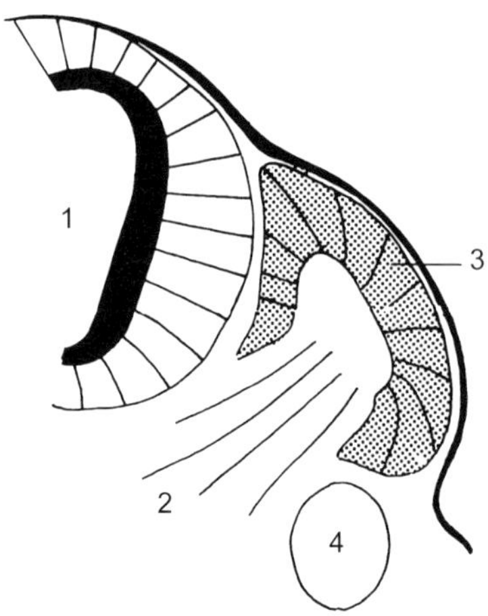


1 Neurocoel
2 Sklerotom eines Somiten
3 Dermatom eines Somiten
4 Anlage des Exkretionsapparates

**Abb. 2.32** Querschnitt des 3,1 mm großen Embryo (Abb. 2.30) im Halsbereich.

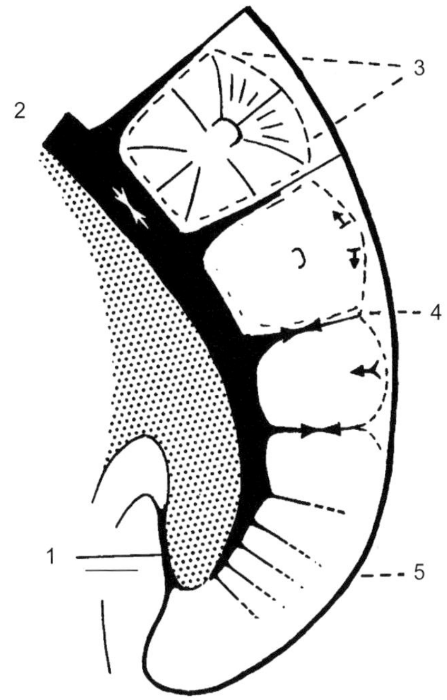


1 Analmembran
2 Aorta mit dorsalen Ästen
3 Somit
4 Furche zwischen zwei Somiten
5 Rückenmark

**Abb. 2.33** Seitenansicht des 3,1 mm großen Embryo. Untere Rumpfregion. Entoderm **punktiert**.
Konvergente Doppelpfeile (→←): Haltefunktion der Gefäße
Divergente Doppelpfeile (←||→): Wachstumsexpansion des Dermatoms
Geschwänzter Pfeil (>→): Nahrungsaufnahme aus den Verzweigungen der dorsalen Äste der Aorta und Abgabe von Stoffwechselprodukten ins Somitenlumen

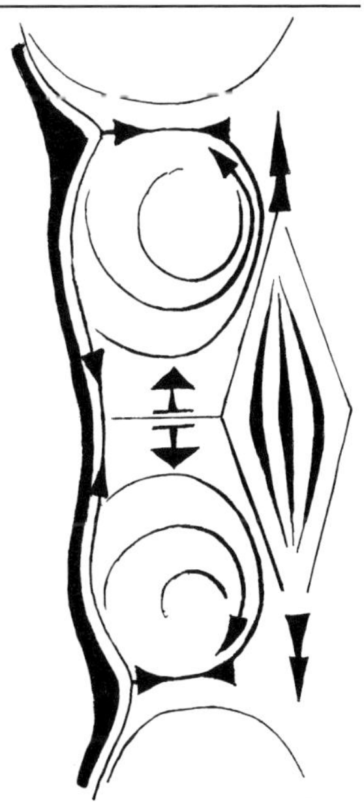

**Abb. 2.34** Längsschnitt eines Somiten aus der Halsregion eines 3,1 mm Embryo. **Links:** Ektoderm
Konvergenter Doppelpfeil (→←): Haltefunktion der Basalmembran des Ektoderms
Divergente Doppelpfeile mit Querstrich (←||→): Wachstumsdruck im Dermatom
Konvergente Doppelpfeile oben und unten (→←): Haltefunktion der segmentalen Gefäße und Septen
Divergente einfache Pfeile (←→): Wachstumsdehnung eines Myotoms

1 Vorderhirngegend
2 Mundeingang
3 Herzwulst
4 Oberkieferwulst
5 Eingang in die Ohrblase
6 Unterkieferbogen (1. Visceralbogen)
7 Unterzungenbogen (2. Visceralbogen); darunter Kehlkopfbogen

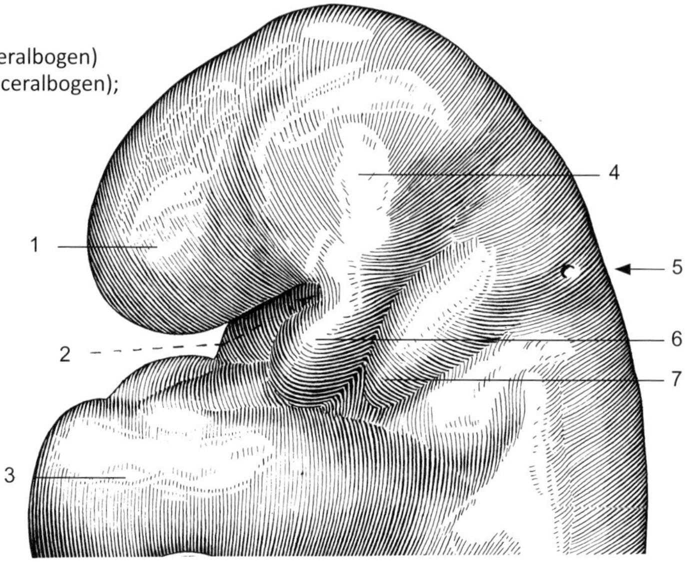


**Abb. 2.35** Schnittserienrekonstruktion eines 2,57 mm großen menschlichen Embryo, Kopfregion mit Beugefalten.

## Die sogenannten Kiemen

Ein 2,5 mm großer menschlicher Embryo zeigt charakteristische Faltungen zwischen seiner Stirn und dem Herzwulst (Abb. 2.35). Diese Reliefbildungen sind der erste Gesichtsausdruck des jungen Embryo. Die Falten dokumentieren im Besonderen die Wachstumskrümmung des Embryo. Der junge Embryo beugt sich vornüber, macht gleichsam seinen ersten Diener. Die Wachstumskrümmung hat folgende Dynamik:

Das embryonale Neuralrohr, das der hauptsächliche Nahrungsverbraucher des jungen Embryo ist, wächst kräftig in die Länge. Ihm gegenüber bleibt die paarige Aortenanlage im Längenwachstum zurück. Sie spendet dem Neuralrohr Nahrung, behält aber für sich sehr wenig zurück. Der Wachstumswiderstand der Aortenanlagen führt dazu, dass das Neuralrohr sich an seinem frei beweglichen Ende (im Kopfgebiet) über den Herzwulst krümmt. Mit dieser Krümmung entstehen Beugefalten (Abb. 2.36). Gleichzeitig wird das frühembryonale Gesicht über dem Herzwulst quer verbrei-

1 1.–3. Visceralbogen
2 Vorderhirn mit Augenblase
3 Mittelhirn
4 noch langes Hinterhirn mit Ohrblase
5 obere Cardinalvene
6 Einmündung in das Herz

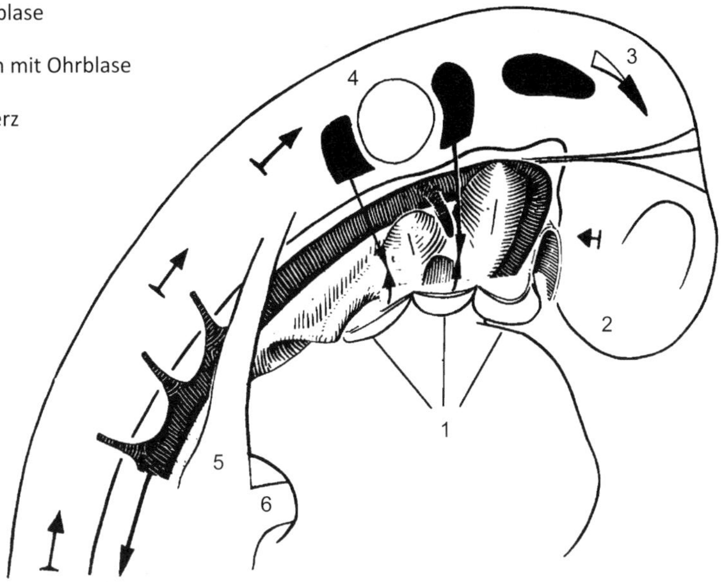


**Abb. 2.36** Gewebssysteme in der Kopfregion eines 2,57 mm großen Embryo (23 Somitenpaare, 26. Tag). **Schwarz:** Aorta mit 1. und 2. Visceralbogenarterie sowie die ersten Nervenstämme (abgeschnitten)
Pfeile mit Querstrich (⊢►): Wachstumsdruck des Neuralrohrs
Konturierter Pfeil (⇒): Wachstumsbewegung (Biegung) des Gehirns
Einfacher Pfeil (→): Fortsetzung der Aorta, sie wird von der Cardinalvene gekreuzt
Konvergente Doppelpfeile (⊢►◄⊣): Haltefunktion des Bindegewebes und der Visceralbogengefäße in den Beugefalten (Visceralbögen)
Zwischen ihnen ist das Entoderm des Kopfdarms als Schlundtaschen ausgestülpt, und das Ektoderm als Halskerben eingezogen.

tert. Die Beugefalten bilden quere Bögen, die das Kopfdarmlumen ventral umgreifen (Visceralbögen):

- Der erste Visceralbogen ist der Unterkieferbogen,
- der zweite ein Bogen unter der Zunge (Unterzungenbogen),
- der dritte und vierte sind die sog. Kehlkopfbögen.

Mit der zunehmenden Krümmung des Embryo in der Kopfregion werden die Visceralbögen mehr und mehr verbreitert und das Gewebe in ihrem Inneren dadurch gestrafft und zirkulär zum Kopfdarm ausgerichtet. Das so ausgerichtete Gewebe wird zur Leitstruktur für große Gefäße, die zwischen der kurzen ventralen Aorta und den längeren dorsalen Aorten Kurzschlüsse herstellen (Anlage des Gefäßkorbs der Aorten, Abb. 2.36). Diese Visceral-

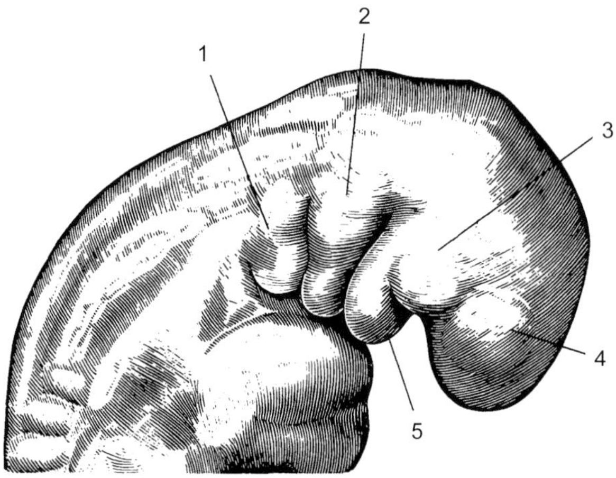


1 dritter Visceralborgen (Kehlkopfbogen)
2 Unterzungenbogen (Hyoidbogen)
3 Oberkieferwulst
4 Augenanlage
5 Unterkieferbogen (1. Visceralbogen)

**Abb. 2.37** 3,4 mm großer menschlicher Embryo. 27. Tag. In der Kopf-Hals-Region Beugefalten.

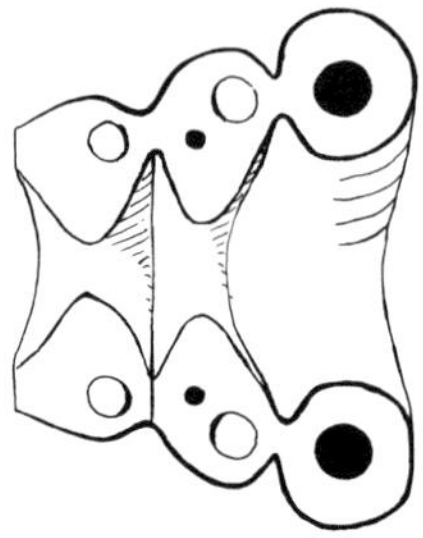

**Abb. 2.38** 3,4 mm großer Embryo. Horizontalschnitt durch die Kopfdarmregion. Visceralbögen mit Halskerben und Schlundtaschen.

bogenarterien wölben jeweils die Körperwand nach außen und nach innen vor. Sie wird dadurch bogenförmig dick, bleibt aber zwischen den Bögen dünn. Im Schnitt entsteht ein Bild wie in Abbildung 2.37 und 2.38. Die dünnen Zonen erscheinen außen als Kerben (Halskerben), innen dagegen als Taschen. Die Taschen nennt man **Schlundtaschen**. Im Gebiet der Schlundtaschen kann die Körperwand so dünn werden, dass sie reißt, und zwar regelmäßig dann, wenn ihr Ektoderm und Entoderm so eng aneinandergepresst werden, dass ernährendes Binnengewebe zwischen beiden Grenzgeweben keinen Platz findet. Die Ernährung von Ektoderm und Entoderm wird hier dann in wenigen Stunden so schwach, dass Zellen zugrunde gehen und Defekte in der Körperwand entstehen. Es gibt Kinder, die mit derartigen Defekten geboren werden. Die genannten Defektbildungen sind Fehlbildungen. Sie können uns zwar an Spritzlöcher von Walen erinnern, sind aber dennoch keine Überbleibsel aus der Vergangenheit, wie Konrad Lorenz meint. Vielmehr sind sie gelegentliche Begleiterscheinungen der Beugefalten.

## Verschluss der vorderen Bauchwand mit Bildung der Nabelschnur

Die Abbildungen 2.39–2.42 zeigen Embryonen mit beginnendem Verschluss des Nabels.

Isolieren wir einen etwa 3 mm großen Embryo durch Freipräparieren aus der Frucht (Abb. 2.40), so zeigt er an seiner Bauchseite noch einen weit offenen Nabel. Der Rand dieses Nabels ist in der Haftstielregion dick. In der dicken Zone liegen die Haftstielgefäße. Sie verbinden die Gefäße des Embryo mit denen des Chorion. Das Nabelcoelom, der Übergang von der Chorionhöhle in die embryonale Leibeshöhle, ist noch weit. Zur Orientierung ist der Eingang in die Leibeshöhle in Abbildung 2.40 markiert (2). Vor Entstehung der eigentlichen Nabelschnur stellt das Nabelgebiet noch eine trichterförmige Bildung dar.

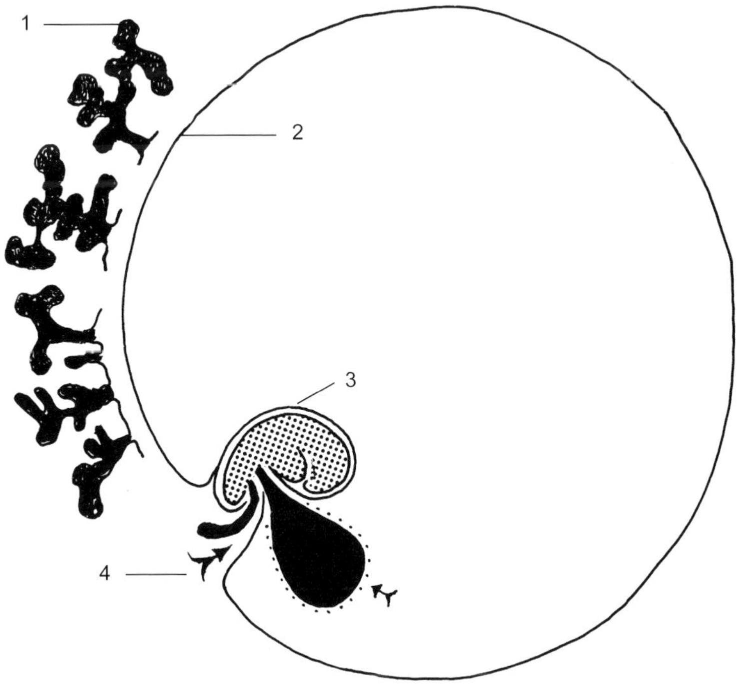


1 Chorion
2 äußere Grenze der Chorionhöhle (Chorionmesoderm)
3 Manion (Epithel mit Mesoderm)
4 Haftstiel

**Abb. 2.39** 3,4 mm großer menschlicher Embryo im Ei. Pfeile (>→) Hauptrichtungen des Nahrungstransportes.

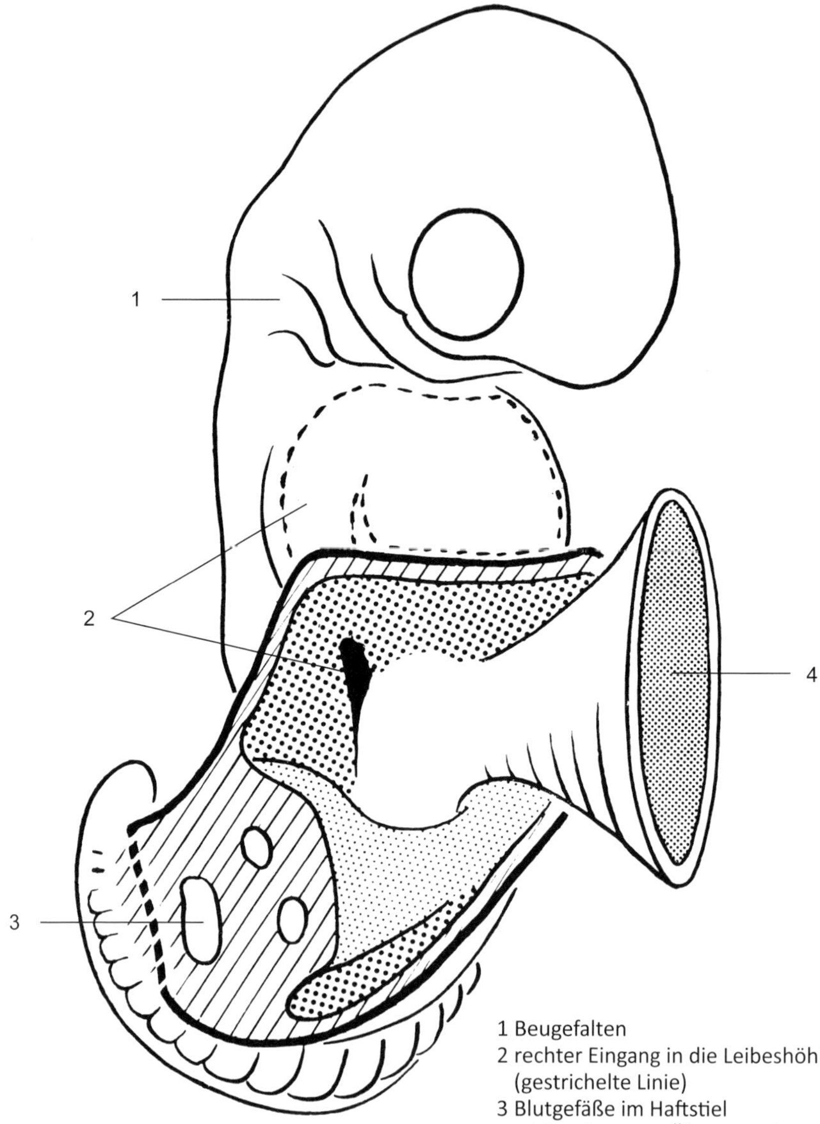


1 Beugefalten
2 rechter Eingang in die Leibeshöhle (gestrichelte Linie)
3 Blutgefäße im Haftstiel
4 trichterförmiger Übergang des Dottersacks in den Dottersackstiel

**Abb. 2.40** Rekonstruktion eines 3,4 mm großen menschlichen Embryo. Noch weit offener Nabel. Alter: 27 Tage. **Weit punktiert:** Wand des Nabelcoeloms

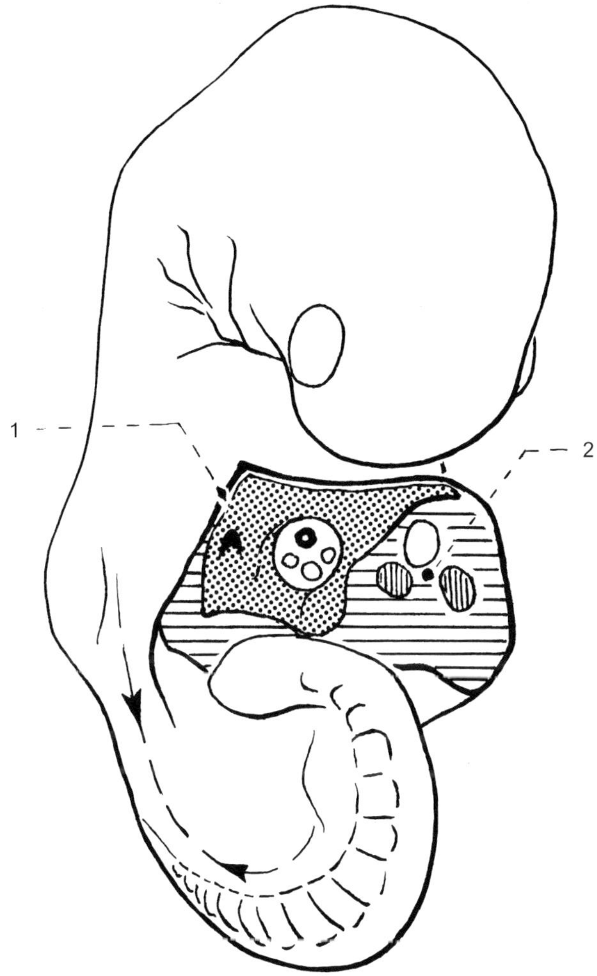


1 Amnion
2 Rest der Allantois in der Wand der Nabelschnur

**Abb. 2.41** Rekonstruktion eines 4,2 mm großen Embryo. Stärker gebeugt als der 3,4 mm Embryo. Nabel mehr verengt. Alter: 28 Tage. **Punktiert:** Lumen der noch nicht massiven Nabelschnur, im Lumen Querschnitt des Dottersackstiels mit Gefäßen. **Schraffiert:** Verdickte Wand mit Blutgefäßen.
Konvergenter Doppelpfeil (→←): Haltefunktion der Aorta

Einen 12 mm großen Embryo (Abb. 2.42) sehen wir mit seinem Amnion so vergrößert, dass die Chorionhöhle nur noch ein schmaler Spalt ist. Ihr Lumen beginnt hier zu verschwinden, sodass sich das Amnion dem Chorion anlegt. Aus dem bisherigen Nabeltrichter wird die Nabelschnur. In ihr findet sich noch ein Rest des Dottersacks, der bereits bei 7 mm großen Embryonen vom Darm abzureißen pflegt.

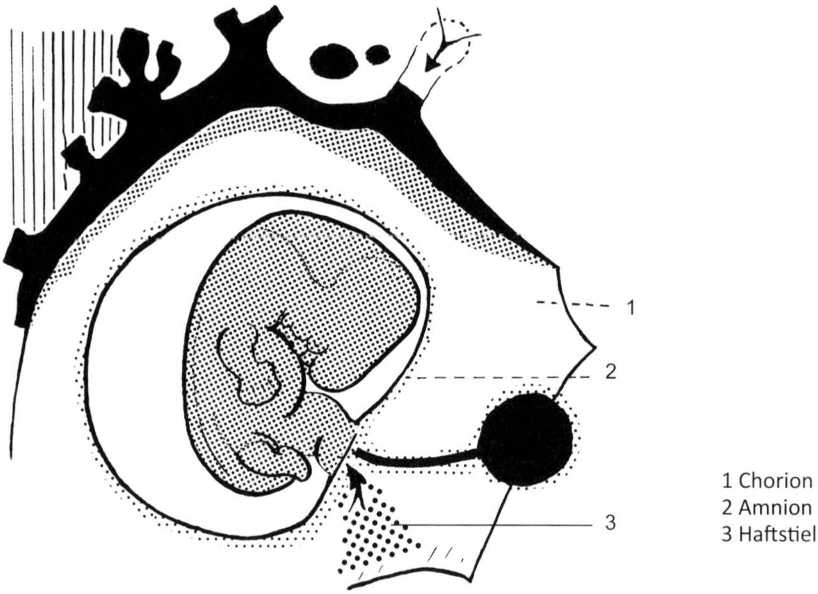


**Abb. 2.42** 17,5 mm großer menschlicher Embryo im Ei freipräpariert. Ende der 7. Woche. **Schwarz:** Dottersack

# 3

# Stoffwechselfelder

Alle Zellen unseres Körpers haben in ihren Zellkernen die gleiche genetische Substanz. Trotzdem wachsen sie verschieden. Drüsenzellen z.B. entwickeln sich anders als Muskelzellen und Knorpelzellen wieder anders als Haut- oder Nervenzellen. Wie geschieht dies?

Wir haben im zweiten Kapitel die Regel genannt, dass die Lageentwicklung der Zellverbände eine wichtige Voraussetzung für ihre strukturelle Differenzierung ist. Ihre Lageentwicklung begründet die Formentwicklung und diese ihre Strukturentwicklung.

> Lage-, Form- und Strukturentwicklung gehören eng zusammen, und nur als Ganzes machen sie die Entwicklung aus.

Die submikroskopischen Komponenten dieser Prozesse sind Bewegungen, die wir **Stoffwechselbewegungen** nennen. Die Stoffwechselprozesse haben nicht nur chemische, sondern immer auch physikalische und morphologische Merkmale. Danach stellt man sich die Zellverbände und Organe jeweils als lokal modifizierte Kraftfelder vor. Man meint damit Felder, die von submikroskopischen Masseteilchen erfüllt sind, die sich geordnet bewegen.

Früher sprach man manchmal von einem biologischen Feld, noch ohne damit zunächst Genaueres im Sinn eines kinetischen Feldbegriffs zu definieren. Heute weiß man, besonders aus der Humanembryologie, dass die Stoffwechselbewegungen in Stoffwechselfeldern submikroskopisch geordnet sind. Die genannten Felder sind morphologisch abgrenzbare Bezirke von Stoffwechselbewegungen. Diese Bewegungen sind eine Grundeigenschaft des Entwicklungsgeschehens. Die Teilchenbewegungen in diesen Feldern erfolgen stets gegen Widerstand vonseiten ihrer Umgebung und sind daher echte Arbeit im biophysikalischen Sinn. Diese Arbeit bedeutet, während einer bestimmten Zeit gemessen, jeweils eine besondere Leistung.

> Das heißt, die Entwicklung eines Menschen ist seit den ersten Entwicklungsphasen, dynamisch und biologisch gesehen, eine individualspezifische Leistung.

## Grenzgewebe und Binnengewebe allgemein

In einem Gewebe hängen die Zellen stets durch Materialbewegungen kinetisch miteinander zusammen. Die Zellen nehmen Nahrung aus den Zwischenzellspalten und aus ihren Nachbarzellen auf und ziehen sich durch diese Materialaufnahme gegenseitig an. Sie stoßen sich aber andererseits auch durch Abgabe von verbrauchten Stoffen gegenseitig ab.

> Das Wechselspiel zwischen Aufnahme und Abgabe ist die Voraussetzung dafür, dass die Zellen sich in bestimmter Weise anordnen und in Form halten.

Schon sehr früh findet man zwei charakteristisch differente Gewebe:
- Grenzgewebe und
- Binnengewebe.

Das eine grenzt einerseits an Flüssigkeit und andererseits an Binnengewebe (Stroma), das andere ist allseits von Grenzgewebe umschlossen, also binnenständig (Abb. 3.1).

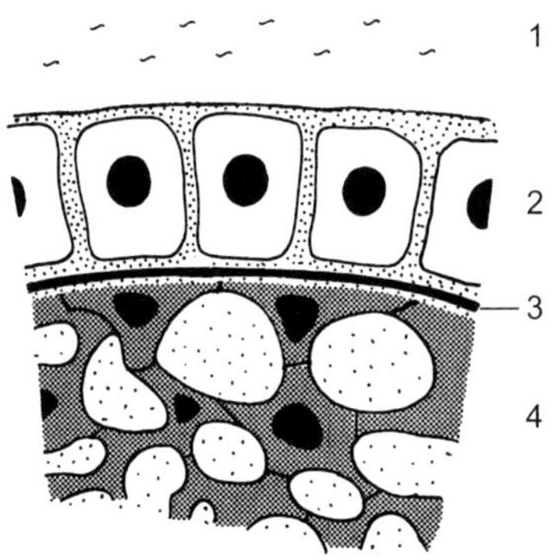


1 Flüssigkeit
2 Grenzgewebe
3 Basalmembran
4 Binnengewebe

**Abb. 3.1** Schema der Grundgewebe des menschlichen Organismus: Grenzgewebe und Binnengewebe. **Locker punktiert:** Interzellularsubstanz

Entsprechend ihrer unterschiedlichen Lage haben die Grenzgewebe und Binnengewebe unterschiedliche Bedeutung für das Wachstum. Hierzu zunächst eine Analogie aus der Geographie kultureller Differenzierungen. Die Entstehungsgebiete von kulturellen Populationen waren fruchtbare Ufer, reiche Vegetationsgebiete an Flussläufen und Mündungen von Flüssen, bebaubare Küsten an Seen und Meeren und ähnliche Lebensräume. Wir denken an Babylon, an das alte Ägypten, Griechenland, Kleinasien oder Mexiko. Im Vergleich zu den Küsten blieben kontinentale Gebiete, Binnenländer, zentrale Steppen kulturell lange Zeit undifferenziert. Auch hier waren es gleichsam Stoffwechselfelder, in denen Differenzierungen stattfanden. Was in den Küstengebieten entwickelt wurde, konnte auf dem Schiffsweg bekannt gemacht, angeboten, getauscht, umgesetzt sowie im Wechsel von Angebot und Nachfrage genutzt und verbessert werden. Es wurde vielfach zur Quelle neuer Anregungen und Differenzierungen.

Für die anatomisch fassbaren Differenzierungen gilt Ähnliches. Wir finden Grenzgewebe und Binnengewebe. Die Grenzgewebe (Epithelien) bilden Zellmosaike entlang von Flüssigkeiten. Sie leisten die erste Gestaltungsarbeit. Wir finden sie zwischen Flüssigkeit einerseits und Binnengewebe andererseits (z.B. Abb. 3.1). Ein Grenzgewebe entnimmt dem unterliegenden Binnengewebe Nahrung und gibt Abbauprodukte in die freie Flüssigkeit ab. Mit dem Verbrauch an Nahrungsstoffen ruft das wachsende Grenzgewebe Stoffwechselbewegungen in Richtung von seiner Basis zur freien Oberfläche und gleichzeitig Materialbewegungen entlang seiner Basis im angrenzenden sogenannten Stroma hervor. Das führt zu einem Fluss von Nahrungsstoffen in den Interzellularspalten des Binnengewebes und dort zur Entstehung feiner Kanalisierungen. Sie sind die Vorläufer der späteren Blutgefäße. Wir werden sehen, dass das Konzentrationsgefälle der Nahrungsstoffe ein wichtiger dynamischer Faktor bei der Entstehung des Blutstroms ist. Weil das Grenzgewebe seine Abbauprodukte leicht an einer Seite in die umgebende Flüssigkeit abgeben kann, staut sich zwischen seinen Zellen keine Interzellularsubstanz. Es bildet eine geschlossene Zellschicht mit nur sehr schmalen Interzellularspalten. Das ist ein Charakteristikum aller Grenzgewebe.

> Grenzgewebe haben regelmäßig viele Zellen und wenig Interzellularsubstanz.

Das **Binnengewebe** dagegen ist von Grenzgewebe umschlossen. Es ist also eine Art Binnenland. Dort stauen sich Abbauprodukte als Zwischenzellsubstanz (Abb. 3.1). Sie ist ein charakteristisches Merkmal aller Binnengewebe. Grenzgewebe zeigen in der Regel ein intensives Wachstum entlang ihrer freien Oberfläche, ein sog. Flächenwachstum. Binnengewebe dagegen hat mehr Volumenwachstum. Hier finden wir pro Volumeneinheit weniger Zellen und damit weniger Wachstumsfermente als beim Grenzgewebe. Deswegen wächst das Binnengewebe langsamer und setzt dem Flächenwachstum des mit ihm verbundenen Grenzgewebes (Wachstums-)Widerstand entgegen (Abb. 3.2).

Früher wurden Grenzgewebe des Organismus in der Regel einseitig wegen ihrer Lagebeziehungen zur Unterlage als bedeckende Schutzeinrichtungen aufgefasst (Epi-thel = aufliegendes Gewebe). Dabei wurde nicht bemerkt, dass in der Regel jedes Epithel zwei Seiten hat. Nur eine davon deckt, die andere aber hat flächigen Kontakt mit Flüssigkeiten. So verstanden, stellen Epithelien Dia-thelien (dia = hindurch), dünne Durchlassschichten, dar. Man pflegte früher zu sagen: Die Epidermis, die zellreiche Oberhaut, sei eine Deckschicht und deshalb wesentlich zum Schutz der Unterlage da. Wenn dies wirklich so wäre, dann sollte man erwarten, dass exponierte Körperteile, wie z. B. Ohren, Nasenspitze und Finger, von besonders dicker Epidermis

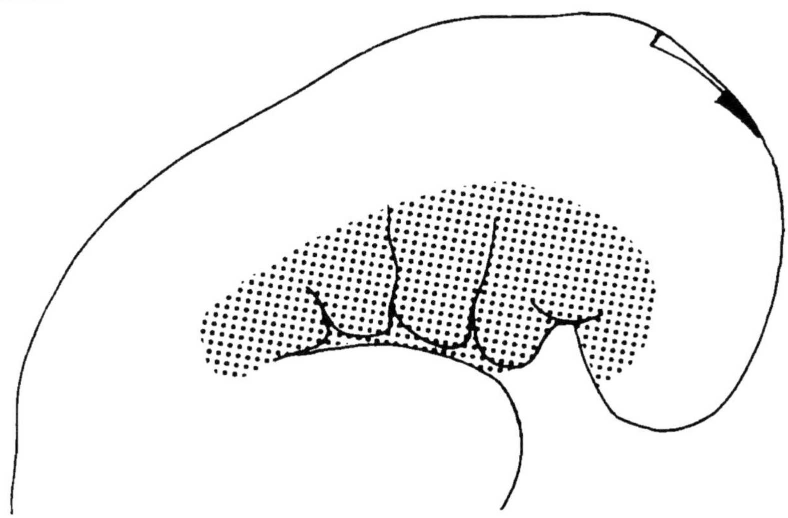

**Abb. 3.2** Wachstumsbeugung eines 2,57 mm Embryo. Der Pfeil (⟶) deutet die Krümmung des Gehirns während des Längenwachstums des Embryo an. Im Gebiet geförderten Flächenwachstums ist das Ektoderm dünn **(oben)**, im Gebiet behinderten Flächenwachstums verdickt **(punktiert)**.

geschützt wären. Das ist jedoch nicht der Fall. Viele besonders exponierte Hautbezirke, wie z.B. die Haut über dem embryonalen Herzwulst und der Leber oder über dem embryonalen Gehirn, sind besonders dünn, viel dünner als die Epidermis an den Seiten des Embryo.

## Grenzgewebe

Wir unterscheiden dickes und dünnes Grenzgewebe. Regelmäßig finden wir Grenzgewebe dort dick, wo es im Flächenwachstum behindert ist, dagegen dort dünn, wo es im Flächenwachstum gefördert wird. So ist z.B. die Oberhaut des wachsenden Handtellers bei der Entstehung der Hohlhand im Wachstum behindert und schon bei einem 20 mm großen Embryo viel dicker als am relativ größeren Handrücken. Was beim Erwachsenen charakteristisch für die Greiffläche ist, ihre schwielige Verdickung, wird schon in der Embryonalzeit sichtbar.

Ein typisches Beispiel für dicke und dünne Grenzgewebe ist die Epidermis (Oberhaut) im Bereich des embryonalen Kopfes. Dort finden wir das Epidermis genannte Epithel über dem schnell wachsenden Gehirn dünn, dagegen im Bereich der Beugefalten sehr dick (Abb. 3.2). Während der weiteren Entwicklung nimmt mit der Verdickung des Epithels auch die Dicke des unterliegenden Binnengewebes zu. Mit der Verdickung wird der Nahrungsverbrauch gesteigert. Das Blutgefäßnetz wird dichter. Die beim Erwachsenen auffallend starke Durchblutung des Gesichts wird schon embryonal eingeleitet.

Ein Vergleich aus dem täglichen Leben kann das Gemeinte verständlich machen. Wo in einer Stadt für den Wohnungsbau wenig Platz zur Verfügung steht, wo Bauplätze teuer sind, pflegt man die Häuser bevorzugt vieletagig (hoch) zu bauen. Der Konsum ihrer Bewohner pro Flächeneinheit Bauplatz ist groß. Der Umsatz, gleichsam der Stoffwechsel der Hochhäuser, erfordert viel Zufuhr von Verbrauchsgütern und ausgiebige Kanalisation für die Abwässer. Anders auf dem Lande. Hier ist eine flachere Bauweise üblich, wenn frei über die Bauplätze verfügt werden kann.

> Wo immer beim Erwachsenen ein Hautbezirk normalerweise relativ dick geworden ist, war in der Embryonalzeit das Grenzgewebe im Flächenwachstum behindert.

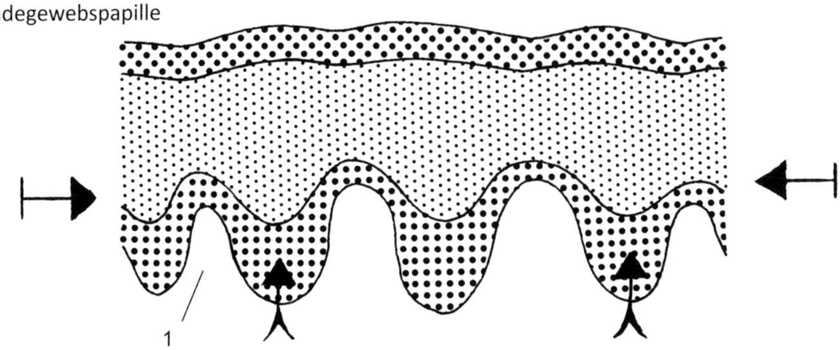


**Abb. 3.3** Dickes Epithel mit zwei verschiedenen Grenzschichten. Pfeile mit Querstrich (⊢►): Behinderung im Flächenwachstum. Durch Nahrungsaufnahme aus dem Stroma (geschwänzte Pfeile ≻►) verdickt sich die innere Schicht. Die äußere, schlechter ernährte Schicht wächst langsamer. **Hellgrau:** Übergangsschicht

Abbildung 3.3 zeigt das Beispiel von epithelialen „Hochhausbauten" als Folge einer Behinderung im Flächenwachstum. Das intensivste Wachstum des Grenzgewebes findet in der Nachbarschaft des ernährenden Stromas statt. Hier, in der tiefen Schicht, bilden die Zellen, die im Flächenwachstum behindert sind, warzenartige Zapfen, die in das unterliegende Binnengewebe wachsen. Die Zellen an der freien Oberfläche werden dagegen wenig ernährt. Diese Schicht wächst daher relativ passiv. Die schlecht ernährte Schicht wird flach gedehnt. Allmählich zerreißt sie ähnlich wie die Rinde eines wachsenden Baumes in kleine Stücke. Diese fallen als verhornte Schuppen ab.

Im Gegensatz zu dicken Epithelien wachsen dünne Epithelien oft nur einschichtig (Abb. 3.4). Sie werden vergleichsweise häufig durch unterliegende zellreiche, schnell wachsende Organe, wie z.B. Gehirn, Leber oder Herz, in kurzer Zeit gedehnt und im Flächenwachstum wenig behindert. Sie sind typische Diathelien, d.h. Schichten, die befähigt sind, Substanzen senkrecht zu ihrer freien Oberfläche hindurchwandern (permeieren) zu lassen.

## Keilepithelien

Es ist eine Regel, dass die Zellgrenzmembranen von Epithelien deren innere und äußere Oberfläche auf kürzestem Wege miteinander verbinden, also senkrecht zur Basis des Zellverbandes stehen. Nun hat der menschliche Kör-

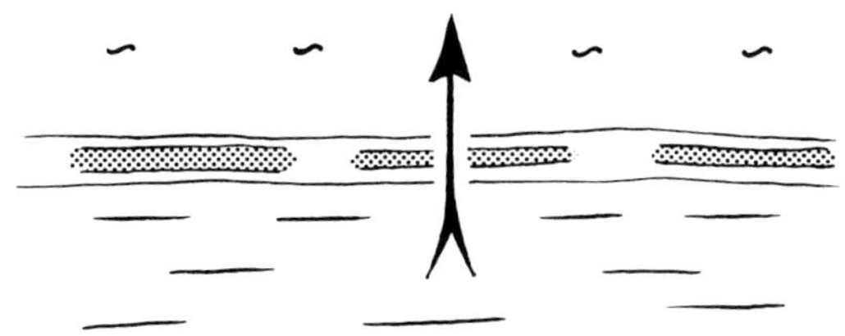

**Abb. 3.4** Dünnes Epithel, Grenzgewebe, zwischen einer Flüssigkeit (oben) und einem Stroma (unten). Der geschwänzte Pfeil (>→) zeigt, dass durch dieses dünne Epithel Stofftransporte (diatheliale Funktionen) leicht möglich sind.

per fast nirgends plane Oberflächen. Das bedeutet, dass Epithelzellen fast immer Keilform haben. Grenzgewebe sind also Keilepithelien. In Wirklichkeit gibt es nur ganz selten tatsächlich kubische oder zylindrische Epithelzellen, wie sie in Schul- und Lehrbüchern schematisch abgebildet werden.

- Nach außen konvex gewölbte Epithelien haben Zellgrenzen, die zur freien Oberfläche divergieren. Es sind divergente Keilepithelien (Abb. 3.5). Die freie Zelloberfläche ist hier größer als die binnengewebsnahe.
- Bei nach außen konkaver Biegung finden wir zur freien Oberfläche konvergierende Zellgrenzen. Diese Anordnung der Zellgrenzen kennzeichnet das sog. konvergente Keilepithel (Abb. 3.5). Seine freie Oberfläche ist kleiner als diejenige, die Kontakt mit dem Stroma hat.

Je nach Lage und Form der Keilepithelien sind die wachstumsfunktionellen Bedeutungen ihres Flächenwachstums verschieden. Ein zur freien Oberfläche konvergentes Keil-epithel ist z. B. ein junges **Darmepithel** (Abb. 3.6). Die wachsenden Zellen üben einen gegenseitigen Wachstumsdruck aufein-

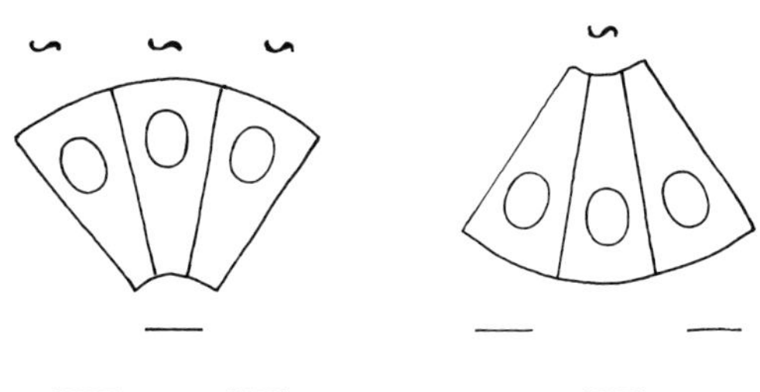

**Abb. 3.5** Keilepithel zwischen Flüssigkeit (S-förmige Striche) und Stroma (gerade Striche). **Links:** (zur freien Oberfläche) divergentes Keilepithel, **rechts:** (zur freien Oberfläche) konvergentes Keilepithel.

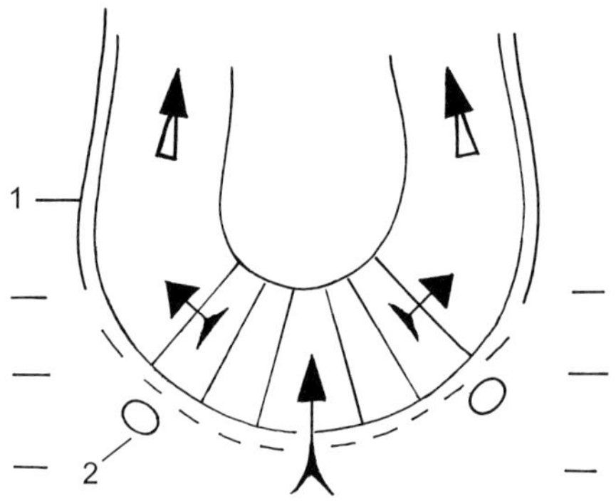


**Abb. 3.6** Wachstumsdynamik des konvergenten Keilepithels eines jungen Darmrohrs.
Geschwänzter Pfeil (>→): Nahrungsaufnahme
Divergente Pfeile mit Querstrich (←|→): Wachstumsexpansion des Darmepithels

ander aus. Mithilfe des Wachstumsdrucks wird die Oberfläche des Epithels trotz Widerstands des Stromas größer. Das Darmlumen erweitert sich.

Ein charakteristisch zur freien Oberfläche divergentes Keilepithel findet sich an den Enden der jungen **Extremitätenanlagen** (Abb. 3.7). Mit dem Wachstum der Zellen entsteht auch hier ein Wachstumsdruck. Man erkennt ihn morphologisch an der lokalen Wachstumsbeschleunigung. Sie führt wieder zu einer Oberflächenvergrößerung. Diese verläuft in Richtung des geringsten Widerstands, wie es alle Wachstumsprozesse unter den jeweils verschiedenen Umständen tun. Das bedeutet, dass sich die Extremitätenanlage an ihrem Ende verlängert. Die zur freien Oberfläche divergenten Keilepithelien tragen dazu durch ihre Wachstumsarbeit entscheidend bei. Eine junge Extremität wächst also nicht mit allen ihren Zellen gleich schnell, sondern an ihrer Wurzel langsam und an ihrem freien Ende intensiv. Das Wachstum am freien Ende nennt man appositionell.

Eine dritte, besondere Art von Keilepithel findet sich am **Boden der Neuralrinne** (Abb. 3.8). Hier ist das Epithel ein konvergentes Keilepithel. Es arbeitet hier gegen besonders hohen Widerstand vonseiten des Stromas und gleichzeitig gegen Widerstand des seitlich angrenzenden Epithels. Die Basalmembran ist sehr dick (konvergenter Doppelpfeil). Den Wachstumswiderstand vermögen die Zellen durch eigene Wachstumsexpansion kaum zu überwinden. Sie bleiben auf engem Raum eingekeilt und enthalten wenig Flüssigkeit. Ihre Teilungsfähigkeit und damit ihr Flächenwachstum erlischen schon im 2. Monat.

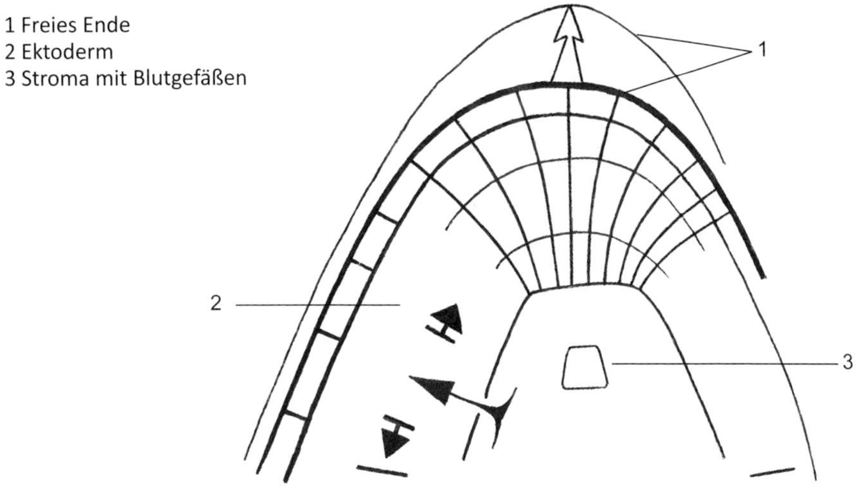


**Abb. 3.7** Wachstumsdynamik des divergenten Keilepithels einer jungen Extremitätenfalte.
Geschwänzter Pfeil (>→): Nahrungsaufnahme
Divergente Pfeile (←|→): Flächenwachstum des Ektoderms (2), vor allem in Richtung des geringsten Widerstandes, d.h. zum freien Ende hin (1)
Einfacher Pfeil oben (⇨): Hauptwachstumsrichtung

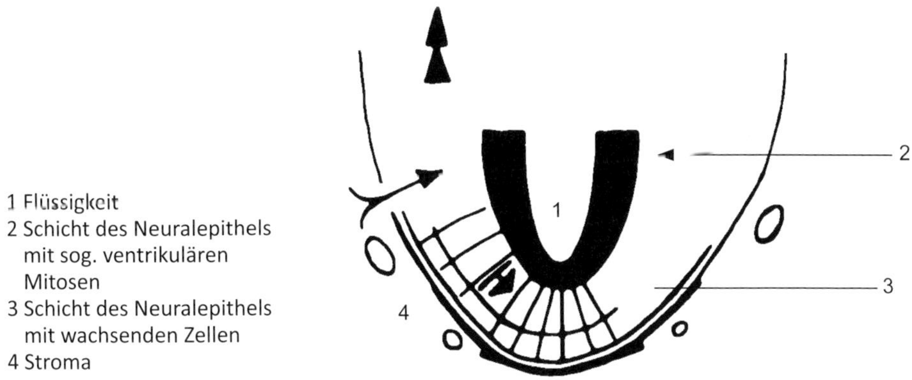


**Abb. 3.8** Wachstumsdynamik des konvergenten Keilepithels der Neuralrinne.
Geschwänzter Pfeil (>→): Nahrungsaufnahme
Pfeil mit Querstrich (|→). Wachstumsdruck des Neuralepithels gegen Widerstand; der Wachstumswiderstand ist durch die konvergenten Halbkopfpfeile der Basalmembran angedeutet.
Einfacher Pfeil (→): Hauptwachstumsrichtung des Neuralepithels

# Binnengewebe

Binnengewebe entsteht in Stoffwechselfeldern entlang von Grenzgewebe. Dort rücken die Zellen mehr und mehr auseinander, so dass ein netzförmiger Zellverband entsteht. In den Maschenlücken liegt viel flüssige Interzellularsubstanz, die den Verband auflockert. Lockeres Binnengewebe ist regelmäßig aufgelockertes Gewebe (Abb. 3.9).

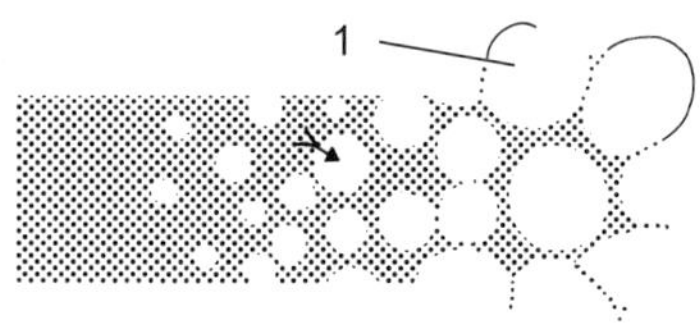


1 Interzellularsubstanz im Zwischenzellraum

**Abb. 3.9** Auflockerungsfeld. Geschwänzter Pfeil (>→): Ausschwitzung von Flüssigkeit aus den Zellen

Beispiele sind

- der Mesoblast des Eis
- das Mesoderm der Entocystscheibe und
- das Mesenchym des Embryo.

Die Interzellularsubstanz in Auflockerungsfeldern enthält wässerige Abbaustoffe. Die Flüssigkeiten in den einzelnen Gewebsvakuolen kommunizieren miteinander. Entlang den zunächst tropfenförmigen Gewebsvakuolen haben die Zellen konkave Oberflächen (Abb. 3.10). Diese Konkavität weist darauf hin, dass der Flüssigkeitsdruck in den Vakuolen größer ist als der Druck des Zytoplasmas in den Zellen. Das wiederum lässt darauf schließen, dass die Zellen hier in ihrem Verband divergent auseinandergezogen werden und dabei oft nur noch an ihren Spitzen miteinander in Kontakt bleiben.

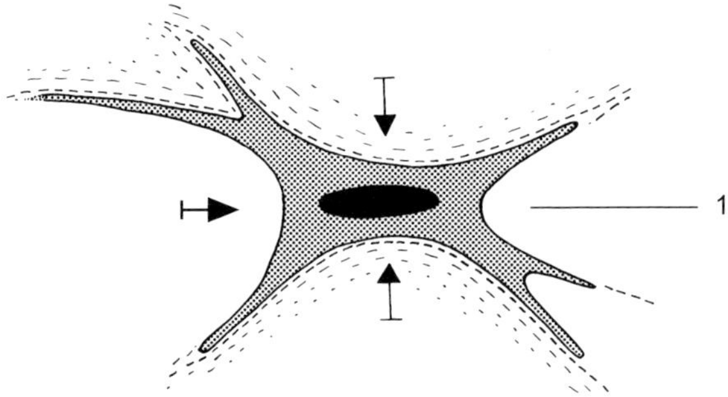


**Abb. 3.10** Ausschnitt aus einem lockeren Binnengewebe. Pfeile (⊢►): Wirkung der Volumenzunahme der Interzellularsubstanz (1)

Wir wissen nicht genau, mit welcher Art von Kräften die Spitzen der einander benachbarten Zellen zusammenhängen. In Gewebekulturen hat man Gelegenheit, die Zellspitzen in Bewegung zu sehen. Sie können sich von denen ihrer Nachbarzellen lösen und amöboid beweglich werden. In epithelialen Geweben ist keine freie Beweglichkeit dieser Art möglich, weil es dort keine hinreichend großen Interzellularräume gibt. Stets hat die Flüssigkeit eine wichtige Bedeutung bei der Gestaltung von Zellverbänden.

Im Fall einer Verfestigung von Interzellularsubstanz kann Binnengewebe sogenanntes **Präkollagen** abscheiden, das sich allmählich zu zugfesten Fasersystemen zu entwickeln vermag. Oft bildet die verfestigte Interzellularsubstanz, vor allem in dünneren Binnengewebsschichten, Scherengitter mit verstellbaren Maschen und sehr verformbaren Maschenlücken (Abb. 3.11 und 3.12). Die Größe der Maschenlücken ist für den Grad der Auflockerung charakteristisch. Verkleinerung der Maschenlücken führt zu Verdichtung des Gewebes.

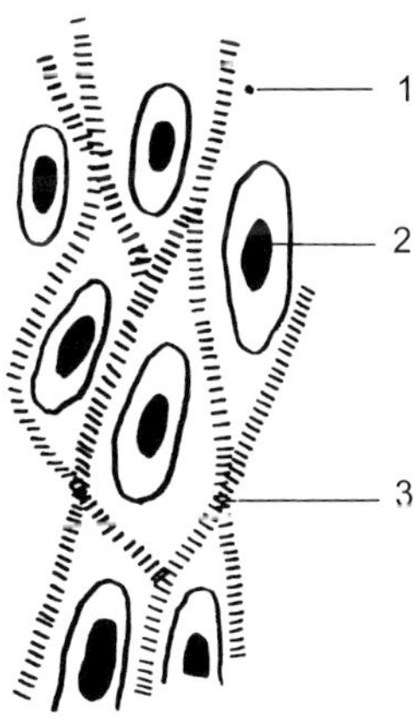


1 Interzellularsubstanz
2 Zelle
3 Kollagenfasern

**Abb. 3.11** Binnengewebe mit teilweise faseriger Interzellularsubstanz **(schraffiert).**

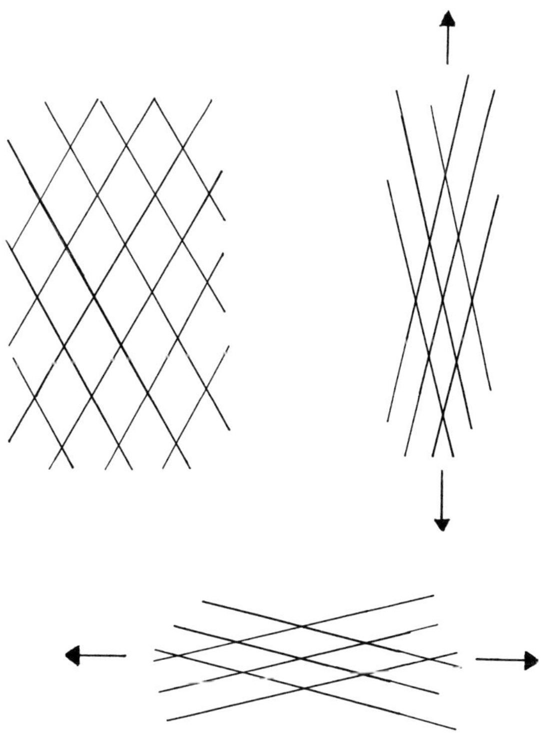

**Abb. 3.12** Unterschiedliche Hauptrichtungen und Maschenweite zugfester Interzellularsubstanz.

## Stoffwechselfelder für verschiedene Körperregionen

Wir wollen nun einige besondere Stoffwechselfelder charakterisieren, die für verschiedene Körperregionen typisch sind. Wir werden dabei sehen, dass die in den Stoffwechselfeldern geordnet ablaufenden Entwicklungsbewegungen besonderen Regeln genügen.

### Corrosionsfelder (Abb. 3.13)

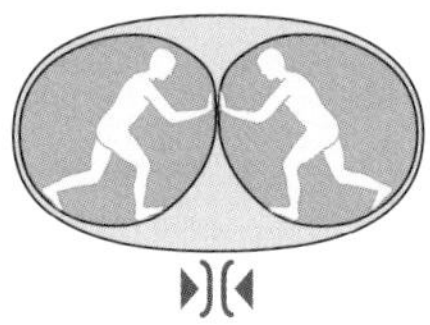

**Abb. 3.13** Corrosionsfelder.

Die beiden Strichmännchen pressen Wände, die aus lebenden Zellen bestehen, fest gegeneinander. An der Kontaktstelle geht die Wand zugrunde. Es entsteht ein Loch.

Ähnliches gilt für Epithelien. Wir hatten schon gesagt, dass die Gefäße, die zum Epithel Nahrungssubstanzen bringen, im unterliegenden Binnengewebe verlaufen. Wenn nun zwei Grenzgewebe so eng aufeinandergepresst werden, dass zwischen ihnen kein Raum bleibt für das gefäßführende Binnengewebe, dann erlischt die Nahrungszufuhr und die Zellen des Epithels sterben ab. Biomechanische Stoffwechselfelder, in denen auf diese Weise Epithelzellen absterben, heißen Corrosionsfelder:

- Eines von vielen Corrosionsfeldern ist die **embryonale Mundregion**. Hier drängen sich Ektoderm und Entoderm ohne Binnengewebe eng aneinander (Abb. 2.27). In diesem Feld, das ein Corrosionsfeld ist, entsteht die Mundöffnung.
- Ein anderes Beispiel: Der junge Embryo hat **zwei kapilläre Aorten**. Sie verschmelzen dadurch zu einer einzigen, dass ihre dünnepithelialen Wände während des Wachstums mit dem zunehmenden Blutdruck so eng gegeneinandergepresst werden, dass ihre Zellen in dem Kontaktgebiet zugrunde gehen.
- Auf ähnliche Weise wird aus der zunächst **paarigen Rückenmarksarterie** ein einziges Rückenmarksgefäß (Abb. 3.14 und 3.15). Ebenfalls durch eine Corrosion gewinnen die **harnableitenden Nierenkanälchen**, die zunächst Blindschläuche sind, Anschluss an das Nierenbecken. Erst dann kann Harn in das Nierenbecken abfließen.

Findet dieser Corrosionsprozess krankhafterweise nicht statt, dann entsteht eine sog. Cystenniere. Die Kanälchen der Cystenniere werden durch den Harnstau blasenförmig (cystisch).

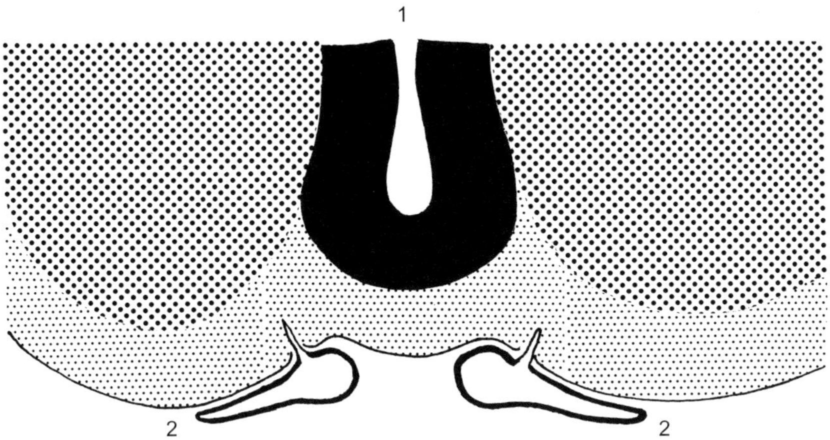


1 Zentralkanal des Rückenmarks (Querschnitt)
2 Rückenmarksarterien (noch paarig)

**Abb. 3.14** Beispiel eines entstehenden Corrosionsfeldes zwischen Blutkapillaren, die aneinanderdrücken.

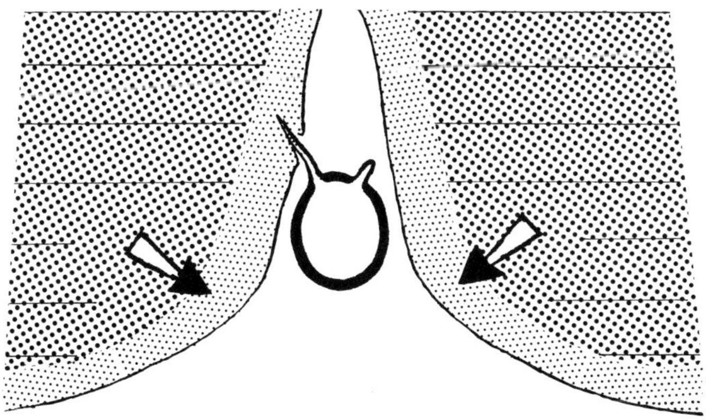

**Abb. 3.15** In einem Corrosionsfeld unpaar gewordene Rückenmarksarterie. Rückenmark quer (vgl. Abb. 3.14). Pfeile (⇒): abgelaufene Entwicklungsbewegungen.

## Sogfelder (Abb. 3.16)

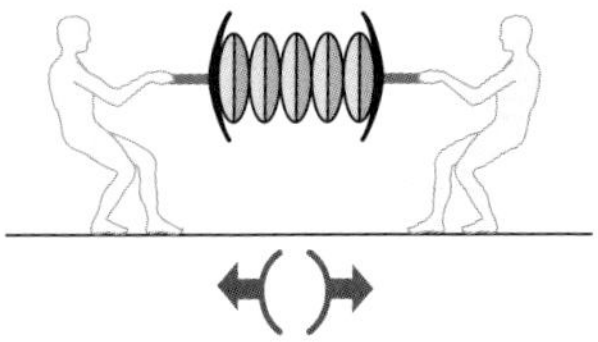

**Abb. 3.16** Sogfelder.

Die Strichmännchen ziehen einen Balg auseinander. Dadurch entsteht im Inneren des Balgs ein Sog.

Zonen entlang von Grenzgewebe, in denen während des Wachstums biomechanisch ein Sog entsteht, sind Sogfelder. Sie können sich u.a. dadurch entwickeln, dass sich das Epithel von dem langsamer wachsenden Binnengewebe (Stroma) abhebt. Dabei fließt Flüssigkeit aus der Umgebung in das Sogfeld (Abb. 3.17). In ein derartig aufgelockertes Gewebe können Epithelzellen aus der Nachbarschaft einsprossen, Stoffe aus der Flüssigkeit aufnehmen und sich auf diese Weise Platz für ihr Vorwachsen schaffen. Solche Epithelsprossen kennen wir als Anlagen von **Drüsen**.

Ein schönes Beispiel ist die Entstehung der **Lippendrüsen**. Während die Lippe dicker wird, rücken die Epithelien der Haut- und Schleimhautseite auseinander. Dabei entsteht ein Sogfeld. In den Sograum wachsen vom Schleimhautepithel Epithelsprossen ein, die zu schlauchförmigen Speicheldrüsen werden, Die Sprossen verdicken sich an ihren Enden kolbenförmig (Abb. 3.17). Die hier fast kegelförmigen Keilzellen nehmen Nahrung aus dem Stroma auf und keilen sich damit auseinander, sodass ein Lumen entsteht. In dieses Lumen geben sie Flüssigkeit als Sekret ab. Mit zunehmendem Wachstum erweitert sich das Lumen der Drüsen. Während die wachsende Drüse das umliegende Binnengewebe verdrängt, strafft sich dieses und bildet eine Drüsenkapsel (Abb. 3.18).

> Wo immer Drüsen entstehen, sind Sogfelder aufgelockerten Binnengewebes nachweisbar.

Wir werden später im Kapitel 7 sehen, dass u.a. die Leber und die Lungen besonders große derartige Sogfelder darstellen.

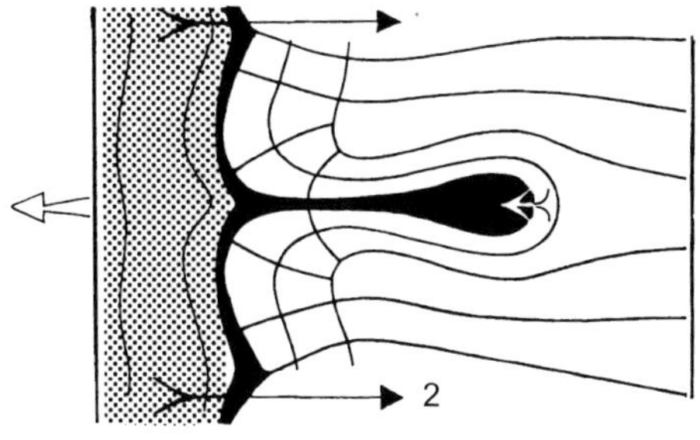


1 Schleimhautepithel
2 Stroma

**Abb. 3.17** Wachstumsdynamik in einem Sogfeld. Entstehung einer Lippendrüse. **Schwarz:** tiefe Schicht des Epithels mit wachsender Drüsenanlage.
Konturierter Pfeil (⇨): Entwicklungsbewegung des Epithels relativ zum Stroma während des Wachstums der Lippe
Lange geschwänzte Pfeile (>→): Flüssigkeitseinstrom in das dadurch sich auflockernde Bindegewebe
Kleiner geschwänzter Pfeil (>→): Aufnahme von Flüssigkeit durch die einsprossende Drüse

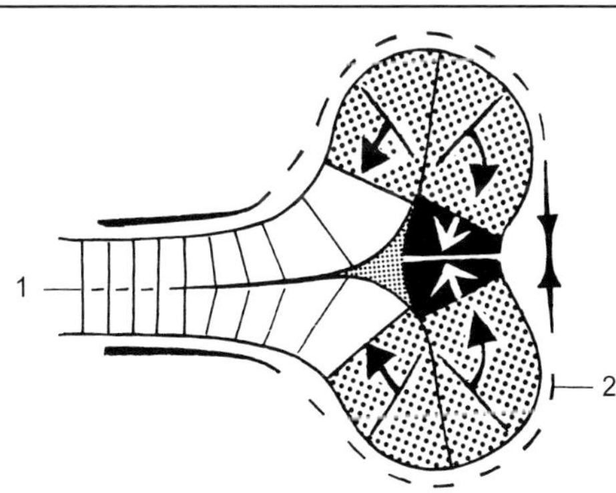


1 noch massiver Teil der Drüse
2 entstehende bindegewebige Kapsel

**Abb. 3.18** Verzweigung einer epithelialen Drüsenanlage. **Weit punktiert:** wachsendes Keilepithel, **schwarz:** im Wachstum behindertes Keilepithel, **dicht punktiert:** Drüsenlumen
Pfeile (⊢►): Wachstumsdruck der Zellen
Konvergenter Doppelpfeil (→◄–): Haltefunktion der Kapsel

## Densationsfelder (Abb. 3.19)

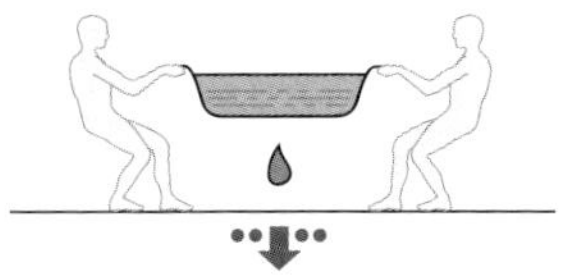

**Abb. 3.19** Densationsfelder.

Die beiden Strichmännchen tragen eine poröse Schale mit gemischt festem und flüssigem Inhalt. Während die Flüssigkeit abtropft, sedimentieren die festen Partikel und nähern sich dabei einander.

In Stoffwechselfeldern, in denen biomechanisch ein Verlust an flüssiger Interzellularsubstanz entsteht, zeigt das Binnengewebe ähnliche Verdichtungen. Derartige Felder heißen Densationsfelder. Densationsfelder sind also gekennzeichnet durch Verlust an flüssiger Interzellularsubstanz. In Densationsfeldern werden die Zellen eng aneinandergedrängt und das Gewebe verdichtet.

Alle Skelettierungen im Embryo entstehen in Densationsfeldern.

Das Armskelett mag als Beispiel dienen (Abb. 3.20). Hier entsteht in der Ontogenese die Densation auf folgende Weise. Das Grenzgewebe (Ektoderm) bezieht als der Hauptnahrungsschlucker seine Nahrung aus dem unterliegenden Binnengewebe. Mit der Nahrungszufuhr zum Ektoderm entsteht hier im 2. Entwicklungsmonat ein dichtes Netz von Blutkapillaren. Sie ernähren nicht nur das Ektoderm, sondern auch das ihm unmittelbar anlie-

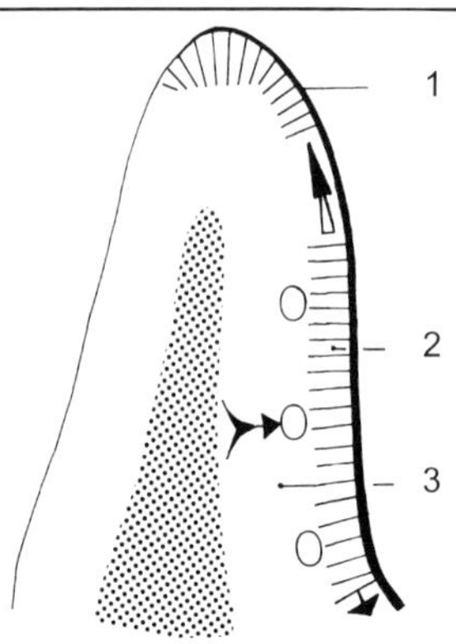


1 Epidermis (Oberhaut)
2 Corium (Lederhaut)
3 Unterhaut

**Abb. 3.20** Schema der Skelettbildung in einem Densationsfeld **(punktiert)**. Armanlage eines 14 mm großen menschlichen Embryo.
Geschwänzter Pfeil (≻→): Flüssigkeitsverschiebung aus dem tiefen Stroma in oberflächliche Blutgefäße
Divergente Pfeile (←→): Flächenwachstum des Ektoderm

gende Stroma. Dieses entwickelt sich zu der zellreichen Lederhaut (Corium). Entsprechend dem osmotischen Druck in den Blutgefäßen wird Flüssigkeit aus der Tiefe abgesogen. Im Inneren der Armanlage lagern sich dadurch die Zellen eng aneinander. Dieses Densationsfeld ist das Entwicklungsareal des Armskeletts. Es ist phänogenetisch, also von der Haut bestimmt. Unter der häutigen Anlage eines Oberarms wird immer ein Oberarmskelett, unter der häutigen Anlage eines Unterarms eine Elle und Speiche angelegt.

Nie findet man etwa im Oberarm ein Handskelett entstehen, obwohl die genetischen Anlagen aller Zellen in Form der DNS gleich sind.



Aus den Skelettanlagen differenzieren sich nicht nur Knorpel und Knochen, sondern auch die Bänder und Gelenkkapseln.

Wo immer ein Gewebe biomechanisch in einem Stoffwechselfeld seine Interzellularsubstanz abgibt, sodass Zellverdichtungen entstehen, werden lokale Verfestigungen deutlich. So ist die Entstehung eines Densationsfeldes im Inneren eines Binnengewebes ein Entwicklungsprozess, dem weiter außen ablaufende Differenzierungen vorangehen (outside-inside differentiation).

## Contusionsfelder (Abb. 3.21)

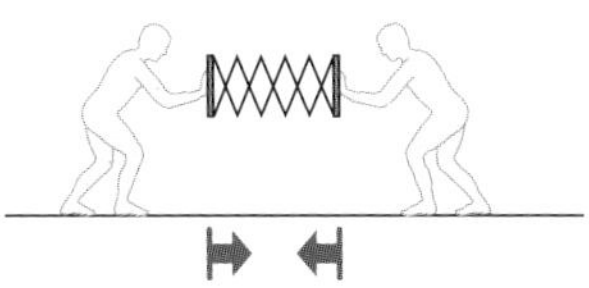

**Abb. 3.21** Contusionsfelder.

Die beiden Strichmännchen drücken ein federndes Gitter zusammen. Das Gitter verkürzt sich. Seine Maschen werden dadurch schmaler und höher.

In Contusionsfeldern zeigen die Zellverbände vergleichbare Formänderungen. Hier werden die Zellen so aneinandergedrängt, dass sie sich abplatten. Mit der Abplattung nehmen sie Tellerform an. Diese Tellerform ist typisch für **junge Knorpelzellen**. Auch sie sind wieder Merkmale von Stoffwechselfeldern. Derartige Stoffwechselfelder mit abgeplatteten Zellen heißen Contusionsfelder. Contusionsfelder entstehen, wo eine biomechanische Stauchung auftritt.

Abbildung 3.22 zeigt an einem Beispiel ein derartiges Contusionsfeld. In der Abbildung ist die Seitenwand des **Wirbelkanals** in einem Stadium abgebildet, in dem sie von dem wachsenden Rückenmark und seinem flüssigkeitsreichen Bett zirkulär gestrafft wird. Das gestraffte Gewebe ist die sog. harte Rückenmarkshaut (Dura spinalis), die zunächst nur ventral kräftig wird. Mit dem Wachstum des Rückenmarks wird der ventral kräftige Teil der Dura gestrafft. Hier nimmt der Krümmungsradius zu, das heißt, der ventrale Teil der Dura flacht sich ab. Mit der Abflachung werden die Zellen an der Außenseite der Dura gestaucht. Die biomechanisch gestauchte Zone ist ein Contusionsfeld mit tellerförmig abgeplatteten Zellen (jungen Knorpelzellen). Derartige Contusionsfelder entstehen auch an anderen Stellen der Körperwand, wenn diese sich in ähnlicher Weise verformt (s. a. Kap. 6).

1 Contusionsfeld, Anlage der Wirbelsäule
2 Rückenmark
3 Spinalganglion

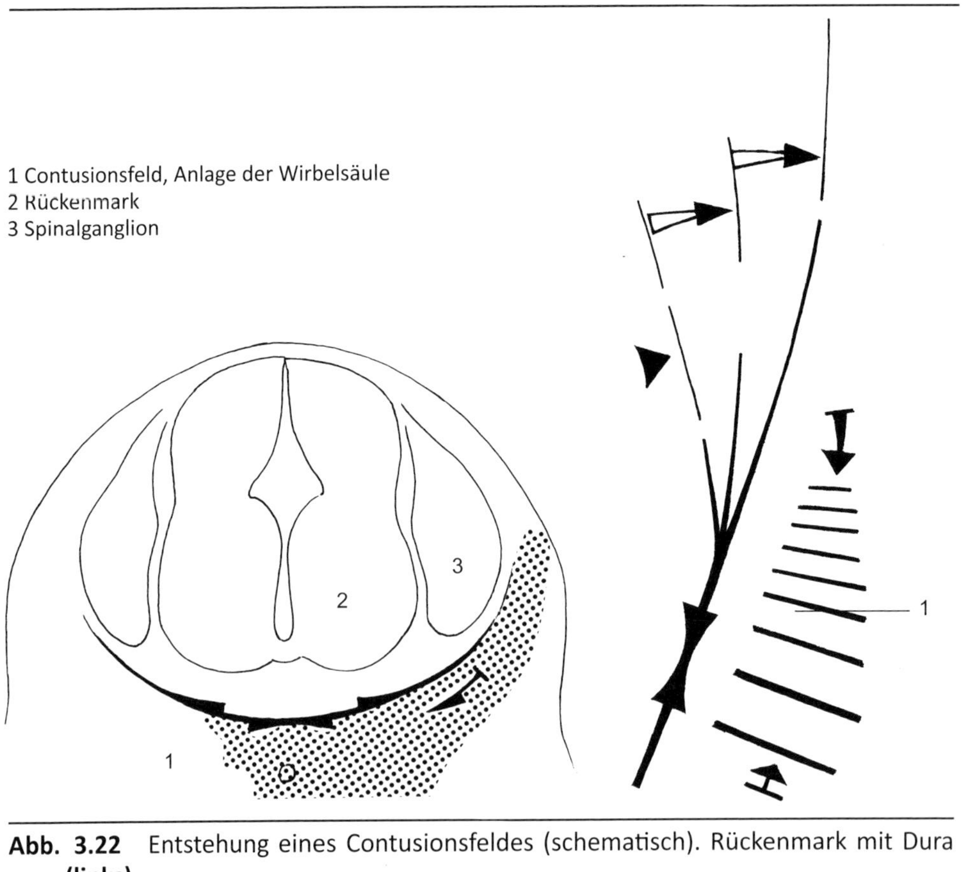


**Abb. 3.22** Entstehung eines Contusionsfeldes (schematisch). Rückenmark mit Dura quer **(links)**.
Pfeilkopf (►): Flüssigkeitsdruck der Arachnoidea
Konturierte Punkte (⇨►): Wachstumsbewegungen des jeweils jüngeren Teils der Dura. Sie begradigt sich zunehmend.
Konvergenter Doppelpfeil (—►◄—): Haltefunktion der ventral bereits gestrafften zugfesten Dura
Konvergentes Pfeilpaar mit Querstrichen (⊢► ◄⊣): Contusion der Zellen an der Außenseite der Dura

## Distusionsfelder (Abb. 3.23)

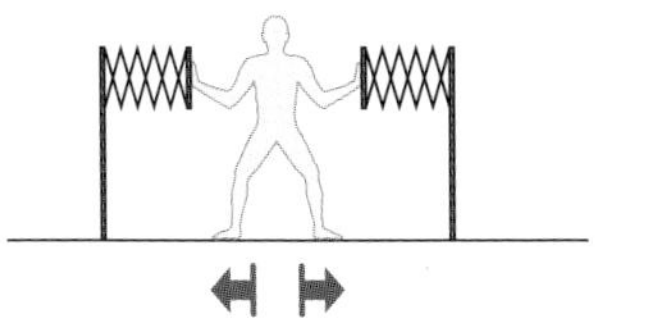

**Abb. 3.23** Distusionsfelder.

Das Strichmännchen stemmt mit seinen Armen zwei Gitter gegen eine Widerstand auseinander.

Biomechanisch ähnlich stemmen sich **wachsende Knorpelzellen** auseinander (Abb. 3.24). Sie tun das auf folgende Weise. In einem Contusionsfeld wird bei hinreichender Größe nicht nur die Aufnahme, sondern auch die Abgabe von Molekülen zunehmend erschwert. Durch die gestauten noch hinreichend großmolekularen Abbauprodukte bekommen die Zellen einen hohen osmotischen Druck, sodass Wasser aus der Umgebung einströmt. Die jungen Knorpelzellen quellen

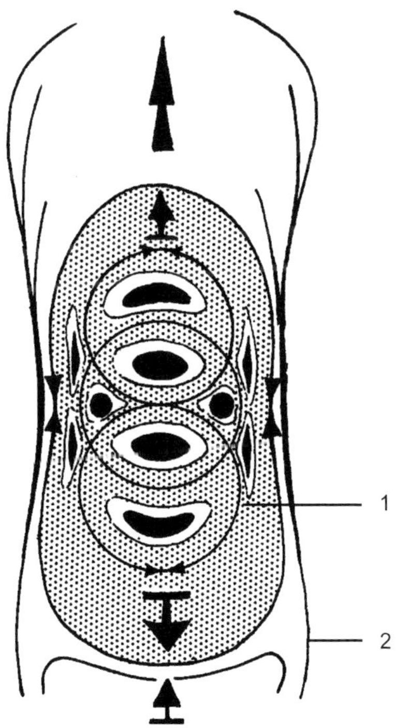


1 Faserige Grundsubstanz (liniert)
2 Skeletthaut, Anlagegebiet der Gelenkkapsel

**Abb. 3.24** Distusionsfeld im Bereich einer Skelettanlage. Quellungswachstum eines Knorpels. **Schwarz:** Zellkerne, **punktiert:** Gallertige, quellungsfähige Grundsubstanz des Knorpels.
Konvergente Doppelpfeile (—►◄—): Haltefunktion der Fasern bzw. ihr Wachstumszug
Pfeile mit Querstrich (⊢►): Wachstumsdruck
Einfacher Pfeil (—►): Längenwachstum des Skelettstücks

und zeigen damit ein sog. Quellungswachstum. Damit verlieren sie ihre Tellerform und werden blasige Knorpelzellen. Die Knorpelzellen üben mit ihrem Quellungswachstum eine Stemmkörperfunktion in bevorzugter Richtung aus, in dem abgebildeten Fall parallel zur Längsachse einer Fingeranlage.

Stoffwechselfelder, in denen wachsender Knorpel eine Stemmkörperfunktion ausübt, heißen Distusionfelder. Im Hinblick auf die genannte Stemmkörperfunktion stellt das knorpelige Skelett und nicht etwa die Muskulatur den ersten aktiven Teil des Bewegungsapparats dar.

## Retensionsfelder (Abb. 3.25)

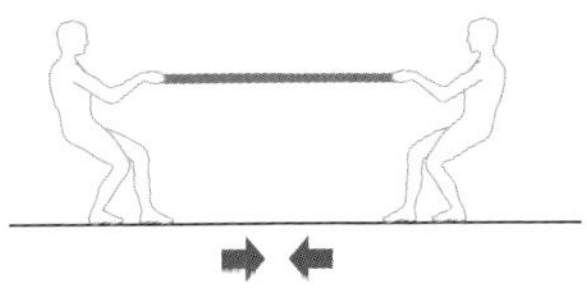

**Abb. 3.25** Retensionsfelder.

Die beiden Strichmännchen ziehen an einem kräftigen Seil. Sie ziehen es straff. Das Seil gibt nicht nach und verformt sich kaum. Gestrafft setzt es den Männchen mehr Widerstand entgegen als etwa ein nachgiebiges Gummiband.

Binnengewebe, das in seiner Entwicklung durch einen Wachstumszug gestrafft wird (Abb. 3.26), zeigt biodynamisch ähnlich Merkmale. Gestrafftes Binnengewebe entsteht in sogenannten Retensionfeldern. Es gilt die Regel:

> Ein in bevorzugter Richtung langsamer als das angrenzende Gewebe wachsender binnengewebiger Zellverband leistet mit seinem langsamen Wachstum einen biomechanischen Zugwiderstand. Der Wachstumswiderstand führt zur Straffung des Gewebes. Als Merkmal der Straffung werden die Zellen in einem Retensionsfeld spindelförmig und die Zellkerne schlank.

Eines von zahlreichen Beispielen sei hier besonders erwähnt: das **Fersenpolster** (Abb. 3.27). Wie entwickelt es sich scheinbar so zweckmäßig, dass es später als Druckpolster beim Auftreten und Springen dienen kann? Während sich die Haut an der Beugeseite des Handtellers und der Fußsohle (entsprechend Abb. 6.26, S. 150) verdickt, wird sie gefäßreich. Damit werden die Gefäßstämme in der Unterhaut kräftig. Während sich das wachsende Ektoderm der Sohlenhaut mit seinem kräftigen Flächenwachstum gegen den Widerstand des unterliegenden Gewebes wölbt, bleibt dieses im Flächenwachstum zurück und spaltet sich in eine oberflächliche und tiefe

1 faserige Interzellularsubstanz im Bindegewebe
2 Zellen

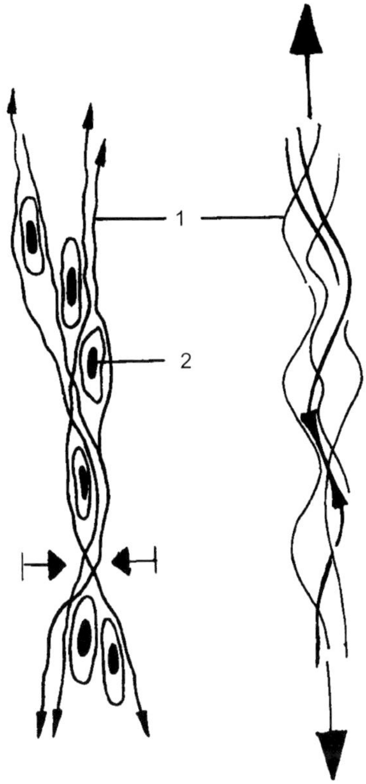


**Abb. 3.26** Schema eines Retensionsfeldes.
Pfeile mit Querstrich (⊢►): Querkompression
Einfache Pfeile (—►): Wachstumszug
Konvergenter Doppelpfeil (—►◄—): Haltefunktion der gestrafften Fasern

1 Oberhaut
2–4 gestrafftes Bindegewebe der Sohlenhaut
3 Zentralgefäß eines Fettgewebsläppchens

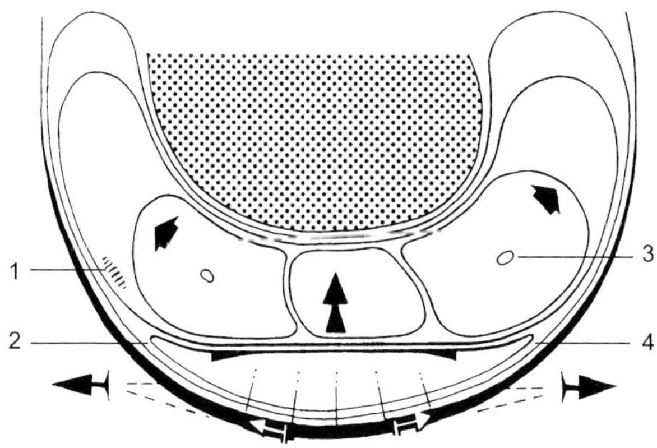


**Abb. 3.27** Retensionsfeld im Fersenpolster eines 5 Monate alten Fetus (Fersenbein punktiert).
Pfeile mit Querstrich (⊢►): Flächenwachstum der Oberhaut und Querverbreiterung des Fersenpolsters
Linien mit konvergenten Halbkopfpfeilen (_▶◀_): Mit der Querverbreitung des Fersenpolsters gestrafftes und von der Lederhaut abgespaltenes Bindegewebe
Einfacher Pfeil (—►): Annäherung des gestraffen Bindegewebes an das Fersenbein
Pfeilköpfe (►): Flüssigkeitsdruck in den Fettgewebsläppchen

Schicht. Die oberflächliche Schicht bleibt mit dem Ektoderm verbunden, die tiefe strafft sich. Mit ihrer Abspaltung und Straffung nähert sich die tiefe Schicht gleichzeitig dem Fersenbein und presst damit dort das Stroma fester an das Skelett. In die durch die Spaltung aufgelockerte Schicht wachsen Sprossen vom Ektoderm ein und bilden Schweißdrüsen (Drüsenbildung in einem Sogfeld).

Das ganze Sohlenpolster ist technisch vergleichbar mit der Pneumatik eines Autoreifens, die während des Aufpumpens zunehmend fester auf das Rad gepresst wird. Beim willkürlichen Auftreten des Erwachsenen wird das Fersenpolster, was die Spannungsverteilungen betrifft, nicht mehr wesentlich anders beansprucht als embryonal. Es ist durch das Flächenwachstum des Ektoderms auf die späteren Situationen vorbereitet. Während embryonal durch das Wachstum der Haut das Fersenpolster auf das Fersenbein gepresst wird, wird umgekehrt beim Auftreten des Erwachsenen später das Fersenbein auf das Fersenpolster gestemmt.

> Gestrafftes Gewebe funktioniert in der Regel als Halteapparat. Alle Sehnen und Bänder im menschlichen Embryo sind derartige gestraffte Gewebe.

Ein Beispiel von Retensionsfeldern ist auch die **bindegewebige Leitstruktur von Blutgefäßen**. Auch der **zentrale Teil des Zwerchfells** ist ein Retensionsfeld. Es entsteht dort, wo das wachsende Herz und die sich vergrößernde Leber so nahe aneinanderrücken, dass das Bindegewebe in dem schmalen Raum zwischen ihnen komprimiert und gleichzeitig von seinem Rand aus gestrafft wird. Dass Bänder und Sehnen später als Halteapparate funktionieren, beruht entwicklungskinetisch darauf, dass sie schon während ihrer Entstehung gestrafft wurden.

## Dilationsfelder (Abb. 3.28)

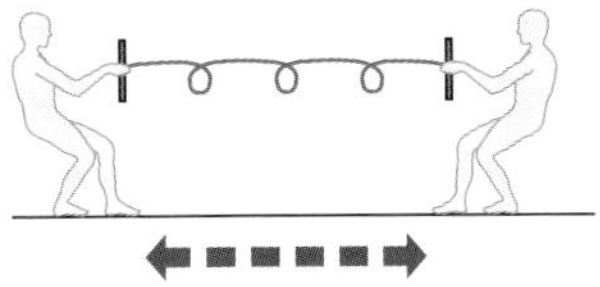

**Abb. 3.28** Dilationsfelder.

Die beiden Strichmännchen ziehen im Gegensatz zu denen der Abbildung 3.25 ein leicht dehnbares Gebilde auseinander. Das auf Zug beanspruchte „Band“ gibt ohne großen Widerstand nach und wird dabei dünner.

Biomechanisch vergleichbare Stoffwechselfelder sind Dilationsfelder. Man sagt „Dilation“ und nicht „Dilata-tion“, um Verwechselungen mit dem rein mechanischen Begriff „Dilatation“ zu vermeiden.

Im menschlichen Körper gibt es nirgends rein mechanische Vorgänge, also auch keinen rein physikalischen Zug und auch keine rein physikalische Dehnung, wohl aber biomechanischen Zug, also Zugwirkungen als Leistungen lebender Zellen und Zellverbände. Biologische Prozesse sind immer mehr als rein physikalische Vorgänge.

In Dilationsfeldern werden lebendige Bindegewebszellen gedehnt. Solche Zellen entwickeln sich zu **Muskelzellen**. Die Dehnung von Muskelzellen ist entwicklungsdynamisch ein passives Geschehen. Muskeln sind daher zunächst der passive Teil des Bewegungsapparates, während der oben genannte junge Knorpel durch sein Quellungswachstum eine aktive Stemmkörperfunktion ausübt.

Würde Muskulatur nicht zuerst gedehnt, wäre sie nicht in der Lage, sich später durch Kontraktion zu verkürzen.

Auch ausgewachsene Muskeln sind noch dehnungsfähig. Ein Wechsel zwischen Dilation und Kontraktion beginnt sehr früh. Beide sind zunächst Wachstumsfunktionen, erst sehr viel später sind sie Merkmale von Willkürakten im Rahmen von willkürlichen Leistungen eines Menschen.

Die embryonalen Muskeln und Muskelzellen werden ebenso wie ihre Zellkerne im Verlauf der Wachstumsdehnung schlank (Abb. 3.29). **Muskeln** entstehen regelmäßig dort, wo physikalisch Veranlassung (Zugbeanspruchung) herrscht und räumlich Gelegenheit gegeben ist, gleichzeitig mit der Längsdehnung auch noch eine geringe Querdehnung zu entwickeln. Wo keine Querdehnung möglich ist, sondern stattdessen eine Querkom-

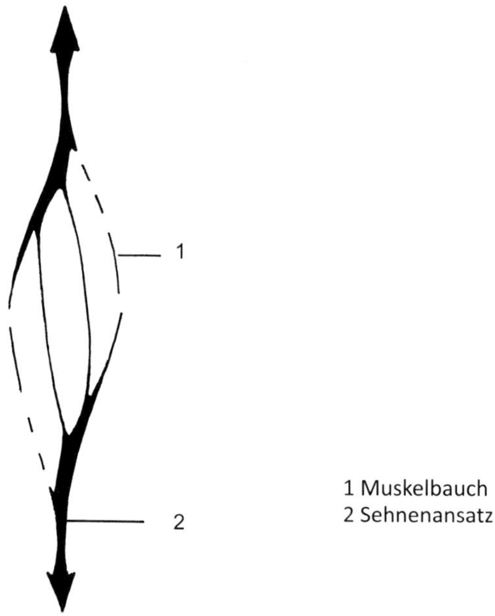


**Abb. 3.29** Dilationsfeld eines Muskels. Die divergenten Pfeile (→) zeigen die Hauptrichtungen der Dehnungsbeanspruchung

pression durch die vorgegebenen Lageverhältnisse stattfindet, entstehen **Sehnen**. Das ist z. B. überall dort der Fall, wo dem Gewebe zwischen dem verbreiterten Gelenkkopf eines Skelettstücks und der Haut kein Platz für eine Querdehnung bleibt.

## Detraktionsfelder (Abb. 3.30)

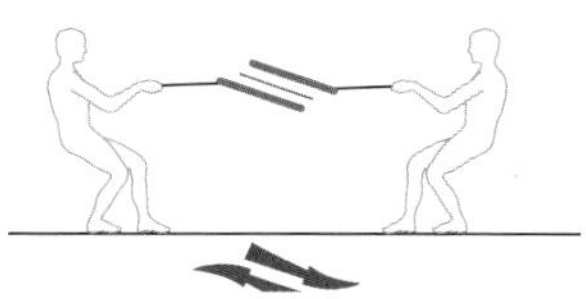

**Abb. 3.30** Detraktionsfelder.

Das Strichmännchen links zieht eine feste Unterlage zu sich heran. Das Strichmännchen rechts zieht eine mit der Unterlage durch einen Klebstoff verbundene Schicht in die entgegengesetzte Richtung und bewirkt dadurch zähe Gleitbewegungen. Während des Zuges wird im Nahtgebiet Flüssigkeit ausgepresst.

Stoffwechselfelder, in denen in ähnlicher Weise bei biomechanischen Gleitbewegungen Verdichtungen entstehen, heißen Detraktionsfelder. Solche Detraktionsfelder sind Entstehungsgebiete von **Knochen**. Das gilt sowohl für die Knochenbildung auf der Grundlage von Bindegewebe und

Knorpel als auch für Knochenbildung auf schon verknöcherter Grundlage. Beispiele sind die Knochenkerne des bindegewebigen Schädeldachs, die Knochenmanschetten von Knorpelstäben und das Anbauwachstum an schon gebildeten Knochen. Alle diese Differenzierungen beginnen als Gewebsverdichtungen mit Wasserverlust und nachfolgender Imprägnation mit schwer löslichen Calciumverbindungen.

Abbildung 3.31 zeigt ein derartiges Stoffwechselfeld. Hier gleitet faseriges Bindegewebe über einer festen Grundlage, dem wachsenden **Fingerendglied**. Dieses versucht infolge des Stemmkörperwachstums seines Knorpels das Bindegewebe an seiner Spitze zu verdrängen. Dadurch wird hier das Bindegewebe auf das Skelett aufgepresst. Mit dem Stemmkörperwachs-



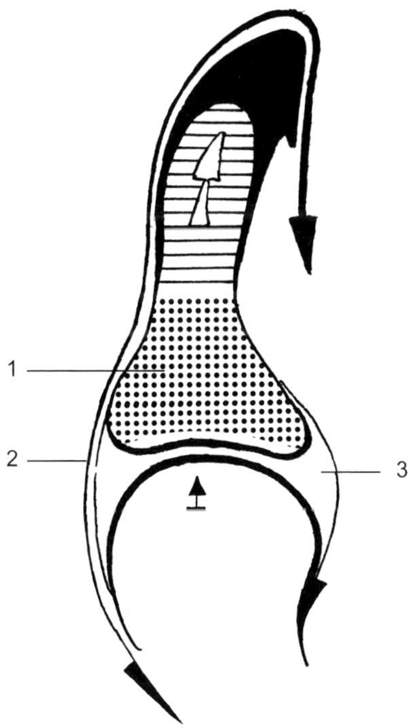


1 Gelenkpfanne
2 Gelenkkapsel
3 Gelenk

**Abb. 3.31** Detraktionsfeld am Fingerendglied. **Schwarz:** Knochen, **schraffiert:** Mittelteil des Fingerendglieds
Konturierter Pfeil (⇨): Richtung des Stemmkörperwachstums
Einfacher Pfeil (➞): Gewebe, das über dem wachsenden Fingerendglied gleitet, sodass ein Detraktionsfeld entsteht
Pfeil mit Querstrich (↦): Wachstumsexpansion
Halbkopfpfeile (⇀): Wachstumswiderstand der Skeletthaut

tum des Knorpels wird der genannte bindegewebige Zellverband mehr und mehr gestrafft. Mit der Straffung gleitet er zäh an der Skelettspitze entlang in Richtung zur Beugeseite des Fingers, indem er einem hier stärkeren Wachstumszug der Beuger nachgibt. Dieses Gleiten führt zur Auspressung von Flüssigkeit und Verhärtung der Grundsubstanz, d.h. zur Bildung eines Detraktionsfeldes. In ihm entwickelt sich das Skelettende als sog. knöcherne Epiphyse ohne vorangehende Verknorpelung. Die übrigen Teile der Fingerglieder werden lange Zeit noch nicht knöchern.

Ein weiteres Beispiel der Knochenentstehung zeigt Abbildung 3.32. Mit dem Längerwerden des Gesichts vergrößert sich der Abstand zwischen dem Gehirn und dem noch bindegewebigen **Jochbogen**. Er ist seitlich am Rand der Augenhöhle geknickt. Hier übt der Jochbeinbogen mit der Abstandsvergrößerung zwischen ihm und dem Gehirn über das Bindegewebe der Schläfe einen Wachstumszug auf die gestraffte Hirnhaut, die Dura, aus. Durch

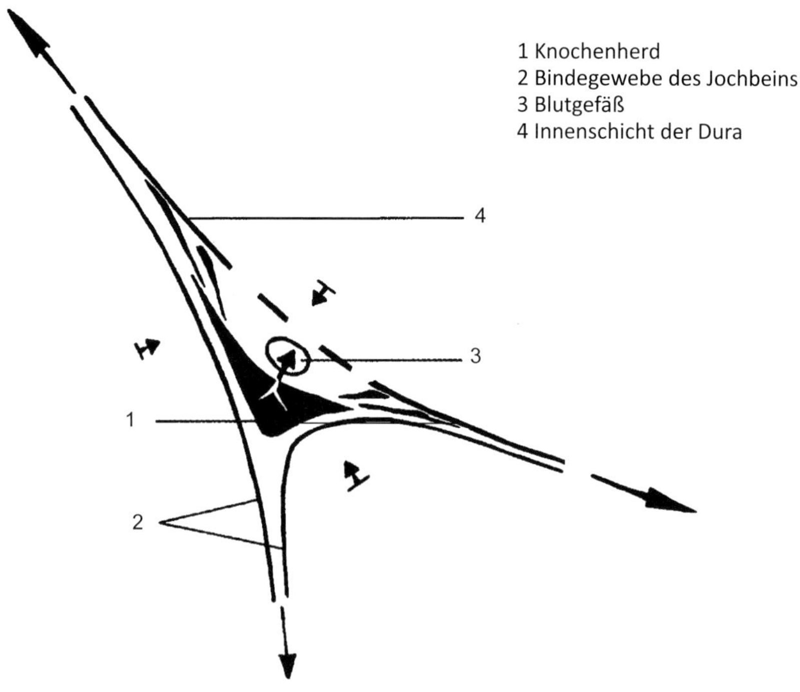


**Abb. 3.32** Detraktionsfeld eines entstehenden Schädeldachknochens.
Einfache Pfeile (➞): Zugbeanspruchung des inneren und äußeren Durablattes
Pfeile mit Querstrich (↦): Wachstumsdruck der angrenzenden Weichteile
Geschwänzter Pfeil (↣): Abgabe von Flüssigkeit aus einem intensiv komprimierten Gewebe

diesen Wachstumszug wird die Dura wachstumsdynamisch in besonderer Weise beansprucht. Mit der Zugbeanspruchung wird die äußere Schicht der Dura von der inneren Schicht lokal abgehoben (unterer Pfeil). Hier verkleinert sich der Raumwinkel in der Zone der Abhebung. Es kommt infolge dessen zu einer Wasserverschiebung im Sinne des geschwänzten Pfeils. Die Wasserverschiebung bedeutet eine Entmischung mit lokaler Verfestigung zwischen den beiden Durablättern. Das verdichtete Gebiet stellt ein Detraktionsfeld, das Entstehungsgebiet eines Knochenkerns, dar (knöchernes Stirnbein).



Die Vielzahl der möglichen Formen von Knochenkernen lässt sich kaum aufzählen. Prinzipiell ist jedoch jeder Knochenherd ein Detraktionsfeld. Auch diese Differenzierungen sind lebendige Vorgänge wie alle anderen Prozesse in Stoffwechselfeldern. Wir sollten uns deshalb die Strichmännchen, die uns helfen, entwicklungsdynamische Vorgänge verständlich zu machen, als sehr lebendige Symbole vorstellen und daran denken, dass sie gleichsam wohl und gesund sein müssen, um ihre Werke zu tun. Wären die Strichmännchen krank, hätten sie vielleicht ein schweres Erbleiden oder hohes Fieber oder gar einen Schock erlitten, so vermöchten sie keine der wiedergegebenen Leistungen normal zu vollbringen oder wären vielleicht sogar ganz außerstande, sie zu tun. Ähnliches gilt für alle Stoffwechselfelder. In ihnen finden nur unter normalen Voraussetzungen und guten Bedingungen die normalen Entwicklungsbewegungen der Zellen und Zellverbände statt, die zu den Differenzierungen führen.

# 4

# Nervensystem

## Neuralrohr

Es gibt kein Organ, das während seiner Entwicklung funktionslos wäre.

Dies gilt auch für das Nervensystem. Mit seinen Wachstumsfunktionen bereitet das Nervensystem seine späteren Leistungen vor. Untersucht man seine Entwicklung, so ist man überrascht, eine besondere Regelmäßigkeit in der Ausrichtung der Zellen zu finden. In der Frühentwicklung entsteht eine Anordnung der Zellen im Nervensystem, die auffallend übersichtlich ist.

Auch das Nervensystem entwickelt sich in dynamischer Abhängigkeit von seinen Lagebeziehungen. Dies zeigt sich, wie wir gesehen haben, schon beim Neuralrohr eines 2 mm großen Embryo. Dort bildet die Wand des Neuralrohrs einen Zellverband zwischen der Neuralrohrflüssigkeit einerseits und seinem gefäßführenden Bett andererseits. Nur außen hat das Neuralrohr Kontakt mit den Nahrungsstoffen, die das Blut zuführt. Wie weit die Zellen etwa auch aus der Neuralrohrflüssigkeit, dem Liquor, Substanzen aufnehmen, ist nicht bekannt. Die innere Schicht des Neuralrohrs erscheint im gefärbten Präparat fast schwarz. Sie ist zellkernreich und daher im durchfallenden Licht dunkel. Die äußere Schicht ist dagegen hell. Sie wird von den kaum färbbaren Zellfortsätzen der Zellkörper in der inneren Schicht gebildet (Abb. 4.7). Die genannten Zellfortsätze liegen so eng aneinander, dass Zellkerne hier zunächst keinen Platz haben. Die genannte Struktur entsteht, weil die Zellkörper der tiefen Schicht versuchen, mit ihren Zellfortsätzen auf kürzestem Weg der Nahrung entgegenzukommen. Regelmäßig stehen die Zellfortsätze senkrecht zur Oberfläche des Neuralrohrs. Ihre Ausrichtung ist physikalisch gesehen Zeichen eines gegenseitigen Wachstumsdrucks. Mit dem Wachstumsdruck sind die Zellfortsätze, sobald sie Nahrung aus den

Blutgefäßen aufnehmen, an der Vergrößerung des Neuralrohrumfangs unmittelbar beteiligt. Sie leisten die Hauptwachstumsarbeit an der Außenseite des Neuralrohrs. Würde das Neuralrohr durch einen Innendruck seitens der Neuralrohrflüssigkeit wachsen, wäre eine zirkuläre Einstellung der Zellen zur Längsachse des Neuralrohrs zu erwarten.

Gegenüber der äußeren Schicht des Neuralrohrs ist die innere weitgehend von Arbeit entlastet. Hier finden wir daher nahe dem Lumen (Ventrikel) Zellteilungen, sog. ventrikuläre Mitosen. Sobald der Umfang des Neuralrohrs zunimmt, finden wir Zellen aus der tiefen Schicht peripherwärts wandern und zwischen weißer und schwarzer Zone die erste sog. graue Substanz bilden. Das gilt für das Neuralrohr sowohl im Rücken- als auch im Kopfgebiet.

## Gehirn und Rückenmark

Wir erinnern an Kapitel 2, wo wir gezeigt haben, dass das Neuralrohr im Gebiet der Neuralrinne (das ist ventral) im Wachstum behindert ist. Seitlich und vor allem dorsal wächst das Neuralrohr schneller. Hier findet das Wachstum weniger Widerstand als ventral (basal).

Mit dem Wachstum des Gehirns und der zunehmend deutlichen Krümmung des embryonalen Rückens um den Herzwulst wird gegen Ende des 1. Monats die Kopfhaut über dem mächtigen Gehirn gedehnt und dünn. Unter der gespannten Haut wird das Gehirn abgewinkelt, sodass ziemlich scharf abgrenzbare Gehirnteile entstehen. Man findet drei große Gehirnabschnitte, die sich ähnlich wie die Glieder eines gekrümmten Fingers gegeneinander abwinkeln:

- Dem Endglied etwa unseres Zeigefingers vergleichbar, entsteht ein zunächst kleines Vorderhirn,
- ihm folgt das anfangs relativ längere Mittelhirn
- und diesem ein langes Hinterhirn (Abb. 2.36).

Im 2. Monat wächst das Vorderhirn besonders schnell. Seine Hauptteile sind die Großhirnhemisphären.

> Auch für das Gehirn gilt, dass seine ersten Leistungen Wachstumsleistungen sind.

Sie bestehen in der Bildung einer hoch komplizierten Wachstumsarchitektur mit bilateral symmetrischen Verschaltungen in allen Raumrichtungen. Die ganze spätere Autonomie des Gehirns beruht auf diesen Wachstumsschaltungen.

**Wie kommt es nun zur Bildung von Zentren, insbesondere einer Rinde, die es nur im Gehirn, aber nicht im Rückenmark gibt und deren hochgradige Differenzierung für den Menschen typisch ist?** Hier lässt sich Folgendes feststellen. Am Ende des 2. Monats haben die Großhirnhemisphären breitflächig Kontakt mit der Gefäßhaut (Pia). Die Gehirnoberfläche ist zu dieser Zeit noch glatt. Wie es schon die Zellen des Neuralrohrs taten, nehmen auch die Zellen des Gehirns aus den Piagefäßen ihre Nahrung auf. Die Zellfortsätze richten sich dabei senkrecht zur Oberfläche des Gehirns aus. Ihre Einstellung senkrecht zur Oberfläche zwingt zu dem Schluss, dass sie einen gegenseitigen Wachstumsdruck parallel zur Gehirnoberfläche ausüben. Träger dieses Wachstumdrucks ist das Zytoplasma in den Zellfortsätzen. Berücksichtigt man, dass es in der Regel keinen biodynamischen Druck ohne zugehörigen Zug gibt, so liegt es nahe, nach den Zugstrukturen und der Verteilung von Zug und Druck zu fragen. Man findet tatsächlich einen morphologischen Ausdruck der Verteilung von Druck- und Zugspannungen: Alle zugfähigen Systeme des wachsenden Gehirns, alle Zellgrenzmembranen, stehen mit ihren Hauptrichtungen senkrecht oder parallel zur Oberfläche des Zentralnervensystems. Man findet einen sogenannten trajektoriellen Bau.

Wenn man das embryonale Gehirn in gleicher Größe wie das ausgewachsene abbildet, scheint das ausgewachsene Gehirn geschrumpft. Bis etwa zum 7. Monat bleibt die Gehirnoberfläche noch glatt. Erst dann bekommt das Gehirn des Fetus seine typischen Furchen und Windungen (Sulci und Gyri, Abb. 4.1 und 4.2). Da die Rinde reich an Blutgefäßen ist, lässt sich verstehen, dass hier das Oberflächenwachstum sehr intensiv ist. Die tiefe Schicht, das Mark, das vornehmlich aus Zellfortsätzen, der weißen Substanz, besteht, hat dagegen geringeres Flächenwachstum. Es setzt also dem Wachstum der Rinde einen Widerstand entgegen. Der Widerstand ist ein Zugwiderstand. Diese Aussage ist begründet, weil präparatorisch die Fasermembranen als zugfest bekannt sind. Sie funktionieren als Halteapparate. Ihre Hauptausrichtung entspricht dem zu erwartenden Zugwiderstand gegenüber dem Flächenwachstum der Rinde. Wir finden die nervösen Leitungsbahnen im ganzen Gehirn mit ihren Hauptrichtungen einheitlich nach Art solcher Zugsysteme senkrecht oder parallel zur Oberfläche ausgerichtet (Abb. 4.3–4.5).

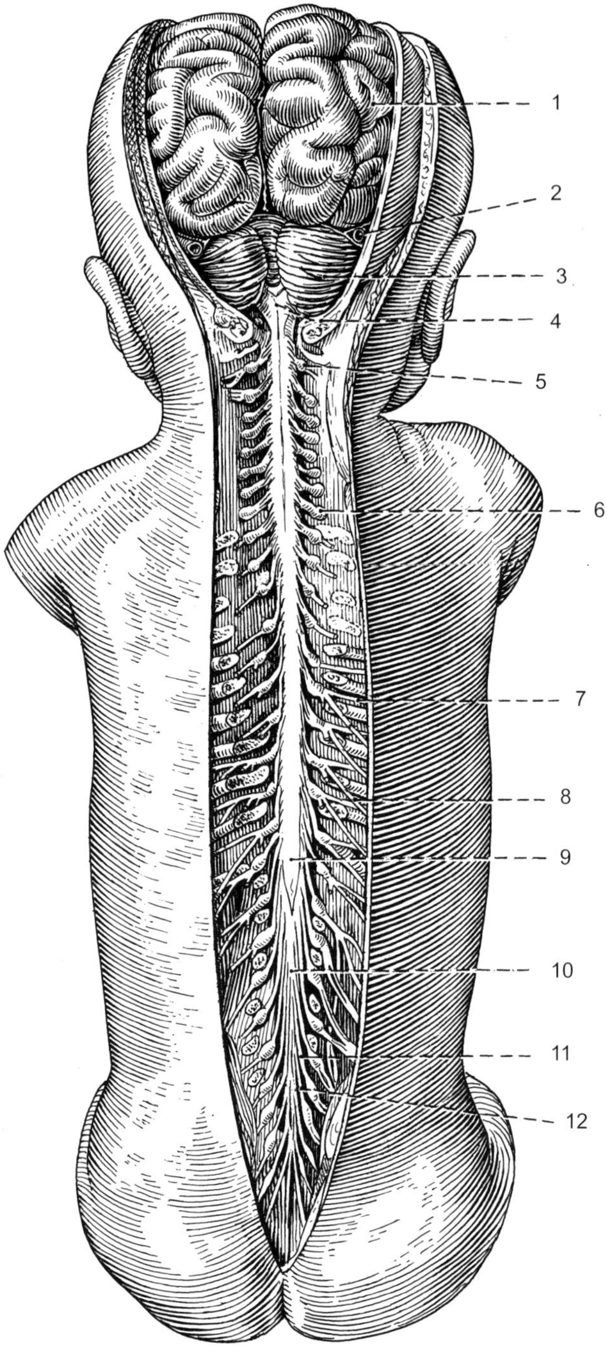


1 Großhirnwindungen
2 venöser Blutleiter
3 Schädeldach
4 Übergang des Gehirns ins Rückenmark
5 und 6 Nervenknoten (Spinalganglien)
7 und 8 Spinalnerven
9 unteres Ende des Rückenmarks
10 Nervenwurzeln im Lenden- und Kreuzbeinbereich
11 und 12 Nervenwurzeln mit Spinalganglien im unteren Teil des Wirbelkanals

**Abb. 4.1** Neugeborenes. Großhirn, Kleinhirn und Rückenmark. Nach Sobotta, 1962.

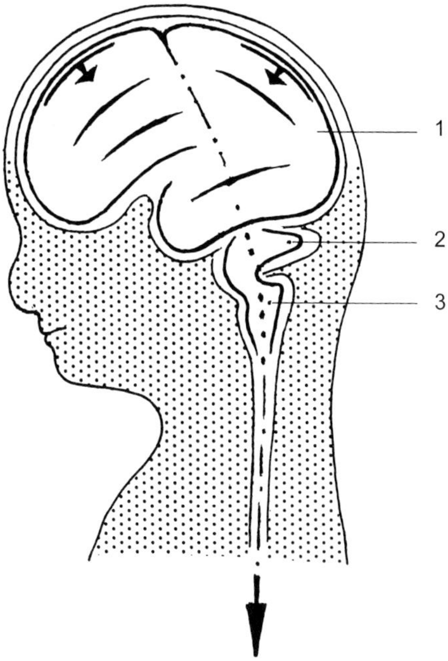


1 Hinterhauptspol des Großhirns
2 Kleinhirn
3 Rückenmark

**Abb. 4.2** 7 Monate alter Fetus. Hauptrichtung der Großhirnfurchen.
Pfeile mit Querstrich (⊢►): Wachstumsdruck der Hirnkapsel
Einfacher Pfeil (—►): Wachstumszug des Rückenmarks

Ein Teil der Nervenfasern des Gehirns setzt sich ins Rückenmark fort. Mit der Verlängerung des wachsenden Rückenmarks werden auch die Nervenfasern länger. Da sie aber viel langsamer wachsen als die Rinde, nimmt ihr Zugwiderstand mehr und mehr zu, während die Rinde an Oberfläche gewinnt. Auf diese Weise ist die weiße Substanz an der Reliefbildung des Gehirns beteiligt.

Im Gehirn besteht, im Gegensatz zum Rückenmark, räumlich Gelegenheit auch an Dicke zuzunehmen. Mit dem zunehmenden Flächenwachstum vergrößert sich der Umfang des Gehirns. Dabei besteht Veranlassung zum Dickenwachstum. Untersuchungen haben gezeigt, dass die Kombination von Oberflächenvergrößerung und Dickenzunahme zur Entstehung von rechtwinklig zueinander ausgerichteten Spalträumen führt. In diese können Zellen aus der Schicht der ventrikulären Mitosen einwandern. Sie bilden die Rinde (graue Substanz). Ähnliches gilt für die sogenannten Basalganglien (Abb. 4.6). Sie sind eine graue Substanz in der Tiefe der Gehirnwand am Boden der Großhirnhemisphären. Hier wird durch die gestraffte Dura das Di-

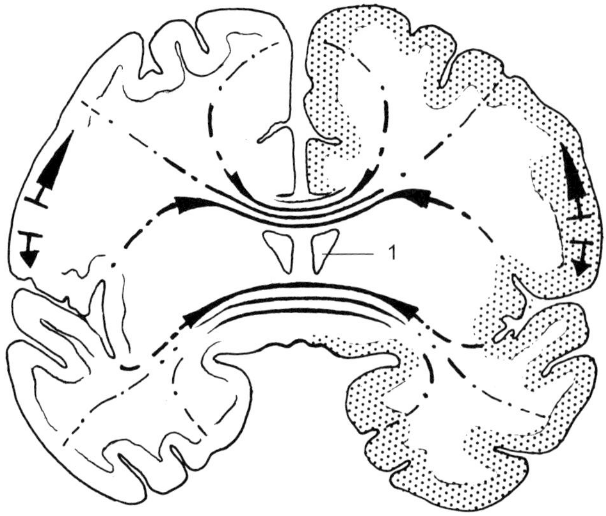


1 Ventrikel der rechten Großhirnhemisphäre

**Abb. 4.3** Menschliches Großhirn quer. Darstellung des Wachstumszugs der weißen Substanz, insbesondere der Balkenfasern. Rinde auf der einen Seite **punktiert**; **weiß:** Mark
Doppelpfeile mit Querstrich (◄┤├►): Flächenwachstum der Rinde
Konvergente Pfeile (─►◄─): Haltefunktion der Nervenfasern

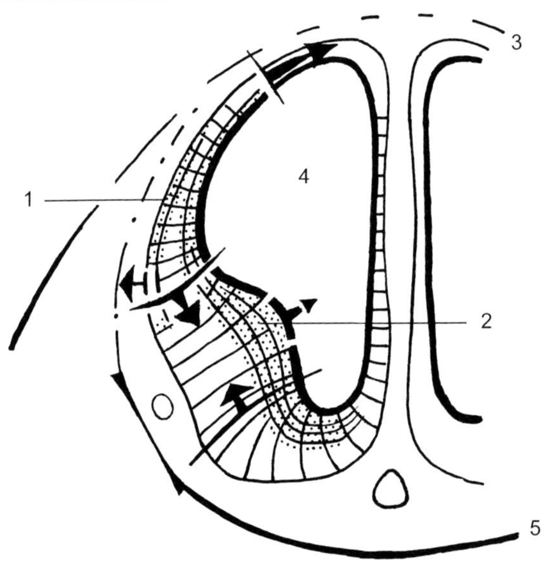


1 Rinde
2 Basalganglion
3 dünner Abschnitt der Haut
4 Seitenventrikel
5 dicker Teil der Dura

**Abb. 4.4** Großhirn eines 24 mm großen menschlichen Embryo quer.
Konvergente Pfeile mit Querstrich (├►◄┤): behindertes Flächenwachstum
Einfacher Pfeil mit Querstrich (├►): exzentrische Wachstumsexpansion des Gehirns
Kleine Pfeile (─►): Dickenwachstum
Konvergente Halbkopfpfeile ( ▬◢ ◣▬ ): Haltefunktion der Dura

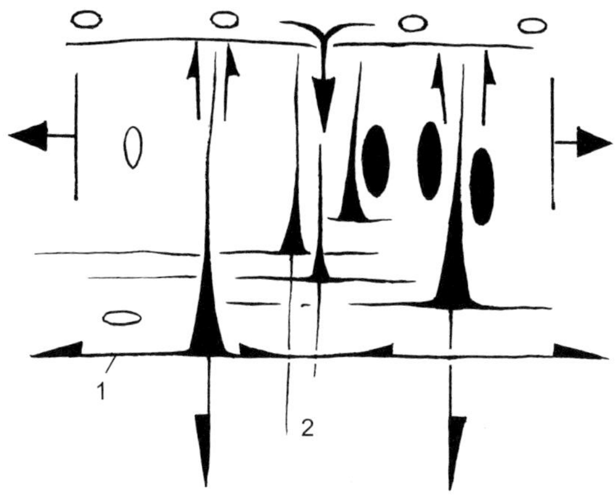


1 Horizontale Zellfortsätze
2 Vertikale Zellfortsätze

**Abb. 4.5** Pyramidenzellen der Großhirnrinde (Schema). Die Hauptrichtungen der Zellfortsätze stehen senkrecht zueinander (trajektoriell). **Kreise:** Blutgefäße der weichen Hirnhaut (Pia).
Geschwänzter Pfeil (⤚►): Nahrungsaufnahme aus der Pia
Divergente Pfeile mit Querstrich (◄┤├►): Wachstumsexpansion durch Flächenwachstum
Halbkopfpfeile (__◣): Hauptwachstumsrichtung von Neuriten
Konvergente Halbkopfpfeile (_◣ ◢_): Haltefunktion der Horizontalfasern

ckenwachstum nach außen verhindert, während die Gehirnwand dadurch mehr nach dem Ventrikellumen hin an Dicke zunimmt.

**Warum hat das Rückenmark keine Rinde?** In dem eng bleibenden Wirbelkanal findet oberflächlich kein Dickenwachstum durch einwandernde Zellen statt und damit keine Rindenentwicklung. Nur in der Tiefe nimmt das Rückenmark an Dicke zu. Hier entsteht graue Substanz (Abb. 4.7–4.10). Mit der Dickenzunahme wird der Zentralkanal mehr und mehr verengt. Das Gehirn wächst also sozusagen nach außen, das Rückenmark nach innen.

Im Bereich des Gehirns vergrößert sich mit jedem Pulsschlag die Pia stoßartig und gibt dabei dem mit ihr verbundenen Gehirn für sein Flächenwachstum Raum. Mit diesem Flächenwachstum entsteht im Ventrikel des Gehirns ein Unterdruck. Ihm gibt die schwache mediale Hirnwand der Großhirnhemisphäre nach. Sie stülpt sich bilateralsymmetrisch als Plexus chorioideus in den Ventrikel ein (Abb. 4.6).

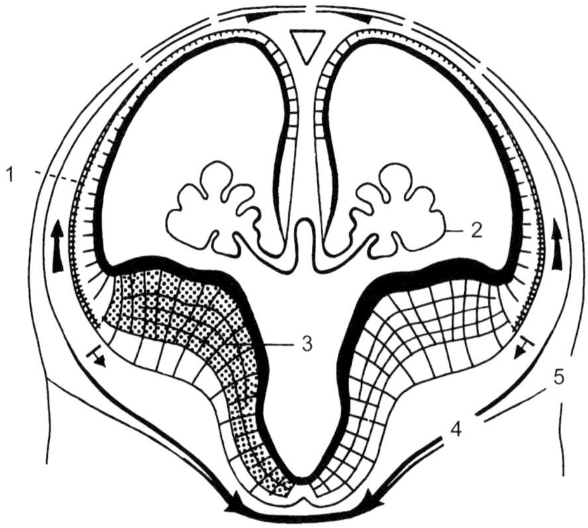


1 Rinde
2 eingestülpte dünne Hirnwand (Plexus chorioideus)
3 Basalganglion
4 inneres Blatt der Dura
5 äußeres Blatt der Dura

**Abb. 4.6** Großhirn eines 27,2 mm großen menschlichen Embryo quer. Etwas älteres Stadium als in Abb. 4.4. **Punktiert:** Graue Substanz.
Divergente Doppelpfeile (↤↦): exzentrische Wachstumsexpansion des Gehirns
Konvergente Pfeile (↦↤): Haltefunktion der Dura

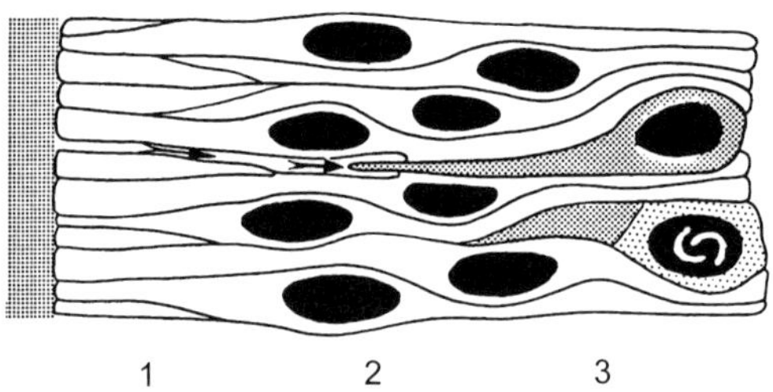


1 weiße Schicht, reich an Zellfortsätzen
2 graue Schicht, Zone mit Zellfortsätzen und Zellkernen
3 relativ schwarze Schicht, reich an Zellkernen

**Abb. 4.7** Schema des Zellmosaiks, das die Wand des Gehirns und Rückenmarks junger Embryonen (Anfang des 2. Monats) bildet. Piabedeckte Seite **links**.

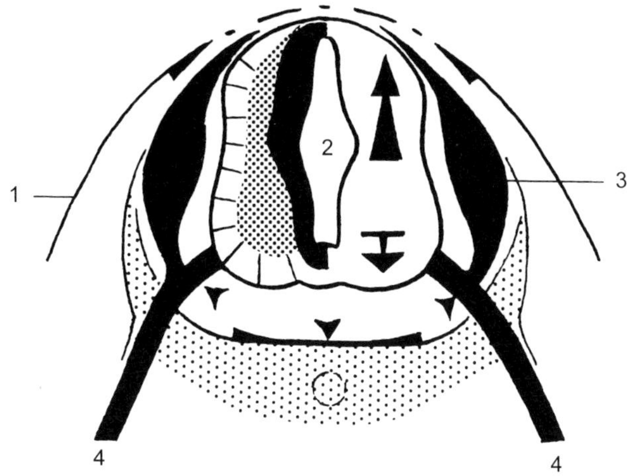


1 Ektoderm
2 Rückenmarkskanal
3 Spinalganglion
4 Spinalnerv

**Abb. 4.8** 7,5 mm großer menschlicher Embryo. Rückenmark mit Nerven. Querschnitt. **Schwarz:** Schicht der ventrikulären Mitosen und Nerven, **grau:** Graue Substanz, **schraffiert:** weiße Substanz, **locker punktiert:** Knorpel.
Halbkopfpfeile oben (⎯►◄⎯): schwache Haltefunktion der Haut über dem Rückenmark
Halbkopfpfeile unten (⎯►◄⎯): kräftige Haltefunktion der Dura
Divergente Pfeile (◄⊣►): Wachstumsexpansion des Rückenmarks
Pfeilköpfe (►): Flüssigkeitsdruck im Bett des Rückenmarks

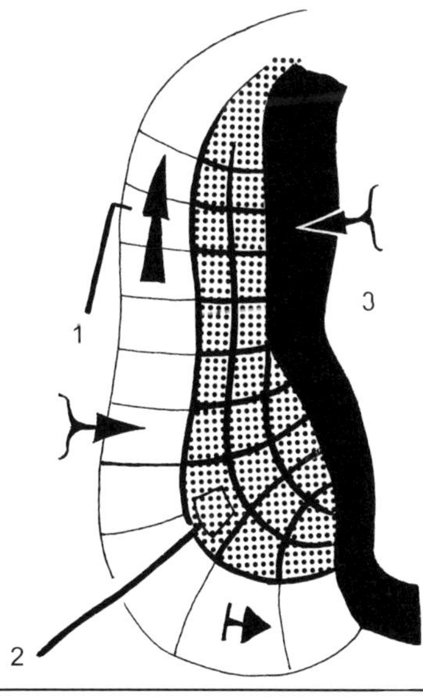


1 zuleitende Bahn (hintere Wurzel)
2 ableitende Bahn (vordere Wurzel)
3 Liquor im Rückenmarkskanal

**Abb. 4.9** Querschnitt eines 7,5 mm großen Embryo. Rückenmark mit Nervenwurzeln. **Schwarz:** Schicht der ventrikulären Mitosen, **grau:** Graue Substanz, **hell:** Weiße Substanz
Divergente Pfeile (◄⊣►): Wachstumsexpansion durch Flächenwachstum
Geschwänzte Pfeile (≻►): (rechts) wahrscheinlich Flüssigkeitseintritt in die Zellen während ihrer Vermehrung, (links) Nahrungsaufnahme

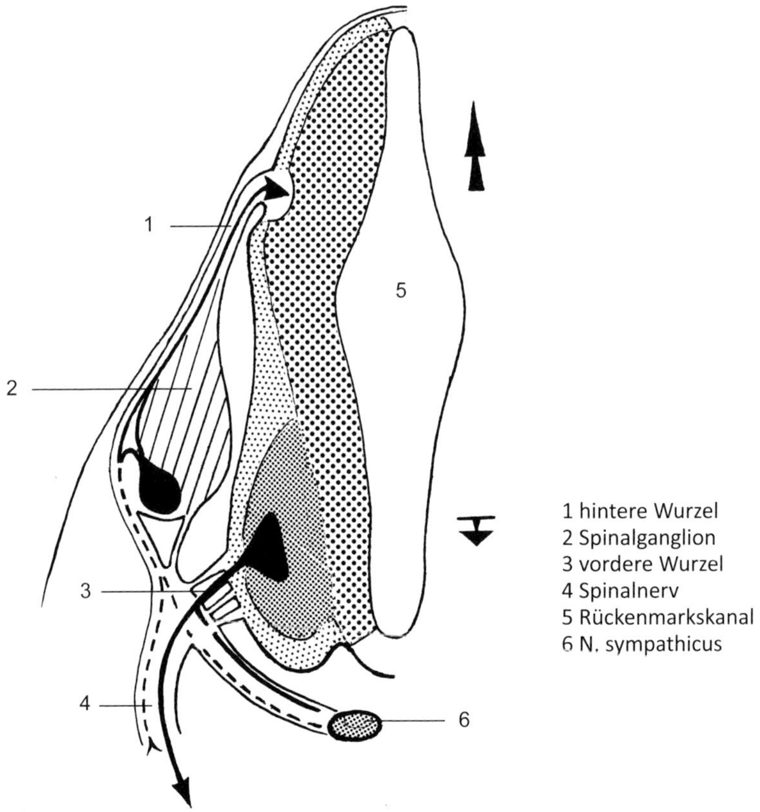


**Abb. 4.10** Nervenzellen im Rückenmark eines 8 mm großen Embryo.
Divergente Pfeile (←→): Wachstumsexpansion des Rückenmarks
Einfache Pfeile (→): Wachstumsrichtung von Neuriten

## Neurone

Wir kennen in der Anatomie einen Satz von der Ähnlichkeit der Teile mit dem Ganzen. Auf das Gehirn angewandt, besagt er, dass das, was für das Gehirn als Ganzes gilt, ähnlich auch für seine Zellen Geltung hat.

Eine ausgewachsene Nervenzelle (Neuron) hat formal Ähnlichkeit mit dem ganzen nervösen System Gehirn-Rückenmark. Dabei entspricht der Zellkörper dem Gehirn und der Zellfortsatz (Neurit) dem Rückenmark. Die Verlängerung des Neuriten bedeutet eine starke Oberflächenvergrößerung (Membranbildung) des Neurons gegenüber seinem Volumen. Die Bildung der Neuriten verlangt zum Aufbau seines Zytoplasmas Substanzen, die vom

Zellkörper abfließen. Mit ihrer Abgabe in den Neuriten entsteht im Zellkörper ein Materialdefizit. In der Folge davon kollabiert der Zellkörper des Neurons. Es entstehen hier Einziehungen und relativ dazu Erhöhungen der Zellgrenzmembran. Diese entwickeln sich zu den Dendriten (Abb. 4.16, S. 104). Es ist nachgewiesen, dass immer zuerst der Neurit und dann erst die Dendriten entstehen.

**Wie kommt es zu dem komplizierten Verlauf der Nervenzellfortsätze in der Gehirnwand?** Infolge des kombinierten Flächen- und Dickenwachstums der Wand des Zentralnervensystems überkreuzen sich hier die Nervenfasern und damit auch die Spalträume zwischen ihnen in Hauptrichtungen parallel und senkrecht zur Pia (Abb. 4.4 und 4.5). Diese Richtungen entsprechen den Hauptspannungslinien, die bei der Flächen- und Dickenzunahme der Gehirnwand zu erwarten sind. Nur an den Überkreuzungen der Spalträume finden einwandernde Zellen hinreichend Platz und Gelegenheit, sich zu Ganglienzellen zu entwickeln. Die Überkreuzungspunkte können an Plätze erinnern, die an Straßenkreuzungen entstehen. Die Zellfortsätze der entstehenden Ganglienzellen fügen sich in die trajektorielle Grundstruktur des Zentralnervensystems ein. Auf die genannte Weise entstehen „Verdrahtungen", schon lange bevor elektrische Impulse in den Nervenzellen nachweisbar sind.

Für alle diese Differenzierungen sind keine in den Genen vorgegebenen Muster erforderlich.



## Peripheres Nervensystem

### Wie wird die Zahl der Nerven wachstumsfunktionell bestimmt?

Nicht ein geheimnisvoller Stoffwechsel, nicht Gewohnheit gewordener Brauch aus vergangenen Perioden der Phylogenese, sondern biodynamische Gesetze der ontogenetischen Entwicklung (Phänogenese) des menschlichen Embryo lassen in einer bestimmten Reihenfolge eine bestimmte Anzahl von Nerven entstehen. Zuerst wachsen die sog. **Gehirnnerven**, dann die **Rückenmarksnerven**. Ziemlich genau am 28. Tag, bei einem 4,2 mm großen Embryo, sind alle Gehirnnerven und alle Rückenmarksnerven da (Abb. 4.11). Sie entwickeln sich gemäß der allgemeingültigen Regel, dass nicht nur Gelegenheit, sondern auch unmittelbarer Anlass für eine Differenzierung gegeben sein muss.

Die Untersuchung junger menschlicher Embryonen zeigt, dass die Nerven regelmäßig erst dann entstehen, wenn bereits Äste der Aorten das Neuralrohr erreicht haben. Wie alle Gefäße funktionieren die Äste der Aorten als Halteapparat. Sie halten das wachsende Neuralrohr gleichsam an der Strip-

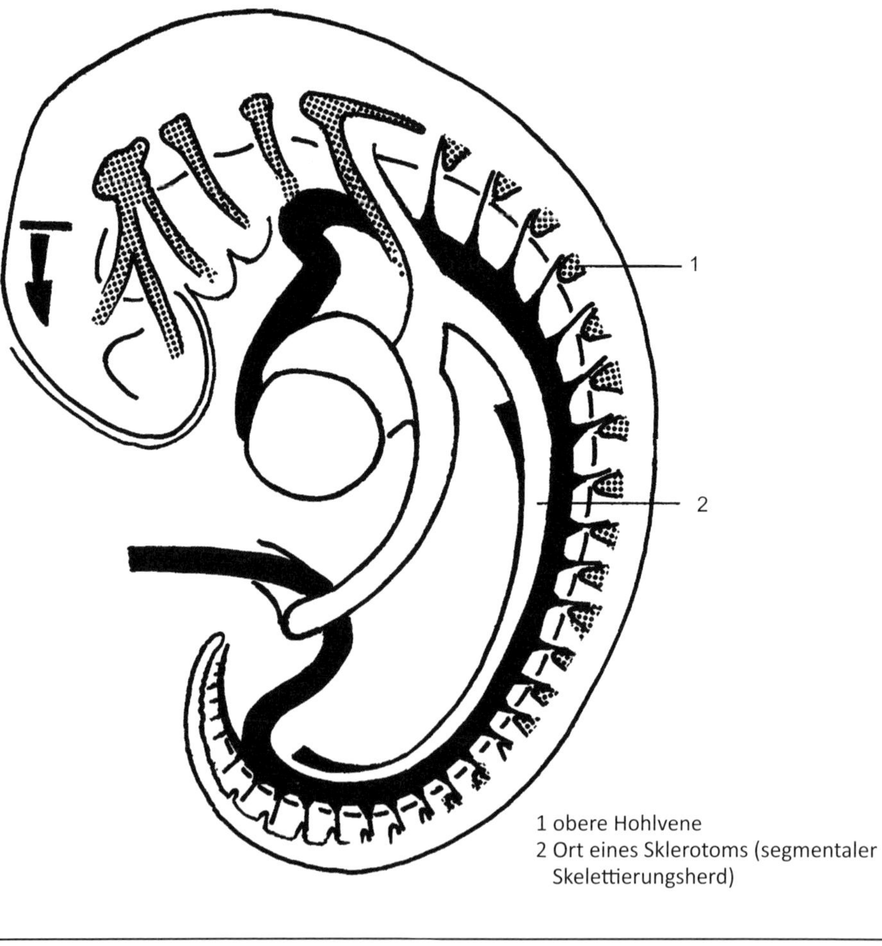


**Abb. 4.11** Gehirnnerven und Rückenmarksnerven eines 4,2 mm großen menschlichen Embryo. **Weiß:** Venen, **schwarz:** Arterien, **grau:** Nerven.
Einfacher Pfeil (→): Wachstumskrümmung des Gehirns
Konvergente Halbkopfpfeile (_►◄_): Haltefunktion der großen Gefäße

pe, sodass sich der Embryo krümmt. Wir können die Blutgefäße als Gurte verstehen, die sich am Nervensystem verankern (Abb. 4.11 und 4.12).

Während sich Rückenmark und Gehirn vor allem dorsalwärts durch Zellvermehrung vergrößern, bleiben ihre Seiten an den Aortenästen hängen. Dabei werden Gruppen von Nervenzellen dorsolateral gleitend aus dem Neuralrohr herausgezogen (Entstehung der **Spinalganglien**). Weil hier schon früh Zellen das Neuralrohr verlassen, zeigen später die Querschnitte des Rückenmarks zwar mächtige Vorderhörner, aber nur schmale Hinter-

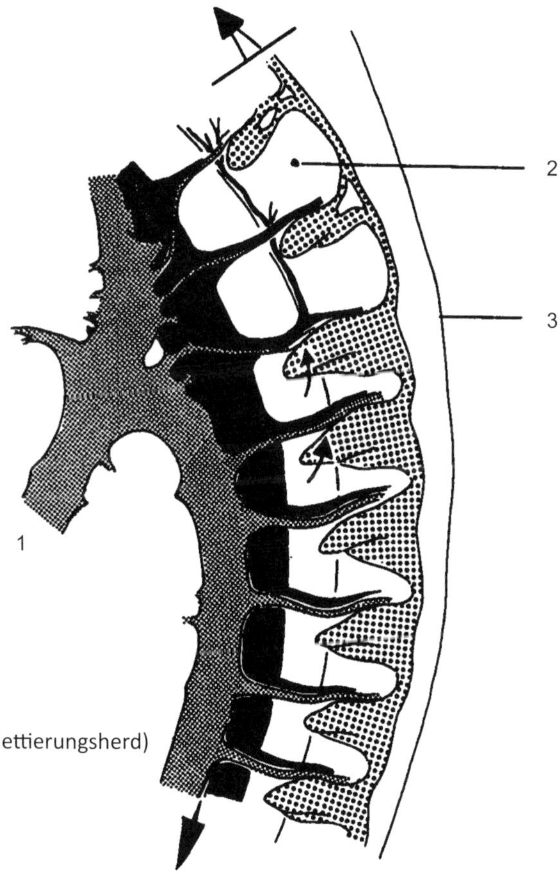


1 obere Hohlvene
2 Ort eines Sklerotoms (segmentaler Skelettierungsherd)
3 Rand des Neuralrohrs

**Abb. 4.12** Ausschnitt aus der Schnittserienrekonstruktion eines 4,2 mm großen menschlichen Embryo. Kontaktzonen zwischen Nerven und Blutgefäßen. Durch den Ascensus des Nervensystems liegen die Nerven jeweils am Unterrand der Gefäße.
Konturierter Pfeil (⇒): Ascensus des Nervensystems
Einfacher Pfeil unten (→): Descensus des Gefäßsystems
Kleine Pfeile (→): Anlagerung der Nerven an die Gefäße

hörner. Die eingangs gestellte Frage, wie viel Rückenmarksnerven (Spinalnerven) entstehen, lässt sich also für die normale Entwicklung beantworten, obwohl experimentelle Untersuchungen an menschlichen Embryonen nicht möglich sind: Normalerweise entstehen ebenso viele Spinalnerven, wie es „Zuggurte“ am Neuralrohr, d. h. Gefäßverbindungen mit dem Neuralrohr, gibt. Die aufeinanderfolgenden (metameren) Nerven bekommen in den Gebieten starker Krümmung des Embryo (in der Halsregion und im Gebiet der Extremitätenanlagen) gegenseitigen Kontakt, sodass die Nervenfasern massive Bündel, sog. Geflechte (**Nervenplexus**), bilden (Halsgeflecht, Armgeflecht und Beingeflecht).

## Was wird innerviert?

Sehr deutlich wird in jungen Embryonen von den entstehenden Nerven zweierlei innerviert: verdickte Oberhaut und in Dilation befindliche Muskulatur. Sowohl verdickte Oberhaut als auch entstehende Muskulatur sind Regionen mit besonderer Wachstumsbeanspruchung.

**Verdickte Oberhaut** wächst in jungen Embryonen zunächst nur in einer ringförmigen Zone, die sich vom Gesicht beidseits über die seitliche Körperwand sowie über die Leistengegend bis an das untere Rumpfende erstreckt. In dieser Ringzone ist die Haut im Flächenwachstum behindert und verdickt (Ektodermring, vgl. Abb. 6.2, S. 126). Am Rücken ist sie entlang dem Neuralrohr und am Bauch im Bereich des Herz-Leber-Massivs im Flächenwachstum kaum behindert und wird hier dünn. Nur im Bereich des Ektodermrings entwickeln sich die ersten Innervationen. Sie erfolgen durch die Dendriten sensibler Spinalganglienzellen und bezeichnen schon jetzt die später besonders dicht innervierten Gebiete. Erst sekundär verästeln sich die Spinalnerven zum Rücken und zur vorderen Bauchwand (Ramus dorsalis und Ramus ventralis).

Das zweite embryonal innervierte Gewebe ist die **Muskulatur**. Ihre Grundinnervation nennt man motorisch:

- Die Nervenzellkörper für die motorische Innervation entwickeln sich im Vorderhorn des Rückenmarks,
- die für die sensible in den Spinalganglien.
- Die motorischen Neuriten (Axone) wachsen aus dem Neuralrohr aus,
- die sensiblen Neuriten (Axone) wachsen umgekehrt vom Spinalganglion in das Rückenmark ein (Abb. 4.10–4.12).

Mit der Haut sind die Spinalganglienzellen durch ihre Dendriten verbunden. Wenn wir berücksichtigen, dass die Membranen der Axone besonders an deren Spitzen durchlässig für molekulare Transporte sind, so können wir erwarten, dass in einem wachsenden Rückenmark bereits ein Reflexbogen zwischen sensiblen und motorischen Neuronen durch Stoffwechselbewegungen geschlossen wird. Aller Wahrscheinlichkeit nach sind schon das entstehende Gehirn und das Rückenmark ein mächtiges Steuerungssystem, für das die Peripherie regulatorische Bedeutung hat. Experimente an Tieren können diese Auffassung zwar nicht beweisen, unterstützen sie aber.

## Wie finden die Nerven ihren Weg?

Auch für die Nerven gilt der Satz: Organe differenzieren sich dort, wo räumlich Gelegenheit und außerdem entwicklungsdynamisch Veranlassung besteht. Das heißt nicht, dass die Entwicklungsdynamik schon ausreichen würde, um den Nerven ihren Weg zu geben, aber es heißt, dass die Wegfindung der Nerven entwicklungsdynamische Eigenschaften hat. Danach sind frühere Vorstellungen, wonach die Nerven ihr Innervationsgebiet von selbst fänden, irrig. Man hat in Gewebekulturen niemals eine normale Nervenverzweigung erreichen können. Den Nerven wird ihr Weg regelmäßig von den innervierbaren Organen, d. h. also von außen, vorgezeichnet. Es darf als sicher gelten, dass hier submikroskopische Materialbewegungen maßgebend sind, das heißt, dass hier gerichtete Stoffwechselbewegungen gestaltbestimmend wirken.

Ein Vergleich mag in diesem Rahmen das Problem verdeutlichen. Der Lauf eines Flusses kann nicht aus der Entwicklung der Schifffahrt erklärt werden, auch nicht aus der Kenntnis seiner Quellen, seiner Zuflüsse oder der spezifischen Hafenanlagen an seiner Mündung, sondern nur aus seinen Lageverhältnissen. Ebenso wenig kann die Richtung von Wachstumsflüssen (Fluxionen) in den Nerven aus ihrer späteren Bedeutung für die menschlichen Verhaltensweisen gedeutet werden.

Es gilt, wie für alle Organe, auch für die Nerven, dass ihren Anordnung Folge des lokal unterschiedlichen Wachstums ist. Im Bereich von Dendriten und Neuriten sind Stoffwechsel und Stoffwechselbewegungen während des Wachstums sicher ungleich. Sonst könnten sie mikroskopisch und elektronenmikroskopisch nicht so verschieden aussehen. Als Zeichen ihrer Verschiedenheit findet man, dass Dendriten und Neuriten in unterschiedliche

Innervationsgebiete wachsen. Man darf annehmen, dass diese Orte Stoffwechselfelder mit jeweils verschiedenen Stoffwechselbewegungen sind. Wir haben gesagt,

- dass periphere Dendriten regelmäßig in Verbindung mit einer im Flächenwachstum behinderten und verdickten Oberhaut entstehen,
- Neuriten dagegen in Verbindung mit embryonaler, schlank werdender Muskulatur.

> Muskeln werden nicht deshalb innerviert, weil das vielleicht der Arterhaltung dient oder weil es nützlich ist, sich bewegen zu können, sondern weil räumlich Gelegenheit und dynamisch Veranlassung für ihre Innervation besteht.

Abbildung 4.13 zeigt als Beispiel die Kopfregion eines 2,57 mm großen menschlichen Embryo. Mit der Beugung des Kopfes ist die Körperwand im Bereich der Beugefalten im Flächenwachstum behindert und damit ver-

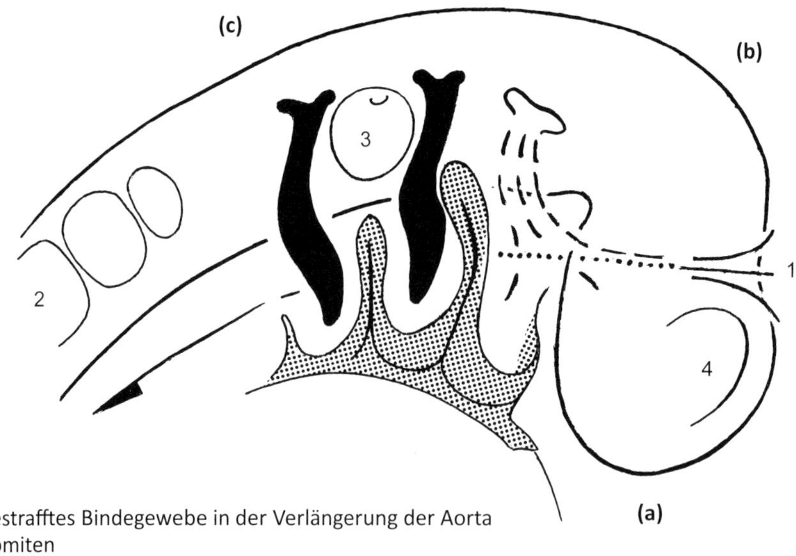


1 gestrafftes Bindegewebe in der Verlängerung der Aorta
2 Somiten
3 Ohrblase
4 Augenblase

**Abb. 4.13** Die ersten sensiblen Nerven eines 2,57 mm großen menschlichen Embryo. Sie wachsen zu dem verdickten Ektoderm der Visceralbögen **(punktiert)**. Vorderhirn **(a)**, Mittelhirn **(b)**, Hinterhirn **(c)**. **Gestrichelt:** N. trigeminus, **schwarz:** Nerven der 2. und 3. Beugefalte.
Halbkopfpfeil (⇀): Haltefunktion der Aorta

dickt. Die Zellen der Beugefalten pressen sich gegenseitig und geben dabei wahrscheinlich Flüssigkeit ab. Wir haben gute Gründe für die Vorstellung, dass aus dieser Flüssigkeit von den Dendriten Substanzen (wahrscheinlich Ionen) aufgenommen werden. Dadurch bestehen zwischen den Innerva-

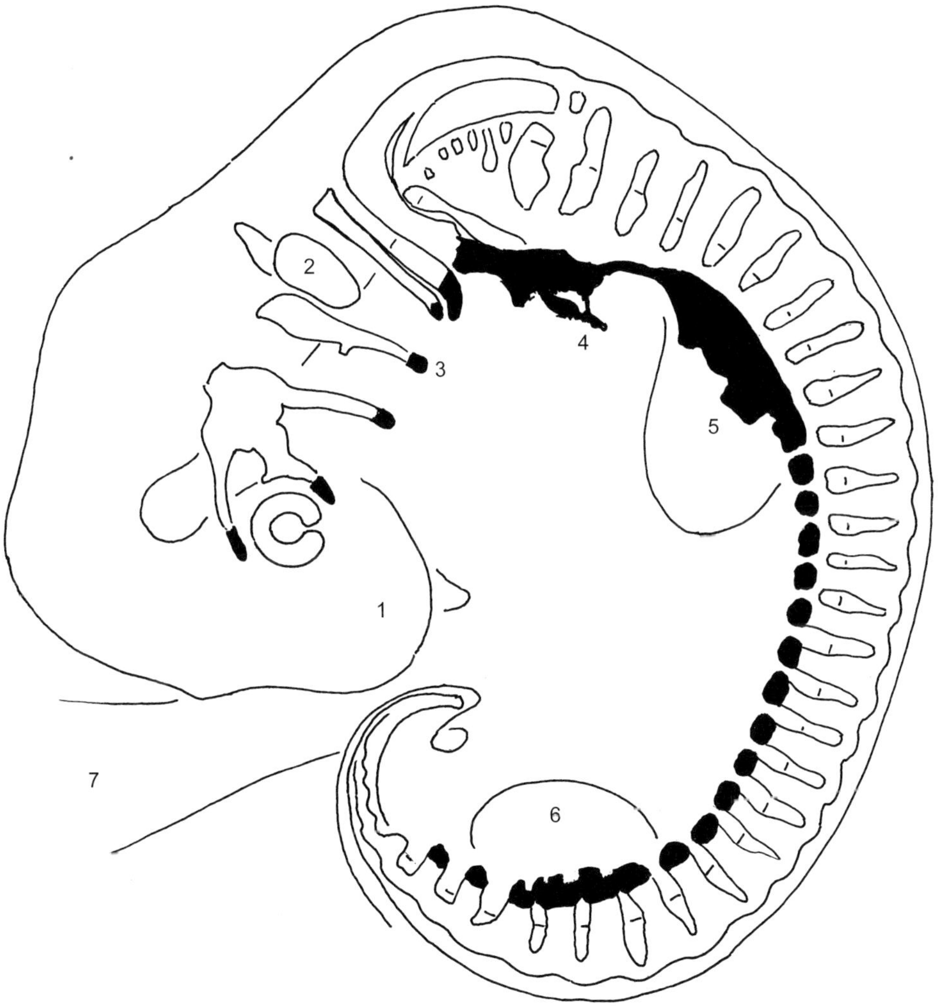


1 Vorderhirn
2 Ohrblase
3 Gehirnnerv (N. glossopharyngeus)
4 Halsnervengeflecht
5 Armnervengeflecht
6 Beinnervengeflecht
7 Nabelschnur

**Abb. 4.14** 6,3 mm großer menschlicher Embryo. **Schwarz:** die ersten Kontaktstellen der (sensorischen) Nerven mit der Haut.

tionsgebieten und den Dendritenspitzen schon materielle Beziehungen im Sinne von Wegverbindungen, bevor die Dendriten die Haut selbst erreicht haben. Mit Substanzaufnahme könnten die Dendriten durch Spitzenwachstum länger werden, indem sie die angebotenen Substanzen zum Aufbau verwenden. Sie saugen sich wahrscheinlich mit der Substanzaufnahme an das zu innervierende Gewebe an, haben also Stoffwechselbewegungen mit karyoafferenten Hauptrichtungen (zum Zellkern der Neurone hin). Das afferente Spitzenwachstum möchten wir für ein Merkmal aller wachsenden Dendriten halten.

> Die Handteller, die Fußsohlen und die Fingerbeeren werden nach dieser Vorstellung nicht deshalb gut mit Nerven versorgt, weil diese Hautbezirke später besonders differenzierte Fähigkeit beim Tasten und Greifen haben müssten, sondern weil in der Embryonalzeit hier besondere Wachstumsreize für die Nervenendigungen vonseiten eines verdickten Epithels vorliegen (Abb. 4.14).

Auch für Neuriten liegen besondere Wachstumsbedingungen vor. Um dies zu erläutern, wurde in Abbildung 4.15 ein Somit während der Wachstumsdilation seiner Muskelfasern dargestellt. Während seines Längenwachstums entsteht ein Dehnungsfeld in der Nachbarschaft des Neuralrohrs. Dieses Feld ist eine segmentale Muskelanlage. Sie ist ein Bündel schlank werdender Zellen. Das Zellplasma in den länger werdenden Muskelfasern bildet jeweils ein Sogfeld, das Nervenendigungen anziehen kann. Wir können nicht ausschließen, dass dabei Substanzen von den Neuritenenden in die wachsenden Muskelzellen einfließen. Nach dieser Vorstellung werden die Nervenendigungen an Muskelfasern erst durch ihre Wachstumsfunktionen zu motorischen Nervenendigungen.

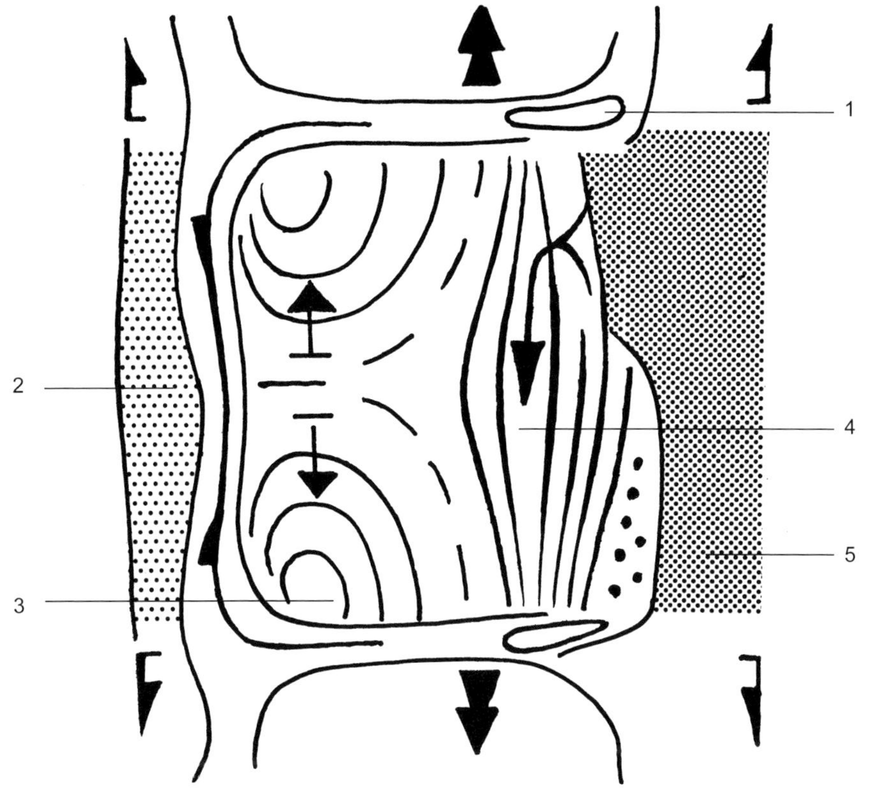


1 Rückenmarksast der Aorta
2 Ektoderm
3 Dermatom
4 Myotom
5 Neuralrohr

**Abb. 4.15** Ausschnitt aus der Halsregion eines 4,2 mm großen menschlichen Embryo. Zwischen Ektoderm **(hell punktiert)** und Neuralrohr **(dunkel punktiert)** liegt ein Somit. Die ersten motorischen Nerven wachsen zu den Myotomen.
Dicke schwarze Pfeile (➞) und Halbkopfpfeile (⌊▶): Längenwachstum des Embryo
Pfeile mit Querstrich (⊢▶ ◀⊣): Wachstumsexpansion des Dermatoms
Konvergente Halbkopfpfeile (▶◀): Haltefunktion der Somitenkapsel
Geschwänzter Pfeil (>➞): Wachstumsinnervation des Myotoms

Auch wenn wir an menschlichen Embryonen nicht experimentieren können, gibt es gute Gründe anzunehmen, dass ein entstehender Dendrit sich durch Aufnahme von Substanzen unter Verlängerung seines spitzen Endes an sein Innervationsgebiet heransaugt, während andererseits wachsende Muskelfasern ihrerseits Sogwirkungen ausüben und auf diese Weise Neuriten an sich heranziehen (Abb. 4.16).

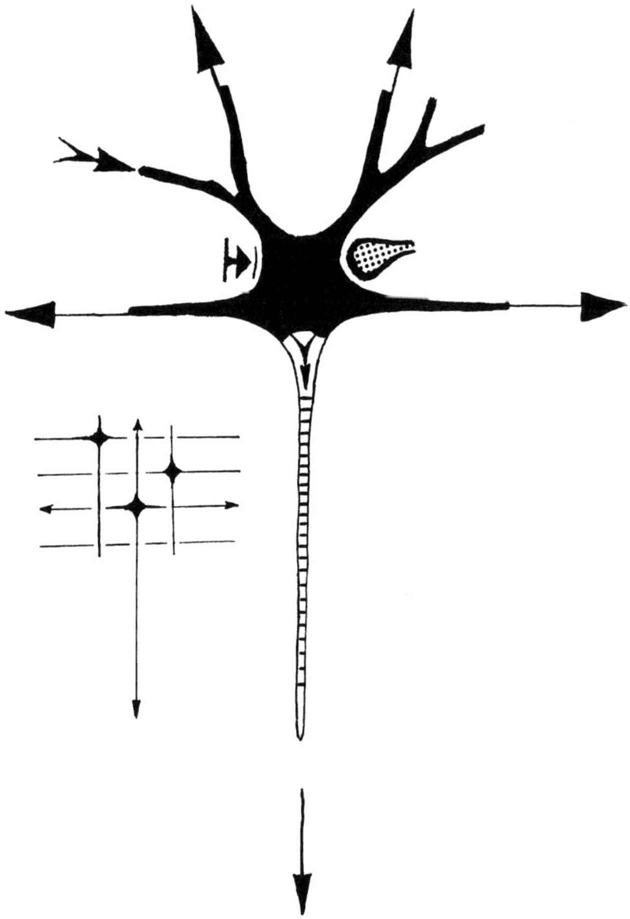

**Abb. 4.16** Schema eines Neurons. **Schwarz:** Zellkörper mit Dendriten, **querschraffiert:** Neurit, **punktiert:** Nervenendigung einer Nervenzelle, **Gitterwerk:** Lagebeziehung der Zellkörper zu den Hauptrichtungen ihrer Fortsätze.
Große Pfeile (➞): Wachstumszug von Dendriten
Geschwänzte Pfeile (➣): Stoffwechselbewegungen
Pfeil mit Querstrich (⊢➞): Wachstumsdruck des Gewebebetts
Langer Pfeil unten (➞): Wachstum eines Neuriten

Dies zwingt zu der Aussage, dass Nervenzellfortsätze erst dadurch überhaupt zu Dendriten bzw. Neuriten verschieden differenziert werden, dass sie im Wachstum verschieden beansprucht werden.

Es ist mit Recht die Arbeitshypothese aufgestellt worden, dass in wachsenden Muskelzellen ein Materialbedarf, also ein Sog, Veranlassung ist, dass aus den Enden motorischer Neuriten Substanzen, im Besonderen Ionen, in die wachsenden Muskelfasern einströmen. Dass die Nervenfasern später an Muskelzellen mit breiten sog. Endplatten enden, würde auf diese Weise entwicklungsdynamisch verständlich sein, ebenso wie der Befund, dass die Dendritenenden besonders zart und spitz sind. Elektronenmikroskopische Untersuchungen späterer Stadien haben bestätigt, dass von den motorischen Endplatten sog. Überträgersubstanzen in die Muskelzellen eintreten. Jedenfalls bereiten die sog. efferenten Nervenfasern schon mit ihrem Wachstum die später efferenten Erregungsleitungen vor.

Danach bestünde der Unterschied zwischen der Wegfindung von Dendriten und Neuriten darin, dass die Dendriten sich an eine Substanzquelle selbst heransaugen, während umgekehrt die Neuriten von wachsenden Muskelfasern angesaugt werden (Abb. 4.17).

Beide Male erscheint die Wachstumsrichtung der Nerven durch das Stoffwechselfeld ihrer Umgebung programmiert und nicht etwa durch genetische

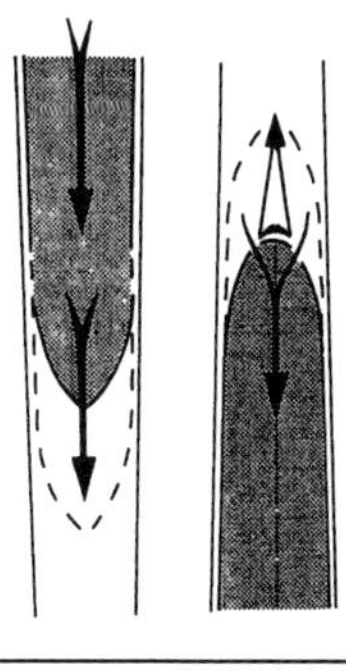

**Abb. 4.17** Wachstumsdynamik eines Neuriten **(links)**, Wachstumsdynamik eines Dendriten **(rechts)**.
Geschwänzte Pfeile links (>→): Wachstum mit Abgabe von Substanzen
Geschwänzter Pfeil rechts (>→): Wachstum mit Aufnahme von Substanzen
Konturierter Pfeil rechts (⇒): Wachstumsrichtung des Dendriten

Information. Sicher ist, dass die Nervenzellfortsätze, die zu verdickter Haut wachsen, später Erregungen afferent leiten und dass die zur Muskulatur wachsenden Zellfortsätze später efferent leiten. Wir finden keine Gründe, etwa zu behaupten, sensible und motorische Nervenfasern vermöchten ihre Wege allein aus eigenem Antrieb zu finden. Diese Wege scheinen vielmehr topodynamisch vorgeschrieben (topos, griechisch = Ort).

> Wir stellen nach dem Gesagten die Arbeitshypothese auf, dass schon das Wachstum der nervösen Bahnen eine frühe nervöse Tätigkeit ist.

# 5

# Die großen Sinnesorgane und das Gesicht

In diesem Kapitel haben wir einige Fragen zu beantworten, die sich bei dem Versuch ergeben, das menschliche Antlitz von einer verstehbaren Seite kennenzulernen. Man kennt seine Vielgestalt als Porträt und seine Verwandlungsfähigkeit, die uns die Künstler und Schauspieler zeigen. Und doch ahnt man kaum, dass dieser hohe Ausdrucksgehalt des menschlichen Antlitzes u. a. auf seiner Frühentwicklung beruht.

Auch hier kommen wir wieder einem Verständnis näher, wenn wir die Lokalisation der großen Sinnesorgane z. Z. ihrer Entstehung betrachten. Auge, Ohr und Nase sind typische Elemente der Gesichtsbildung, die sehr früh zur Entwicklung kommen, längst bevor ihre höheren Funktionen deutlich werden.

## Ohr

Eines der scheinbar kompliziertesten Organe ist das Ohr. Doch auch beim ihm lassen sich einfache Differenzierungen nachweisen, wenn wir von seinen Lagebeziehungen ausgehen.

Abbildung 5.1 zeigt die obere Hälfte eines ungefähr 2 mm großen menschlichen Embryo von hinten zu Beginn der 4. Entwicklungswoche. Das Neuralrohr ist im Kopfgebiet noch offen. Der Abstand zwischen den Neuralwülsten ist hier, im Bereich des gebeugten Kopfes, größer, als er im Halsbereich war. Man denkt an das Klaffen einer Schnittwunde am Fingerrücken, wenn man den Finger krümmt. Beim Klaffen des Neuralrohrs kippen die Dorsalwülste merklich nach der Seite. Dort wird das Ektoderm in dem Feld, das in Abbildung 5.1 mit konvergenten Pfeilen gekennzeichnet ist, im Flächenwachstum behindert. In diesem Feld verdickt sich das Ektoderm und bildet eine sogenannte **Plakode** (Ohrplakode). Die Plakode wird zuerst napfförmig

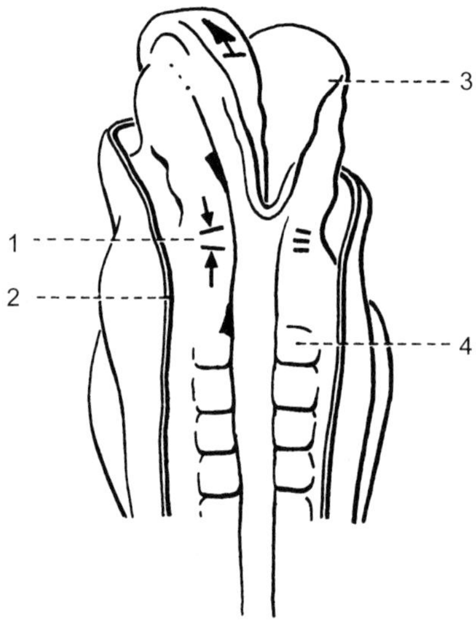


**Abb. 5.1** Kopf-Hals-Region eines etwa 2 mm großen menschlichen Embryo. Dorsalansicht.
Pfeil oben (⊢►): Längenwachstum und Krümmung des noch offenen Neuralrohrs
Konvergenter Halbkopfpfeil (_►◄_): Haltefunktion der linken Aorta
Konvergente Pfeile (→►): Behindertes Flächenwachstum, Anlagegebiet der Ohrplakode

und dann blasenförmig. Man kann bei diesem Vorgang an der freien Oberfläche der Plakode nahe der (Amnion-)Flüssigkeit Zellteilungen finden, an der Basis des verdickten Ektoderms dagegen, nahe dem ernährenden Stroma, wachsende Zellen. Das stärkere Wachstum an der Basis ermöglicht die Wölbung der Plakode zu einem Napf und dann den Verschluss der Ohrblase (Abb. 5.2).

Wir wissen bereits (Kap. 4), dass in dem Stoffwechselfeld eines verdickten Ektoderms regelmäßig Stoffwechselbewegungen ablaufen, die einen Kontakt mit Dendriten ermöglichen. Sobald die Ohrplakode hinreichend zellreich ist, wachsen Dendriten aus dem Rand des benachbarten Neuralrohrs ein. Man sagt: Die Plakode wird sensorisch innerviert. Der einwachsende Nerv ist der Ohrblasennerv (N. acustico-vestibularis). Das benachbarte Ektoderm wird, solange es dünn bleibt, nicht innerviert.

Von der Seite gesehen, hat die Ohrblase eines 10 mm großen Embryo Kommaform. Das stumpfe Ende ist die Anlage des **Labyrinths**, das spitze die Anlage der **Schnecke**. Während die Ohrblase sich vergrößert, nimmt

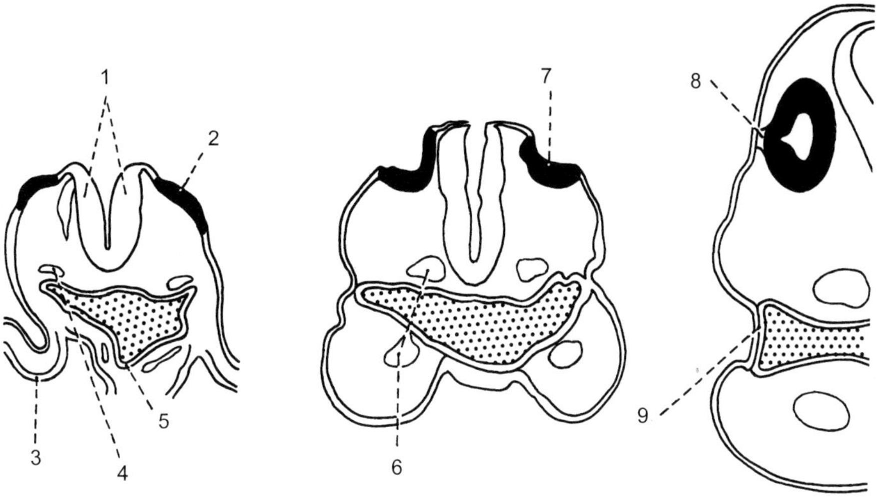


1 Neuralrinne
2 Ohrplakode
3 Nabelrand
4 Aorta
5 Entoderm des Kopfdarms (Lumen punktiert)
6 Aorta
7 Ohranlage
8 Ohrblase
9 Ektoderm einer Halskerbe in engem Kontakt mit dem Entoderm der Schlundtasche (Trommelfellanlage)

**Abb. 5.2** Drei Entwicklungsphasen der Ohranlagen **(schwarz)** eines 2 mm, 2,6 mm und 4,2 mm großen menschlichen Embryo (nach Arey, 1948). **Links:** Ohrplakode, **Mitte:** napfförmige Ohranlage, **rechts:** Ohrblase.

ihre Oberfläche am stumpfen Ende mehr zu als ihr Volumen. Sie kollabiert. Ihre Wände bekommen teilweise engen Kontakt miteinander. Hier geht das Ektoderm nach den Regeln, die für **Corrosionsfelder** gelten (Kap. 3) zugrunde, sodass nur die Randzonen der Ohrblase zur weiteren Entwicklung kommen. Auf diese Weise entstehen die sogenannten Bogengänge. Es gibt einen oberen, einen seitlichen und einen vorderen Bogengang. In diesen drei aufeinander senkrecht stehenden Bogengängen fließt schon embryonal bei Stellungsänderungen des Kopfes die Flüssigkeit entlang der Wand (ähnlich wie in einer Wasserwaage), sodass auf diese Weise der Nerv gereizt wird. Diese Frühfunktionen sind eine Voraussetzung dafür, dass das Labyrinth später als Gleichgewichtsorgan funktionieren kann.

An ihrer vorderen Kante wird die Ohrblase durch den Hörnerv (N. acusticus) innerviert. Er begleitet den schmalen Teil der Ohrblase bei ihrem Längenwachstum, bleibt aber im Vergleich zu diesem ein wenig zurück. Dadurch rollt sich der schmale Teil der Ohrblase ein: Es entsteht die **Schnecke des Innenohrs** (das Hörorgan).

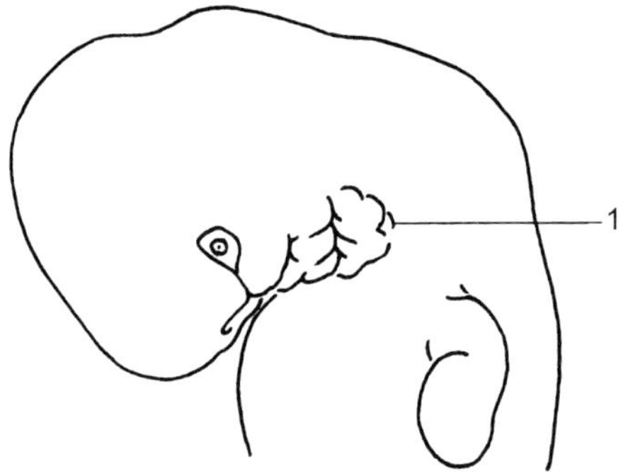


1 Anlage der Ohrmuschel

**Abb. 5.3** Kopfregion eines 11 mm großen menschlichen Embryo, schon mit deutlicher Anlage der Ohrmuschel (Falten in der Gesichts-Hals-Region).

Während die Kopfwand im Bereich der Visceralbögen seitwärts kippt, werden die beiden ersten (großen) Visceralbögen gestaucht und bekommen Querfalten. Sie bilden die erste kompliziertere Reliefbildung des äußeren Ohrs, die Anlage der **Ohrmuschel**. Noch beim Erwachsenen fällt die komplizierte Faltung auf. Die junge Ohrmuschel ist zunächst noch ein Teilrelief der seitlichen Halsregion (Abb. 5.3). Zwischen dem 1. und 2. Visceralbogen ist die Kerbe sehr tief und liegt dem Darmrohrepithel so dicht an, dass hier als eine dünne Membran das **Trommelfell** entsteht. Während das Gesicht noch relativ klein bleibt, stellt sich mit der Vergrößerung des Gehirns die seitliche Kopfwand schräg. Diese Stellung gilt auch für das Trommelfell. Es steht dann ähnlich wie die Ohrmuschel schräg.

Das Trommelfell, der Boden der Kerbe zwischen dem 1. und 2. Visceralbogen, ist die Grenze zwischen dem äußeren Gehörgang und dem „inneren Gehörgang", der sog. Tuba Eustachii, die zeitlebens eine tiefe Nische der seitlichen Schlundwand darstellt. Bei Erkältungen kann sich dieser Gang durch Schwellung verschließen und dadurch vorübergehend die Hörfähigkeit beeinträchtigen.

Den blind endenden Teil des inneren Gehörgangs (hinter dem Trommelfell) nennt man **Mittelohr**. In seinem Dach entstehen in der späten Embryonalzeit Falten, deren Stroma weitgehend verknöchert. Die Verknöcherungsherde sind die Anlagen der **Gehörknöchelchen**, des Hammers, Ambosses und Steigbügels.

## Auge

Der große Physiologe Helmholtz schrieb einmal, es ließe sich kaum ein schlechterer optischer Apparat als das menschliche Auge finden: Die Linse des Auges ist aus Fasern gebaut und so inhomogen, dass ein Optiker sie kaum verwenden möchte. Die lichtempfindliche Schicht des Auges, welche die Lichtrezeptoren enthält, liegt nicht dem lichtdurchstrahlten Glaskörper an, sondern einem Schichtensystem von Leitungsbahnen, die dem einfallenden Licht im Wege sind. Die lichtempfindliche Schicht liegt photographisch gesehen also an der verkehrten Seite der Netzhaut. An der dem Glaskörper zugekehrten Seite des Augenhintergrunds müssen die Lichtstrahlen erst ein Netz von Blutgefäßen durchstrahlen, bevor sie in die Netzhaut eindringen können.

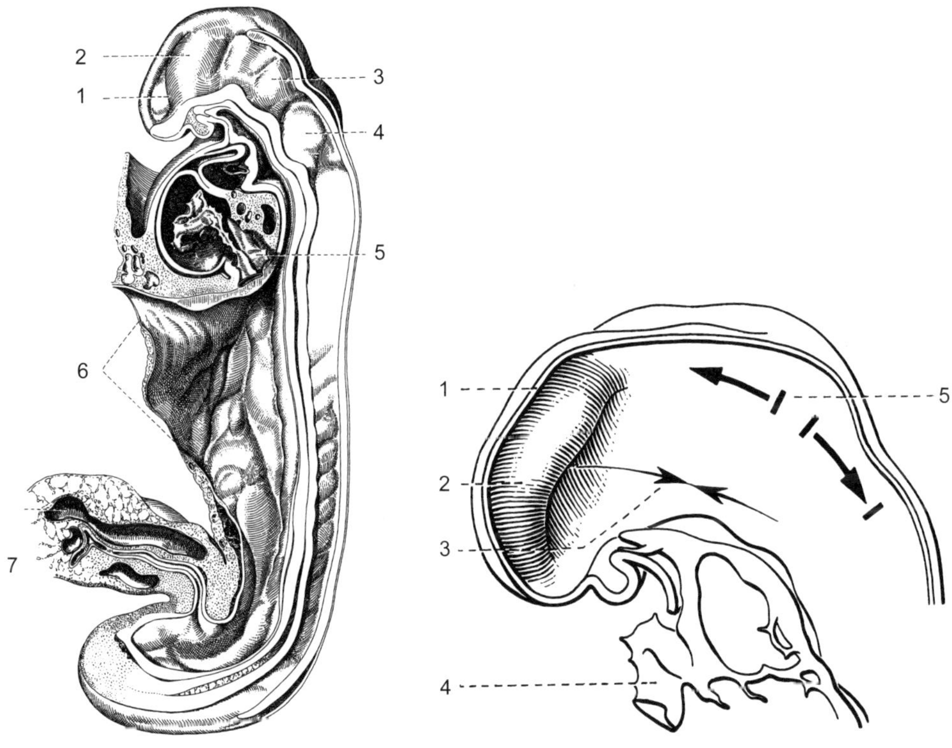


**a|** 1 Eingang in die rechte Augenblase
2, 3 und 4 seitliche Teile des Gehirns
5 Rückenwand des Neuralrohrs
6 Dottersack abgeschnitten
7 Haftstiel

**b|** 1 Schnittrand des Ektoderms
2 Anlage der Augenblase
3 Haltefunktion des Binnengewebes
4 ventrale Aorta
5 Längenwachstum des Neuralrohrs

**Abb. 5.4** 2 mm großer menschlicher Embryo, median geschnitten. (a) Zwischen den zwei dicken schwarzen Linien: das oben und unten noch offene Lumen des Neuralrohrs. (b) Kopfregion des 2 mm großen Embryo. An der linken Seite ist das Ektoderm mit dem unterliegenden Stroma entfernt worden, so dass die linke Hälfte des Neuralrohrs mit der Anlage der Augenblase sichtbar wird. Der Eingang in die Augenblase liegt hinter der Bildebene.
Konvergente Pfeile (→): Haltefunktion des Binnengewebes
Divergente Pfeile mit Querstrich (←→): Längenwachstum des Neuralrohrs

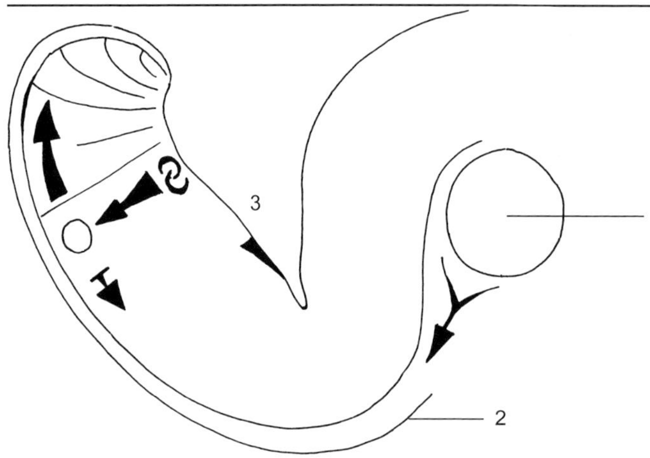


**Abb. 5.5** Schnitt durch die Augenregion des ca. 2 mm großen Embryo.
Breitflächiger Pfeil (➔): Wanderung einer durch Zellteilung entstandenen Zelle zur äußeren Oberfläche des Neuralepithels
Divergenter Doppelpfeil (↤➔): Flächenwachstums, das zusammen mit dem der anderen Scite zum Schluss des Neuralrohrs im Bereich des Vorderkopfes führt
Halbkopfpfeil (⇀): geringes Wachstum (Wachstumszug) an der Innenseite der Augenanlage
Geschwänzter Pfeil (↣): Nahrungstransport im Stroma

Hier hilft zum Verständnis wieder ein Blick in die Ontogenese. Das Auge entsteht lange vor der Geburt bei etwa 2 mm großen Embryonen beidseits am Kopfende der Neuralrinne. Es bildet dort zunächst eine Kerbe (Abb. 5.4 und 5.5). Diese Kerbe erscheint von vorn gesehen als eine paarige Einziehung. Der Boden der Kerbe ist im angrenzenden Binnengewebe verankert. Sobald sich die Neuralrinne schließt, ist die Kerbe von außen nicht mehr zu sehen. Durch den Verschluss hat sich die Augenanlage mehr zu einem Blindsack des Vorderhirns, der sog. **Augenblase**, entwickelt (Abb. 5.6). Sie liegt jetzt dicht unter dem Ektoderm. Mit dem zunehmenden Flächenwachstum ihrer Wand wird das Lumen der Augenblase spaltförmig. Dabei nähert sich die ektodermale Wand der Augenblase der tiefer liegenden Wand. Sie stülpt sich gleichsam in das Lumen der Augenblase ein.

Nach erfolgter Einstülpung nennt man die Augenblase **Augenbecher**. Der Becher hat nun zwei eng aneinanderliegende Wände, ist nun also doppelwandig. Die eine Wand ist dem Ektoderm zugekehrt, sie wird die Netzhaut (Retina) des Auges. Die andere wird das Pigmentepithel. Der Umschlagsrand zwischen beiden bildet die **Regenbogenhaut** mit der **Pupille**. Das Pigmentepithel ist das erste gefärbte Gewebe im menschlichen Embryo. Seine

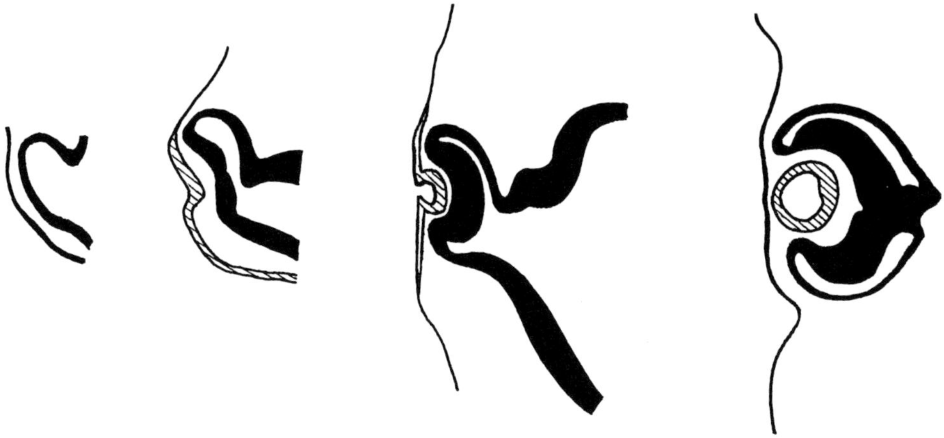


**Abb. 5.6** Entwicklung der Augenblase zum doppelwandigen Augenbecher **(schwarz)**. Bedeutung des Augenbechers für die Linsenentwicklung: der Augenbecher „ergreift" Ektoderm. Linse **schraffiert**.

Zellen vermitteln die Ernährung der Netzhaut, indem sie einen großen Teil der Nahrung, die sie selbst vom benachbarten Stroma aufnehmen, an die Retina abgeben.

Das Besondere dieser Stoffwechselbewegungen liegt darin, dass das Epithel, das sonst aus dem anliegenden Stroma Nahrung entnimmt, hier aus einem nahe benachbarten Epithel seine Nahrung erhält. Die Bedeutung der Beziehungen zwischen Retina und Pigmentepithel zeigt sich noch beim Erwachsenen. Hier führt eine Netzhautablösung (vom Pigmentepithel) zur Erblindung.

Die zum Augenbecher gewordene Augenblase hat die Form einer zugreifenden winzigen Hand, mit der das Gehirn gleichsam ein Stück Haut als Linsenanlage ergreift. Auch die **Linse** ist zuerst eine Ektodermplakode, dann ein ektodermaler Napf und danach zunächst eine ektodermale Blase. Erst wenn sich die Wand der Blase durch intensive Nahrungsaufnahme verdickt und gleichzeitig ihre wässerigen Abbauprodukte an das oberflächlich angrenzende Stroma ausscheidet und damit die vordere Augenkammer bildet, wird sie zu der glasklaren Linse, die später der Regulation der Lichtbrechung dient.

Wir erinnern uns, dass die Augenblase ein Teil des Neuralrohrs ist. Die Zellfortsätze ihrer Zellen sind in Richtung zum ernährenden Binnengewebe eingestellt, d.h. zur Peripherie der Augenblase. Sobald aus der Augenblase der Augenbecher geworden ist, liegen im Bereich der hautnahen Seite der ehemaligen Augenblase die Zellfortsätze also an der Becherinnenseite, die der Linse zugekehrt ist. Wenn der zunächst sehr kleine Augenbecher jetzt größer wird, flacht er sich ab. Dabei werden die Fortsätze seiner Zellen im Anlagegebiet des Augenhintergrundes gedehnt. Auf diese Weise entsteht eine geordnete Schicht von Sehbahnen, die durch den Augenbecherstiel zum Gehirn wachsen. Jetzt verstehen wir, wie es kommt, dass ein Lichtstrahl erst die Faserschicht durchdringen muss, bevor er die lichtempfindliche Schicht erreicht.

## Nase

Auch die Nase entsteht embryonal als paarige Plakode. Diese ist wieder Zeichen behinderten Flächenwachstums: Am Grund der entstehenden Nasenplakoden liegt jeweils ein schmaler Strang von Binnengewebe. Es ist ein Gewebszug, der zwischen Gehirn und Augenblase im Wachstum behindert und dadurch zum Halteapparat wird **(Retensionsfeld)**. Der Strang behindert dort, wo er in die Haut einstrahlt, deren Flächenwachstum (Abb. 5.7). Das behinderte Flächenwachstum führt zur Epithelverdickung in Form der genannten Nasenplakoden. Durch die Umbildung der Plakoden zu napfförmigen Epithelverdickungen entstehen schon embryonal die Anlagen der Nasenlöcher. Weil es zwei Augen gibt, gibt es also auch zwei Nasenplakoden. Beide Plakoden liegen zunächst weit lateral, dem weiten Abstand der Augen entsprechend.

Wir sagen, die Nase ist ein Entwicklungsprodukt von Auge und Gehirn.

Dadurch erscheint zu Beginn des 2. Monats die menschliche Nase noch mehr breit als hoch. Die lange Nase entsteht erst im Zusammenhang mit dem Längerwerden des ganzen Gesichts.

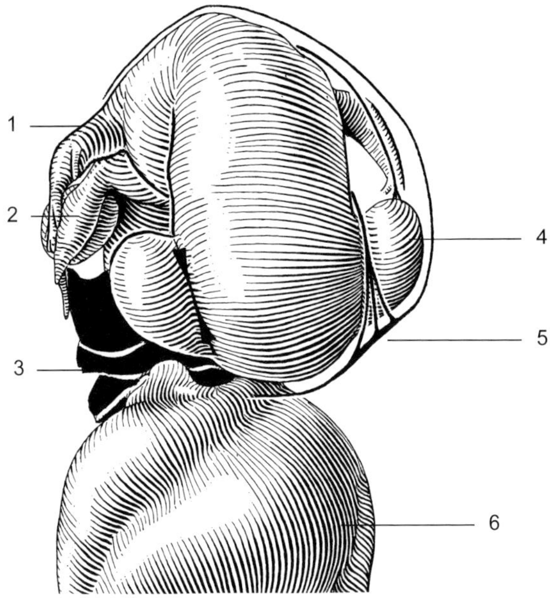


1 und 2 Gehirnnerven
3 Schlundtaschen
4 Augenblase
5 Nasenplakode (Riechgrube)
6 Herzbeutel

**Abb. 5.7** Ausschnitt aus der Rekonstruktion eines 3,4 mm großen menschlichen Embryo in der Kopfregion. **Schwarz:** Entoderm.
Konvergenter Doppelpfeil (→←): Haltefunktion des Stromas zwischen Augenblase und Vorderhirn. In seinem Einstrahlungsgebiet in das Ektoderm entsteht die Nasenplakode.



## Das embryonale Breitgesicht

Noch bei dem abgebildeten 16,2 mm großen Embryo der 7. Woche (Abb. 5.8 und 5.9) ist das Gesicht zwischen dem wachsenden Gehirn und dem mächtigen Herzwulst eingeengt und daher breit. Der Augen- und Nasenabstand ist noch weit. Die Mundspalte ist quer gestellt. Zwischen der vorgewölbten Stirn und der Nase ist das Gewebe zwischen den Augen im Wachstum beengt und zwischen den Augenlidern quer gestrafft. Dieses gestraffte Gewebe bildet gleichsam den Brillensteg des Embryo. Es hält die Augen lange Zeit an ihrem embryonalen Platz, während das Hinterhaupt mit dem Wachstum des Schläfenhirns breit wird. Dadurch nimmt der Augenabstand fast nicht zu. So erscheint der Blick allmählich mehr nach vorn gerichtet. Der später typisch menschliche Blick steht also in Beziehung zur Gehirnentwicklung.

Tiere mit einem kleinen Gehirn und einem kleinen Herzen haben eine andere Einstellung der Augen als der Mensch.

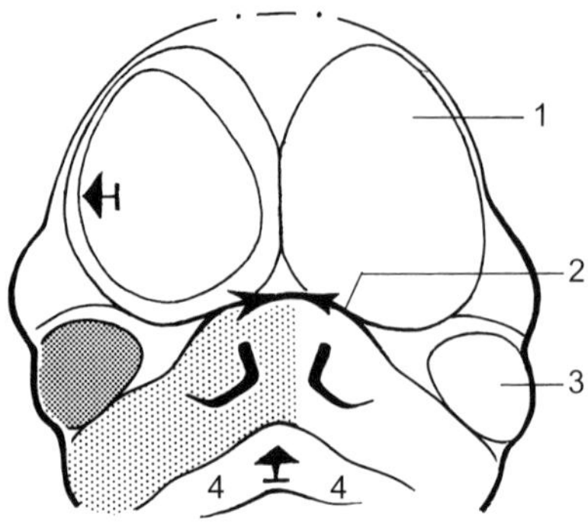


1 Großhirnhemisphären
2 gestrafftes Bindegewebe zwischen dem linken und rechten Augenlid
3 Auge
4 erste Beugefalte (Unterkiefer)

**Abb. 5.8** Stirn und Gesichtsregion eines 16,2 mm großen menschlichen Embryo. Entwicklung der Blickrichtung nach vorn. **Hellgrau:** Nasen-Jochbogen-Region, **dunkelgrau:** Auge.
Unterer Pfeil (⊢►): Widerstand des Herzwulstes gegen den wachsende Kopf während der zunehmenden Beugung des Embryo
Konvergenter Doppelpfeil (–►◄–): Haltefunktion des Stromas zwischen Nase und Stirn
Oberer Pfeil (⊢►): Querverbreiterung des Großhirns über den Augen

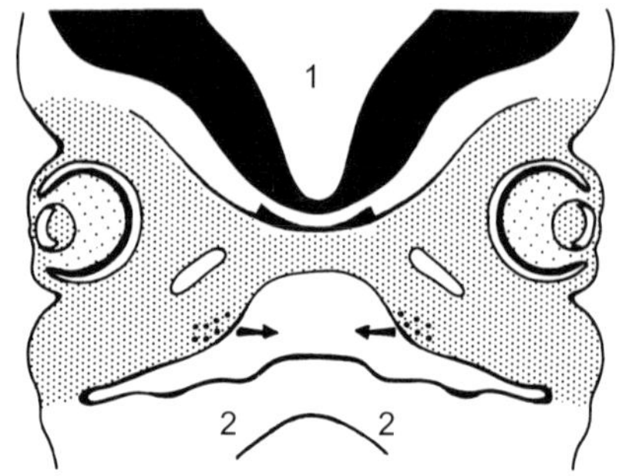


1 Gehirnventrikel
2 Unterkieferregion

**Abb. 5.9** Der 16,2 mm große Embryo in einer Schnittebene durch die Augen- und Gaumenregion. **Schwarz:** Gehirn
Konvergenter Halbkopfpfeil (_►◄_): Haltefunktion der Dura
Kleine Pfeile (–►): Wachstumsbewegung der entstehenden Gaumenfortsätze im Wachstumsbereich unter dem Auge

Physiognomiker haben, schon lange bevor Entwicklungsbewegungen bekannt waren, den menschlichen Gesichtsausdruck im psychologischen Sinn als Zeichen eines Zusammenspiels von Gehirn und Herz angesehen. Dies entspricht der Erfahrung, dass einerseits die Schnellreaktionen des persönlichen Verhaltens, die sich im Mienenspiel äußern, unter Umständen mit deutlichem Herzklopfen, also einer auffälligen Herztätigkeit, verbunden sind, dass aber andererseits Nachdenken nicht selten Kopferlebnisse in der Augen- und Oberkopfregion, ja sogar Kopfschmerzen bereitet.

Man pflegt Herz- und Kopfgefühle zu unterscheiden.

# Organe der Kopfdarmregion

Gegen Ende des 2. Monats, bei etwa 30 mm großen Embryonen, beginnt der Abstand zwischen Gehirn und Herz zuzunehmen. Damit beginnt das Gesicht sich zu verlängern.

## Lippen

Bei einem 30 mm großen Embryo, dessen Gesicht nun lang zu werden beginnt, besteht das Gesichtsskelett aus dem Oberkiefer-Nasen-Skelett einerseits und aus dem knorpeligen Unterkieferskelett andererseits. Beide Skelettierungsherde bilden, von der Seite gesehen, einen nach vorn offenen Winkel miteinander (Abb. 5.10). Da die divergierenden Schenkel des Winkels

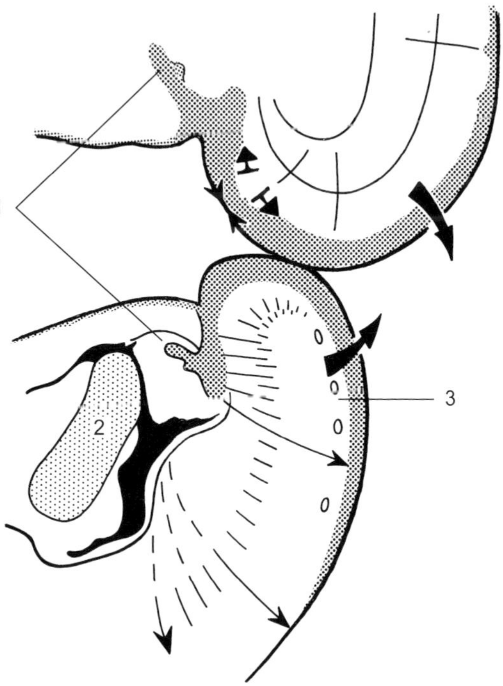


1 Kieferleisten mit Zahnkeimen
2 knorpeliger Unterkiefer
3 Unterlippe

**Abb. 5.10** Wachstumsbewegungen der Lippen. **Schwarz:** Knochen am knorpeligen Unterkiefer.
Konvergenter Doppelpfeil (—►◄—): geringes Flächenwachstum
Divergenter Doppelpfeil (◄—||—►): schnelles Flächenwachstum
Einfache Pfeile (—►): Einrollbewegung der Lippen

sich mit ihrem Längenwachstum vergrößern, wird der embryonale Skelettmund größer und das Binnengewebe rings um die Mundöffnung dabei gedehnt. In diesem **Dilationsfeld** entsteht die Ringmuskulatur des Munds. Ihre Entwicklung entspricht also wieder den allgemeinen Regeln eines Dilationsfeldes.

Mit zunehmender Wachstumsdehnung der Ringmuskulatur nimmt ihr Dehnungswiderstand dann allmählich zu. Dabei rollen sich die Mundränder, die Lippen, ein. Auf diese Weise schließt sich äußerlich der (Weichteil-) Mund. Hinter den Lippen nimmt jedoch der Mundraum in allen Richtungen weiter an Größe zu. So entsteht ein Sograum. Der Embryo „lutscht" gleichsam. Der sog. Saugreflex des Neugeborenen ist eine Spätfolge dieses frühen Entwicklungsakts und nicht etwa eine Rekapitulation oder ein Atavismus früher Phasen der Phylogenese. An ihm ist bereits im 2. Monat die Entwicklung des Nervensystems beteiligt.

## Zähne

Sobald sich die Lippen des Embryo einrollen, wird die Schleimhaut an der Grenze der Lippen zu der dahinter gelegenen Mundschleimhaut gestaucht und im Flächenwachstum verdickt sich das Epithel; mit ihm verdichtet sich das angrenzende Binnengewebe regelmäßig an der Basis der Lippen. Es entsteht im Ober- und Unterkiefer jeweils eine Leiste, die Kieferleiste. Aus den Kieferleisten gehen nach kinetisch genau bekannten Regeln die Zahnkeime hervor (Abb. 5.11). Die Zahnkeime differenzieren sich in monatelanger Entwicklung zu Zähnen, die mehr und mehr gegen die Mundhöhle vorwachsen. Nach der Geburt durchstoßen die ersten Zähne als Milchzähne die Schleimhaut. Das definitive Gebiss entsteht später.

Die genannten Entwicklungsbewegungen der jungen Zahnkeime sind ein Frühfaktor des Beißens. Mit anderen Worten:

> Die Entstehung der Zähne stellt als Leistung des Embryo ein Wachstumsbeißen dar. Das Wachstumsbeißen ist eine Voraussetzung für das spätere Beißen. Die Zahnentwicklung ist wieder ein Beispiel einer Funktionsentwicklung, der Entwicklung einer Verhaltensweise durch Wachstum.

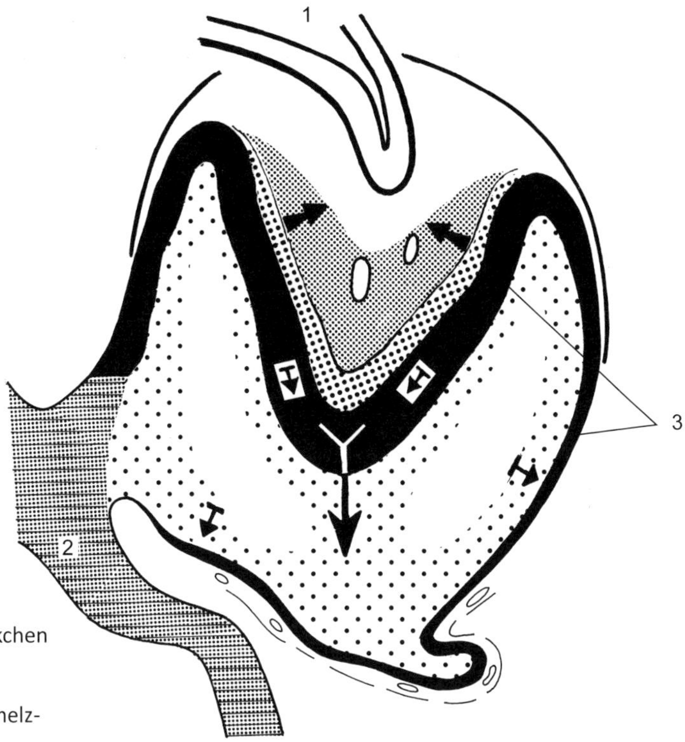


1 bindegewebiges Zahnsäckchen mit Blutgefäßschlinge
2 Kieferleiste
3 inneres und äußeres Schmelzepithel (schwarz)

**Abb. 5.11** Zahnkeim im Oberkiefer. Während vom inneren Schmelzepithel der Zahnschmelz gebildet wird, wird das äußere gedehnt und geht zugrunde.
Pfeile mit Querstrich (⊢►): Wachstumsdruck
Geschwänzter Pfeil (≻►): Abgabe von Flüssigkeiten

## Zunge

Ähnlich dokumentiert die Entstehung der menschlichen Zunge Vorfunktionen des Sprechens. Die bekannte große Beweglichkeit der Zunge hat ihre maßgebenden Voraussetzungen in der Entwicklung. Hier sind folgende Entwicklungsbewegungen nachweisbar. Mit dem Vornüberbeugen des wachsenden Embryo wird der Kopfdarm gekrümmt. Bei einem 7 mm großen Embryo ist seine dem Gehirn benachbarte Wand im Flächenwachstum mehr gefördert und daher dünner als die Wand, die den Mundboden bildet. Der Boden des Mundraums, im Flächenwachstum relativ behindert, ist verdickt. Das verdickte Epithel des Kopfdarms ist die epitheliale Zungenanlage (Abb. 5.12 und 5.13). Je größer der Mundraum wird, desto größer wird

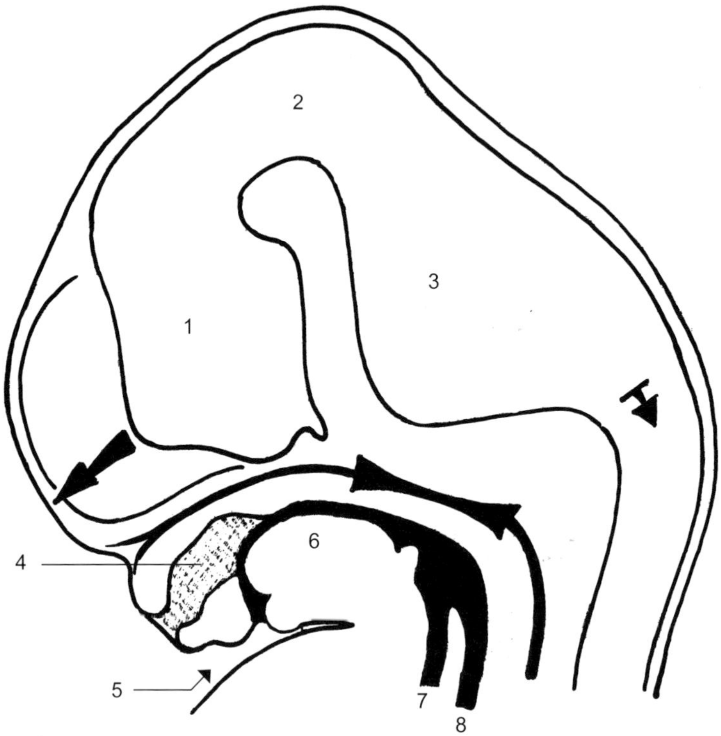


**Abb. 5.12** Rechte Hälfte der Kopf-Hals-Region eines 17,5 mm Embryo. Nach einer Schnittserienrekonstruktion. Lumen des Kopfdarms **(schwarz)** unter der noch bindegewebig gestrafften Schädelbasis gebogen.
Konvergenter Doppelpfeil (→←): Gestaltungsfunktion der bindegewebig gestrafften Schädelbasis
Einzelpfeile (←→): Wachstumsexpansion des Gehirns über der Schädelbasis

auch die Zungenanlage. Sie hat zunächst die Gestalt und Größe einer der vielen kleinen Erhebungen, die man später beim Erwachsenen am Zungengrund findet. Dies bestätigt den Satz von der Ähnlichkeit der Teile mit dem Ganzen, die man bei den verschiedensten Organen finden kann.

Der zunehmenden Vorwölbung des Zungenepithels folgt das unterliegende Binnengewebe nach. Seine Zellen werden (im Inneren der Zunge) mit dem Längenwachstum der Zungenanlage längs (longitudinal) gedehnt. Danach werden jüngere Zellen mit dem Breitenwachstum des Kopfdarms und der Zunge quer zur Längsrichtung der Zunge gedehnt und noch später werden wieder Zellen allmählich senkrecht zu diesen beiden Systemen dilatiert. Alle dilatierten Zellen zusammen bilden das Gitterwerk der Zungenmuskulatur.

1 Zwischenhirn, zwischen den beiden Großhirnhemisphären
2 Mittelhirn
3 Kleinhirn
4 Mundeingang
5 Naseneingang
6 Zunge

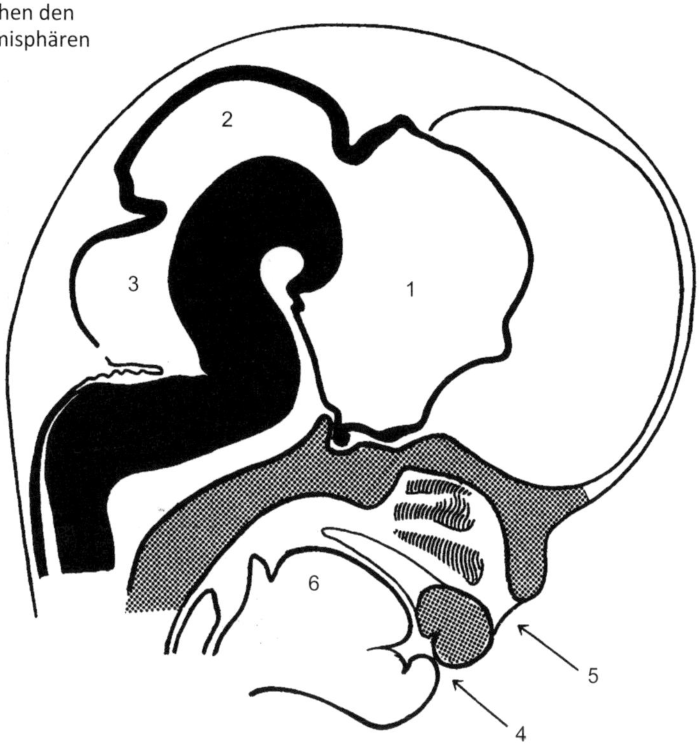


**Abb. 5.13** Kopfregion eines 24 mm großen menschlichen Embryo. Beginnende Unterteilung des Kopfdarms in zwei Stockwerke. **Dreieckiges helles Feld über (6):** vorwachsender Gaumenfortsatz der seitlichen Kopfdarmwand, **punktiert:** Schnittfläche der Schädelbasis und des Oberkiefers mit Oberlippe, **schraffiert:** Nasenmuscheln

Wegen der Vielzahl ihrer dreidimensional ausgerichteten Fasern ist die Zungenmuskulatur schon früh besonders intensiv innerviert. Sie wird damit zu einem speziellen Wirkungsfeld des Gehirns. Die Fähigkeit zu hochgradig zerebral gesteuerter Tätigkeit der Zungenmuskulatur ist ein charakteristisches Merkmal der typisch menschlichen Zerebralisation. Nur der Mensch ist zu einer hoch differenzierten Sprache befähigt. Schon die Entwicklung der Zunge ist eine Voraussetzung und Einleitung der späteren Sprechtätigkeit. Mit ihrer Funktionsentwicklung wird das Sprechen phänogenetisch vorbereitet.

Das Sprechen lernen macht nur komplett, was schon durch die Frühentwicklung in hohem Maße vorbereitet ist.

## Gaumenfortsätze

Öffnen wir an einem geeigneten anatomischen Präparat eines vielleicht 6 Wochen alten Embryo künstlich den Mund, so finden wir am Dach des Mundraums noch zwei dünne Wandabschnitte. Sie sind der Boden der linken und rechten Nasengrube. Am Boden jeder dieser Nasengruben liegen das Ektoderm der Nasengrube und das Entoderm des Kopfdarmdaches so eng aneinander, dass hier normalerweise **Corrosionsfelder** entstehen. Sie sind die Orte der inneren Nasenlöcher. Wenn hier das Zellgewebe zugrunde geht, erscheinen die ehemaligen Nasengruben als kurze Nasengänge, die sich in den Mundraum öffnen.

In den ersten Tagen des 2. Monats ist das Kopfdarmlumen noch nicht durch ein Zwischendach unterteilt. Nur seitlich finden wir Anlagen der Unterteilung. Sie bilden vor allem den dicken Boden der Augenhöhlen (Orbita, Abb. 5.9). Es sind die Anlagen der Gaumenfortsätze. An ihrem freien Rand ist das Epithel gewölbt und damit Keilepithel. Der Divergenz seiner Zellen entsprechend wächst das Keilepithel ins Kopfdarmlumen vor. Der rechte und der linke sogenannte Gaumenfortsatz treffen sich miteinander und teilen dadurch das anfangs einheitliche Kopfdarmlumen in zwei Stockwerke. Das obere, der Nasenraum, wird noch im 2. Monat durch die Nasenscheidewand in einen linken und rechten Abschnitt unterteilt. Die Gaumenspalte kann sich einmal abnormerweise nicht schließen. Dann wird sie so groß, dass es zu Störungen beim Atmen und Sprechen kommt.

## Das Langgesicht

Sobald im Inneren des Nasenrückens und der Nasenscheidewand ein **Densationsfeld** entstanden und in diesem Knorpel gebildet ist, gewinnen die jungen (platten) Knorpelzellen durch ihr Quellungswachstum die Fähigkeit zur Stemmkörperfunktion vor allem in Richtung zur Nasenspitze. Mit dem Wachstum dieses Knorpels wird die äußere Nase lang. Das umso mehr, als auch das Gesicht lang wird, indem das mächtige embryonale Herz mit den Eingeweiden, einem Wachstumszug des Zwerchfells folgend (Kap. 7), mehr und mehr absteigt (deszendiert). Zwischen dem aufsteigenden (aszendierenden) Gehirn und dem absteigenden (deszendierenden) Herzen gewinnt das Gesicht Raum. Es entwickelt sich zu dem typisch menschlichen Langgesicht (Abb. 5.14).

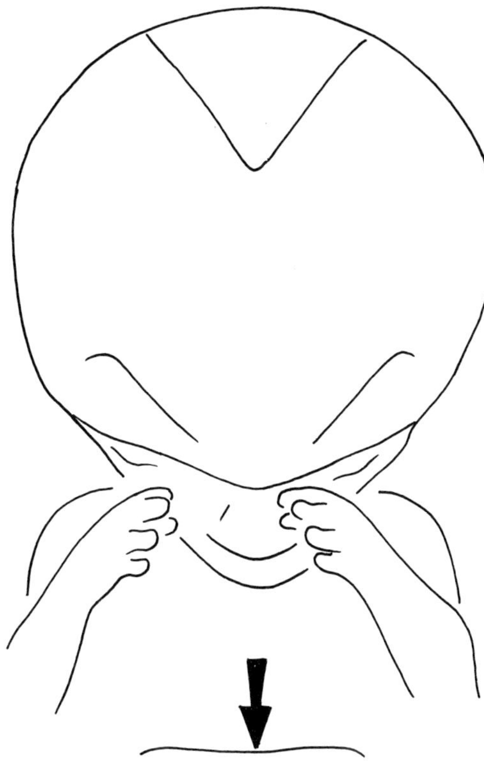

**Abb. 5.14** 37 mm großer menschlicher Fetus, 3. Monat. Langgesicht. Pfeil (→): Descensus der Eingeweide

In der Entwicklungsperiode, in der sich das Langgesicht bildet, findet man das Bindegewebe in der Tiefe des Gesichts maulkorbartig um das expansiv wachsende knorpelige Nasenskelett gestrafft. Der „Maulkorb" ist oben an der knorpeligen Schädelbasis und unten an dem verdichteten Gewebe des Unterkiefers und des Zungenbeinbogens fixiert. Mit der zunehmenden Straffung des Maulkorbs wird das von ihm umschlossene Knorpelskelett mehr und mehr länglich. An der Innenseite des Nasenskeletts faltet sich die Schleimhaut. Im Inneren der hinreichend gewachsenen Falten entsteht das Skelett der Nasenmuscheln (Differenzierung von außen nach innen = outside-inside differentiation) (Abb. 5.15).

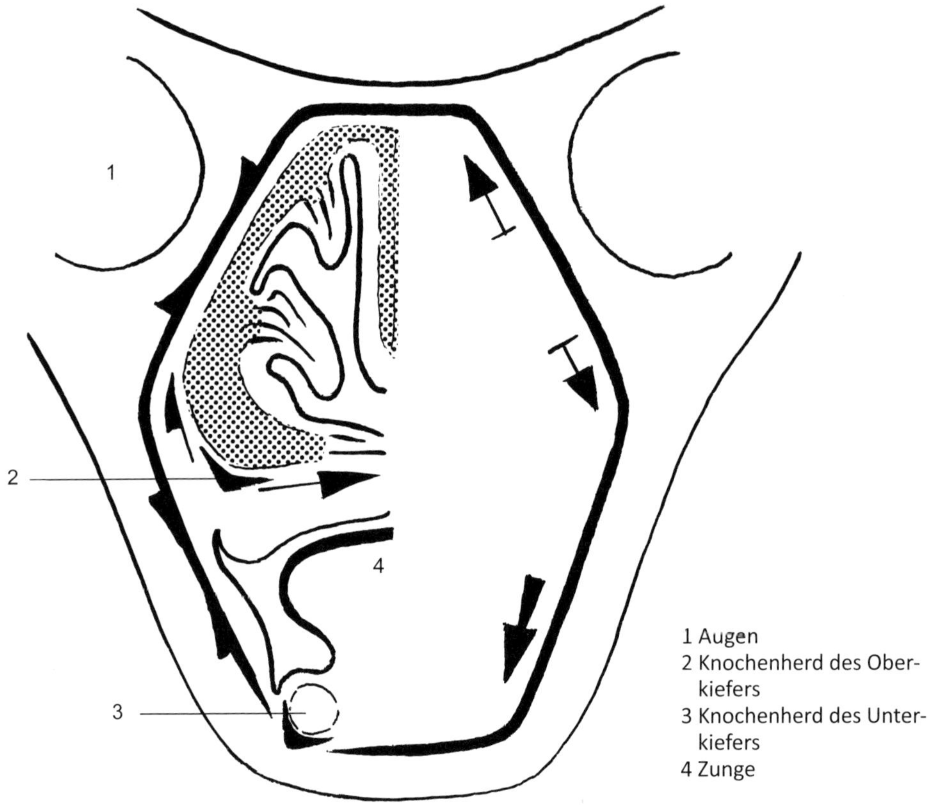


**Abb. 5.15** Frontalschnitt durch die Gesichtsregion des 37 mm Fetus. Entstehung des Langgesichts mit Straffung der bindegewebigen Nasenkapsel.
Konvergente Doppelpfeile (▶◀): Haltefunktion des Bindegewebes
Divergente Pfeile (◀⊣⊢▶): Stemmkörperwachstum und Wachstumsexpansion des Knorpels

Alle die genannten Wachstumsfunktionen sind wieder eine Voraussetzung für spätere Leistungen. Was nicht schon vor der Geburt eingeübt wurde, kann nach der Geburt nicht weiterentwickelt und dann allmählich ausgeübt werden. Die ganze Frühentwicklung ist als Wachstumsfunktion eine unabdingbare Voraussetzung für das spätere Verhalten. Was wir später Tätigkeit nennen, beginnt mit Wachstumsfunktionen.

# 6

# Bewegungsapparat

Seit fast 2000 Jahren sind die Muskeln als die aktiven Teile bei den Körperbewegungen angesehen und das Skelett als der stützende, passive Apparat beschrieben worden. Das gilt sicher hinsichtlich späterer Stadien. Nachdem wir aber wissen, dass die Leistungen des Erwachsenen auf frühen Wachstumsfunktionen beruhen und dass Funktionen eine Funktionsentwicklung haben, lag es nahe, auch das Skelett und die Muskulatur auf ihre frühen Funktionen zu untersuchen. Dabei wurde der völlig unerwartete Befund erhoben, dass alle Muskeln in **Dehnungsfeldern** entstehen, d. h. also zunächst im Rahmen einer Dehnung passiv funktionieren. Bevor sie sich kontrahieren können, müssen sie erst dilatiert werden. Im Gegensatz zu den Muskeln funktioniert dabei das Knorpelskelett zunächst als der aktive Teil des Bewegungsapparats. Sein Quellungswachstum bedeutet, wie wir wissen, im jungen Bewegungsapparat eine Stemmkörperfunktion.

## Das Achsenskelett

Das Skelett des Erwachsenen besteht aus einem Kopf-, Rumpf- und Extremitätenskelett. Zunächst ist seine Gestalt als Zustandsbild nicht ohne Weiteres zu verstehen (Abb. 6.1). Untersuchen wir aber den Prozess seiner Gestaltung, die Art und Weise, das Wie seiner Bildung, dann zeigen sich Regeln sowohl seiner Lageentwicklung als auch seiner Form- und Strukturentwicklung. Was nur die Lage des Achsenskeletts betrifft, so ist nicht ohne Weiteres einzusehen, dass z. B. die Wirbelkörper ventral vor dem Rückenmark entstehen und nicht dorsal. Man kann fragen, wie es kommt, dass Rippen nur in der Brustwand und nicht auch in der Bauchwand entstehen oder dass die Basis des Schädels zunächst knorpelig ist, Teile des Schädeldachs dagegen gleich knöchern entstehen.

Fragen wir auch hier wieder nach der Ontogenese! In Abbildung 6.2 sind von einem 4,2 mm großen Embryo die Beugefalten des Kopfes sowie die Zone der seitlichen Körperwand durch Punktierung hervorgehoben. Die punktierte Zone geht in der Gesichtsregion und in der Gegend des äußeren Genitalapparats in die der anderen Körperseite über. Sie ist als Ganzes ein ringförmiger Körperwandabschnitt, in dem das Ektoderm verdickt ist (Ektodermring). In der klassischen Vergleichenden Anatomie sind die seitlichen Teile dieses Rings irrtümlicherweise als **Milchleisten** gedeu-

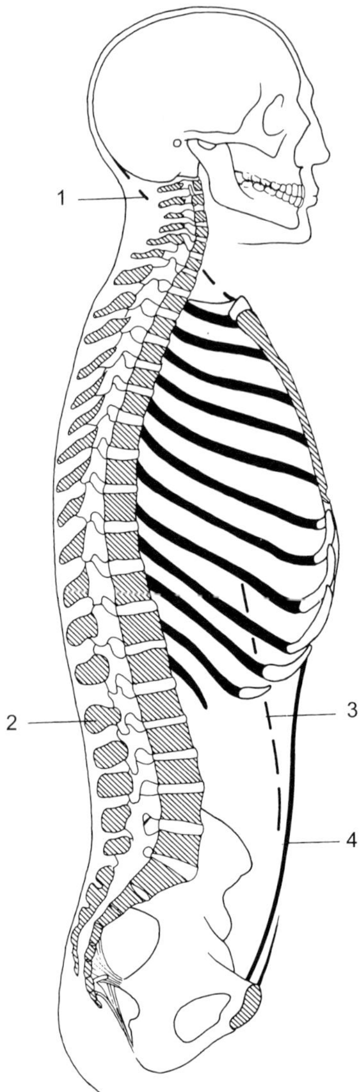


1 schräger seitlicher Halsmuskel
2 Dornfortsätze in der Rückwand des Wirbelkanals
3 schräger Bauchmuskel
4 gerader Bauchmuskel

**Abb. 6.1** Rumpfskelett eines Erwachsenen.

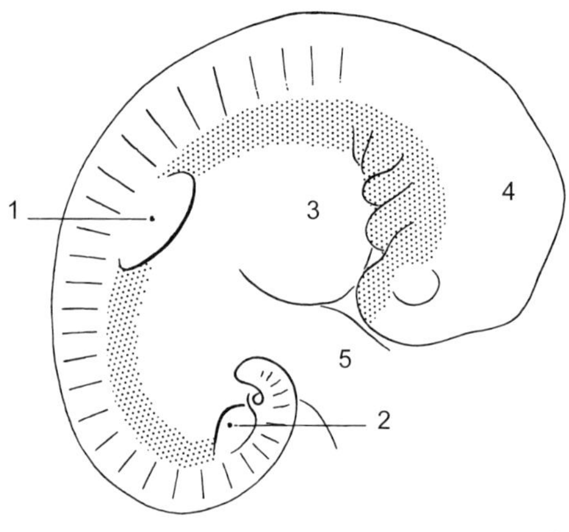


1 Armanlage
2 Beinanlage
3 Herzwulst
4 Hinterhirn
5 Nabelschnur

**Abb. 6.2** 4,2 mm großer menschlicher Embryo. Alter: 28 Tage. **Punktiert:** Verdickte Haut der seitlichen Körperwand (Ektodermring)

tet worden, obwohl sie bereits bei Embryonen von Reptilien nachweisbar sind.

Humanembryologisch wissen wir dazu Folgendes: Im Bereich des Ektodermrings ist die Haut im Flächenwachstum behindert und damit verdickt. Querschnitte von Embryonen geeigneten Alters machen deutlich, dass das dorsal schnell wachsende Rückenmark die Haut in seiner nächsten Nachbarschaft dehnt und dass ähnlich wie hier auch an der Bauchseite des Embryo entlang dem schnell wachsenden Herz-Leber-Massiv die Körperwand gedehnt und dünn wird. Zwischen diesen beiden an Umfang schnell zunehmenden Gebieten bleibt die Körperwand dagegen auf engem Raum zusammengedrängt. Ihr Epithel wird deshalb dick und das unterliegende Stroma dicht (Abb. 6.3). Hier entsteht in der Tiefe, nahe der Chorda, ein Verdichtungsfeld **(Densationsfeld)**. Das Densationsfeld der einen Seite geht fließend in das der anderen Seite über. Im Übergangsgebiet, ventral vor dem

1 dünne Haut über dem expansiv wachsenden Neuralrohr
2 dicke Haut im Gebiet behinderten Flächenwachstums
3 dünne Haut über dem expansiv wachsenden Herzen
4 Vene (obere Kardinalvene)
5 rechter Vorhof des Herzens
6 rechte Herzkammer

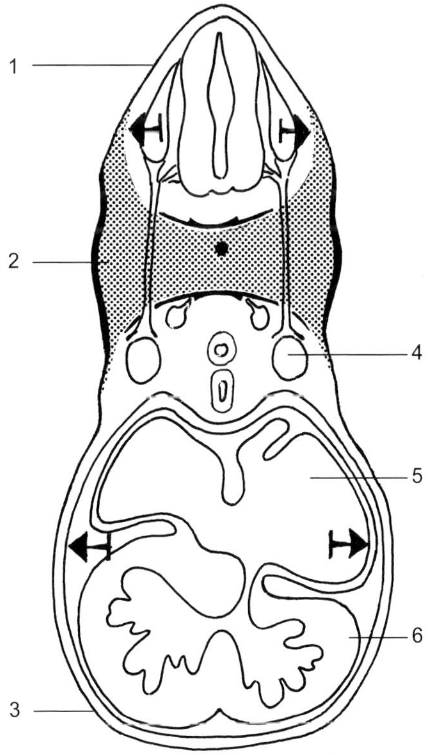


**Abb. 6.3** 8,1 mm menmschlicher Embryo, quer, vom Rumpfende her gesehen. Dicke und dünne Abschnitte der Körperwand. **Punktiert:** Anlage des Bewegungsapparates. Divergente Pfeile mit Querstrich (←|→): Wachstumsexpansion

Rückenmark und dorsal von den Rumpfeingeweiden, entwickelt sich der Stammteil des ganzen späteren Bewegungsapparats, das genannte Achsenskelett. Es umschließt die Chorda, die deshalb später die Wirbelsäule durchzieht.

Im Kapitel 3 (Übersicht über Stoffwechselfelder) brachten wir als Beispiel für die Differenzierung von Knorpel die Entstehung des **Kontusionsfelds** der embryonalen **Wirbelsäule**. Eingehende anatomische Vergleiche verschieden alter menschlicher Embryonen erbrachten den Beweis, dass es das Rückenmark ist, das dieses Kontusionsfeld initiiert, und zwar auf folgende Weise: Dorsal über dem Rückenmark ist die Wand des Wirbelkanals dünn, der Wachstumswiderstand ihm gegenüber also gering. Vor dem Rückenmark ist die Wand des Wirbelkanals dagegen dick. Während das Rückenmark sich vor allem mit seinem schnell wachsenden dorsalen (hautnahen) Teil (exzentrisch) vergrößert, flacht sich ventral die Dura, die zunächst nur dort kräftig ist, ab. Die Abflachung bedeutet eine Abnahme ihrer Krümmung, d.h. eine partielle Begradigung. Sie führt zur Entstehung eines Densationsfelds, das der konvexen Seite der dicken ventralen Dura anliegt (Abb. 6.4). In ihm verdichtet sich das Gewebe. Es ist die Anlage der Wirbelsäule. Das **Densationsfeld**, in dem die Wirbelsäule entsteht, setzt sich seitlich jeweils in die Zwischenräume zwischen den cranio-caudal aufeinanderfolgenden Aortenästen fort, und zwar so, dass dadurch jeder Wirbelkörper durch Fortsätze verbreitert wird.

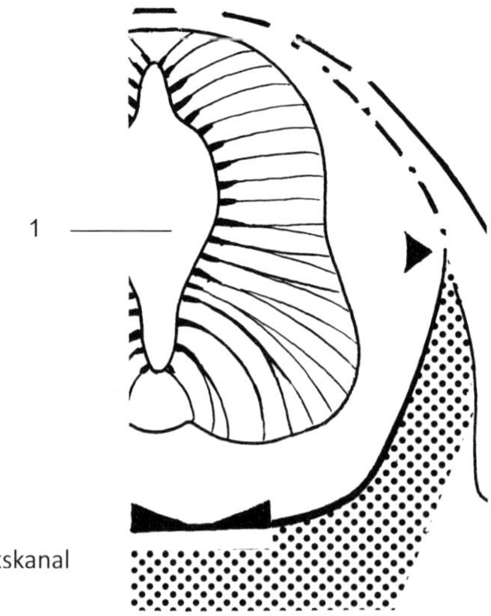


**Abb. 6.4** Wirbelkanal und Rückenmark eines 11 mm großen menschlichen Embryo.
**Punktiert:** Knorpel.
Strich-punktierte Linie: dünner Teil der Dura über dem exzentrisch wachsenden Rückenmark
Konvergente Pfeile (▶◀): Haltefunktion der harten Hirnhaut (Dura)
Pfeilkopf (►): Flüssigkeitsdruck der Interzellularsubstsanz in der sog. Spinnwebhaut. Er hat zur Bildung des Contusionsfeldes im Bereich der Wirbelsäule geführt.

> Die Anordnung der Aortenäste, die zum Rückenmark ziehen, bedeutet für die Skelettierung vor dem Rückenmark eine segmentale Unterteilung (Abb. 6.5).

Für die **Rippen** gilt Ähnliches wie für die Wirbelsäule. Auch sie entstehen durch Verdichtungen, und zwar in den Zwischenräumen zwischen den cranio-caudal aufeinanderfolgenden (segmentalen) Brustwandgefäßen. Sie sind Seitenäste der segmentalen Aortenäste. Kinetisch maßgebend ist dabei Folgendes: Mit zunehmender Vergrößerung des Herz-Leber-Massivs flacht sich das Stroma an der konvexen Seite der Pleura (Rippenfell) ab. Seine Krümmung verringert sich. Im Gebiet der Abflachung entstehen zwischen den Gefäßen Gewebsverdichtungen und anschließend Verknorpelungen, die Rippenanlagen. Die Rippen werden länger und vereinigen sich großenteils zum Brustbein. Nahe dem ventralen Teil der Leber, wo diese besonders intensiv wächst, vereinigen sich die Rippen nicht.

1 Ektoderm
2 Blutgefäß
3 Anfangsteil der Aorta (Aorta ventralis)
4 Dottersackarterie
5 Nabelarterie
6 Rückenmark

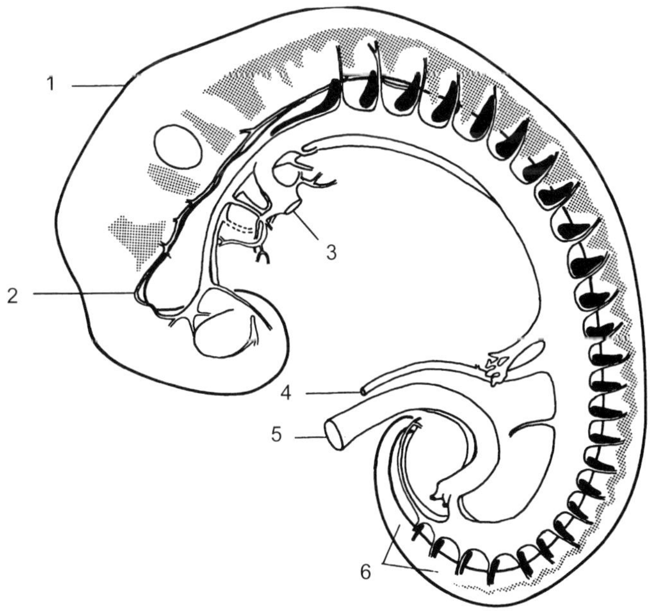


**Abb. 6.5** Schnittserienrekonstruktion eines 4,2 mm großen Embryo. **Schwarz:** Anlagen der seitlichen Abschnitte der Wirbelsäule. Diese entstehen in den gefäßfreien Zonen zwischen den regelmäßigen Abständen nacheinander (metamer) sprossenden Aortenästen. **Weiß:** Aorta mit dorsalen Ästen. **Grau:** Nerven.

## Der Schädel

Wie oben gezeigt wurde, hat die 0,23 mm große Entocystscheibe oben ein breites (stumpfes) und unten ein schmales (spitzes) Ende. Am stumpfen Ende liegt der Kopfteil der Scheibe, am spitzen ihr Rumpfteil. Der Kopfteil nimmt mehr als die Hälfte der Gesamtlänge der Entocystscheibe ein. Noch ein 7 mm großer Embryo ist großenteils Kopf. Selbst der Neugeborene hat noch einen relativ kleinen Rumpf.

Auch die Differenzierungen des Schädels lassen sich nicht isoliert, sondern nur im Zusammenhang mit seinen Nachbarorganen, vor allem dem Gehirn, verstehen. Das wachsende Gehirn ist durch Blutgefäße und Nerven im Gesichtsbereich verankert. Sobald sich das Gehirn an seinem Scheitel mehr und mehr krümmt, entstehen mit der Scheitelkrümmung, dem Mittelhirn, im Bereich des Vorder- und Hinterhirns gleichzeitig weitere Knickungen. Wir zählen jetzt von vorn nach hinten:

- Endhirn und
- Zwischenhirn,
- Mittelhirn,
- Kleinhirn und
- Nachhirn (Abb. 6.6).

Zwischenhirn und Nachhirn sind entsprechend ihrer Vorentwicklung besonders breit durch Leitungsbahnen in der Augen- und Ohrregion mit dem

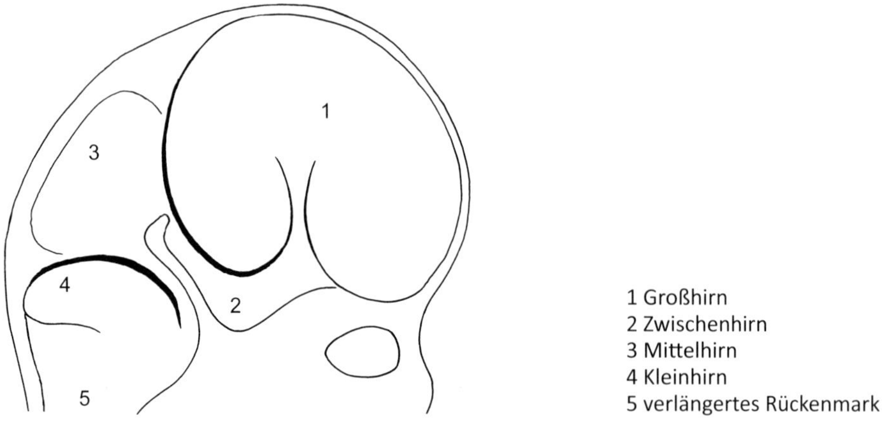


**Abb. 6.6** Schema des Gehirns eines etwa 28 mm großen Embryo.

Gesicht verbunden. Während das Zwischenhirn durch den Opticus mit dem Auge nervöse Verbindung hat, steht das Nachhirn, der dem Rückenmark ähnlichste Teil des Gehirns, durch eine größere Anzahl von Nerven mit der ganzen übrigen Gesichtsregion, insbesondere dem Ohrbereich des Embryo, in nervösem Zusammenhang.

In den Furchen zwischen den wachsenden einander benachbarten Gehirnabschnitten wird das Stroma im Wachstum behindert und gestrafft. Das gestraffte Gewebe bildet ein System von Gurten. Sie sind die ersten kräftigeren Teile der Hirnhaut (Duragurte, Abb. 6.7–6.9). Am Scheitel sind sie, dem hier stärkeren Flächenwachstum des Gehirns entsprechend, fächerförmig verbreitert. Es gibt einen paarigen und einen unpaaren Duragurt:

- Der paarige Duragurt bildet zum Teil die Falx zwischen den beiden Großhirnhemisphären,
- der unpaare das sog. Tentorium (Zeltdach) über dem Kleinhirn.

Die Duragurte stellen gleichsam Festerrahmen für das Kleinhirn und die beiden Großhirnhemisphären dar. Der Großhirngurt wird später in zwei kleinere Gurte unterteilt.

In den Fenstern wölbt sich das Gehirn zwischen den gestrafften Durazügen gegen die Haut vor. Es bildet je eine Wölbung im Bereich der Stirn- und

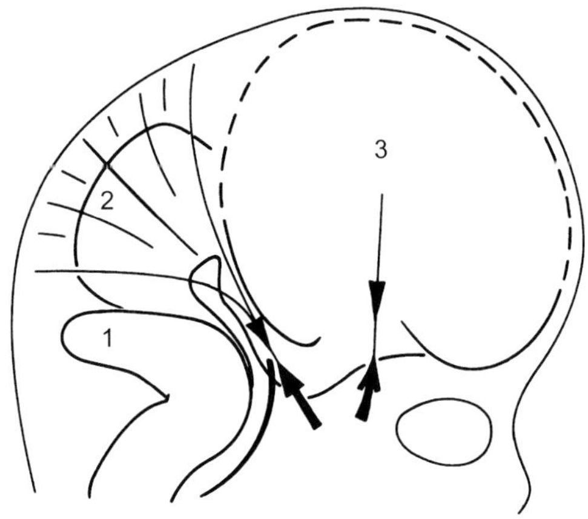


1 Kleinhirn
2 Mittelhirn
3 rechte Großhirnhemisphäre

**Abb. 6.7** Schema des Gehirns eines etwa 29 mm großen Embryo. Gestaltungsfunktionen des Gehirns im Bereich des Schädels. Sie führen zur Bildung eines mächtigen Bindegewebsstranges zwischen Großhirn und Kleinhirn und einem kleineren zwischen Stirnlappen und Schläfenlappen der Großhirnhemisphären (Duragurte).
Konvergente Pfeile (—▶◀—): Wachstumswiderstand und Haltefunktion der Duragurte

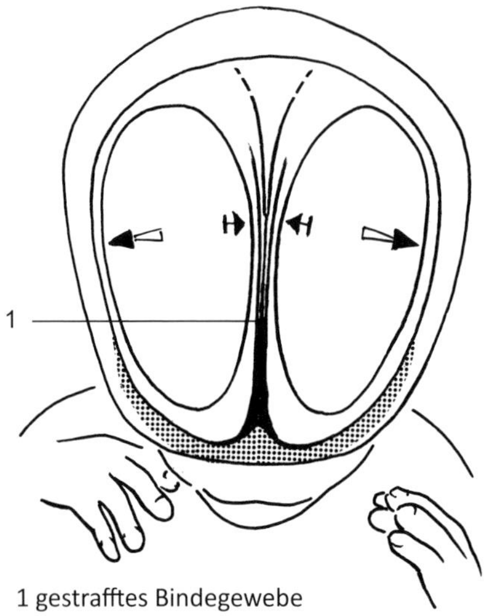


1 gestrafftes Bindegewebe
(Falx cerebri)

**Abb. 6.8** Schema des Gehirns eines etwa 29 mm großen menschlichen Embryo von vorn gesehen. Darstellung der linken und rechten Duragurte in der Stirnregion.
Konvergente Pfeile (⊢►◄⊣): Wachstumsdruck des Gehirns auf die Duragurte
Konturierte Pfeile (⇒►): Wachstumsexpansion der beiden Großhirnhemisphären

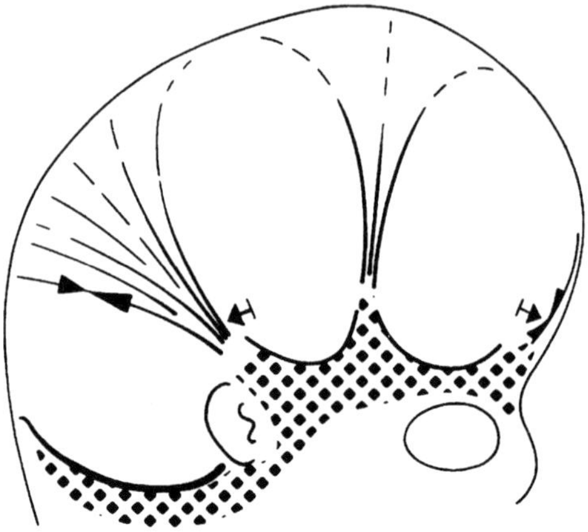

**Abb. 6.9** Schema des Gehirns eines etwa 29 mm großen menschlichen Embryo. Duragurte in Seitenansicht. Verdichtung unten an der Basis der Duragurte: Anlage der knorpligen Schädelbasis **(punktiert)**.
Konvergente Doppelpfeile (—►◄—): Haltefunktion des Bindegewebes
Pfeile mit Querstrich (◄⊣⊢►): Wachstumsexpansion des Gehirns

Schläfenregion und eine unpaare im Bereich des Kleinhirns. An der Basis des Gehirns sind die Duragurte miteinander zu der bindegewebigen Schädelbasis verfilzt (Abb. 6.10) Mit dem exzentrischen Wachstum des Gehirns flacht sie sich ab. Dabei wird das ihrer konvexen Seite anliegende Stroma gestaucht. Es entsteht hier ein basales **Densationsfeld**. Diese Entwicklungsbewegungen entsprechen denen, die wir bei der Entstehung des Achsenskeletts kennengelernt haben. In dem Densationsfeld bildet sich Vorknorpel, in diesem dann Knorpel. Erst in der Fetalzeit entsteht hier auch noch teilweise Knochen.

Die ersten Schädelknochen liegen am Rand der knorpeligen Schädelbasis. Hier entstehen Detraktionsfelder, in denen das Gewebe entwässert und extrem verdichtet wird (Kap. 3). Das wasserverarmte Gewebe bildet zunächst

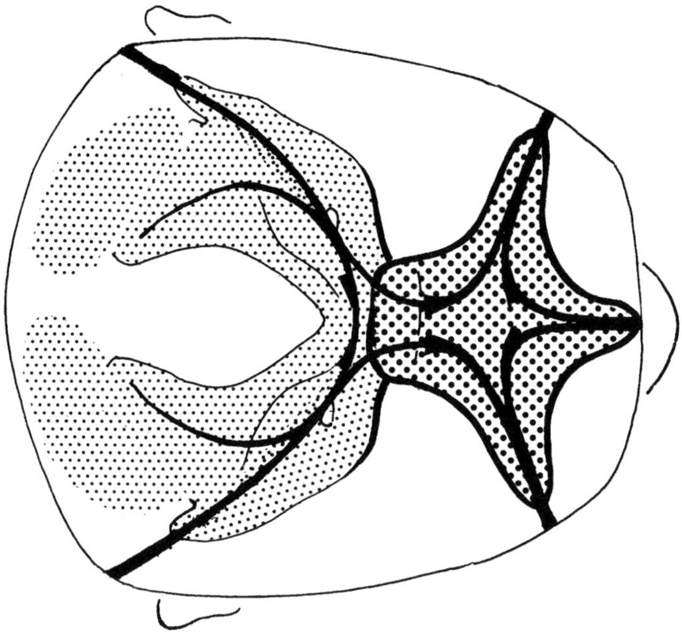

**Abb. 6.10** Schädelbasis eines 29 mm großen Embryo von oben gesehen. **Schwarze Linien:** gestrafftes Bindegewebe der Duragurte. Basal anliegend: die knorpelige Schädelbasis.



nur mikroskopisch kleine Knochenherde (Knochenkerne). Während im Inneren der erhärteten Knochenkerne das Wachstum stillsteht, wird neues Knochengewebe radiär angebaut. An den fünf großen Fenstern der bindegewebigen Schädelanlage entstehen fünf Verknöcherungsherde, die sich zu fächerförmigen Schädeldachknochen vergrößern. Es sind die Anlagen des linken und rechten Stirnbeins (Abb. 6.11), des linken und rechten Scheitelbeins sowie des unpaaren weitgehend knöchernen Hinterhauptbeins.

Mit der Zunahme des Gehirnumfangs rücken die Schädelknochen auseinander. Das führt zu Gleitbewegungen des Gewebes an den Verknöcherungsherden und damit, entsprechend den Regeln eines **Detraktionsfeldes**, zu fortgesetzt neuer Bildung von Knochen an den Rändern der bisher entstandenen Skelettstücke. An den Spitzen der radiären Knochenbälk-

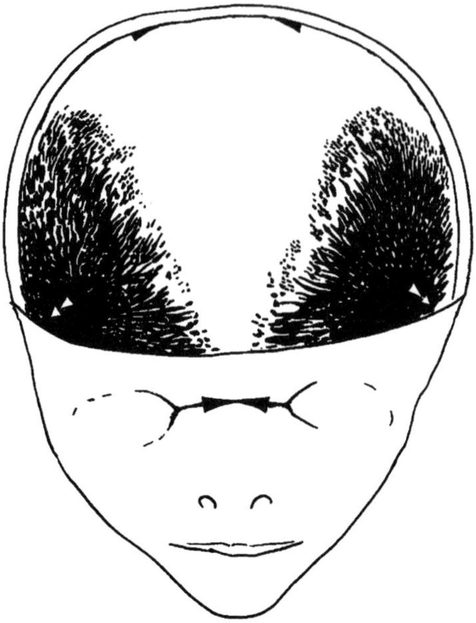

**Abb. 6.11** Stirnbeine eines 50 mm großen Fetus. Während das wachsende Gehirn exzentrisch an Umfang zunimmt, rücken die beiden Stirnbeine auseinander. Dabei gleitet der Gewebsmantel der Knochen an der Knochengrundsubstanz entlang. Es entstehen Detraktionsfelder mit radiärem Konchenanbau.
Halbkopfpfeile oben (—▶◀—): schwacher Wachstumswiderstand des noch weichen Schädeldachs gegen das wachsende Gehirn
Konvergente Pfeile (→◀—): Haltefunktion des Bindegewebes zwischen den Augenlidern (vgl. Abb. 5.8)

chen werden die Weichteile wie winzige Fingerhüte abgezogen (detrahiert, Abb. 6.12). Dadurch vergrößern sich die Detraktionsfelder bevorzugt an den Spitzen der Knochenstrahlen. Bei Feten im 3. Monat lässt sich der Radiärbau der Schädelknochen mit freiem Auge erkennen. Erst dann wird die lokale Ausrichtung der Detraktionen so verschieden, dass der strahlige Knochenbau verwischt wird und oberflächlich sog. Knochenkompakta entsteht. Ein Schädel, wie ihn Abbildung 6.13 wiedergibt, zeigt oberflächlich fast nur Kompakta.

1 stumpfer Teil des stromlinienförmigen Knochenbälkchens
2 und 3 Konchenhaut

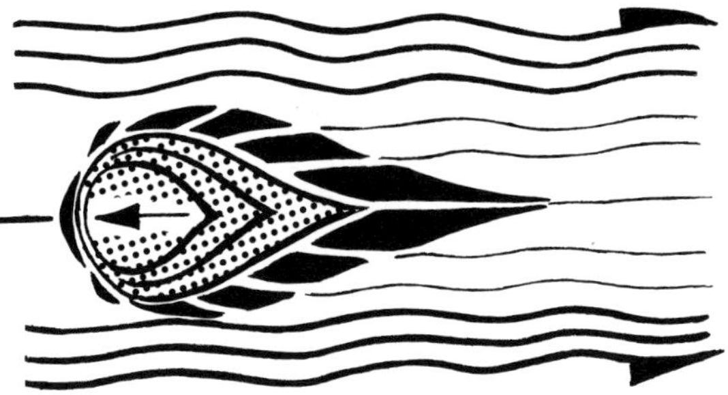


**Abb. 6.12** Ein Knochenbälkchen des in Abbildung 6.11 links abgebildeten Stirnbeins. Ausschnitt aus einem Detraktionsfeld. **Punktiert:** Schichtweise gewachsenes Knochengewebe, **schwarz:** Knochenbildungszellen, **wellig:** Gleitende Knochenhaut. Pfeile (→/—►): gegenseitiges Gleiten von Knochenkern und Knochenhaut

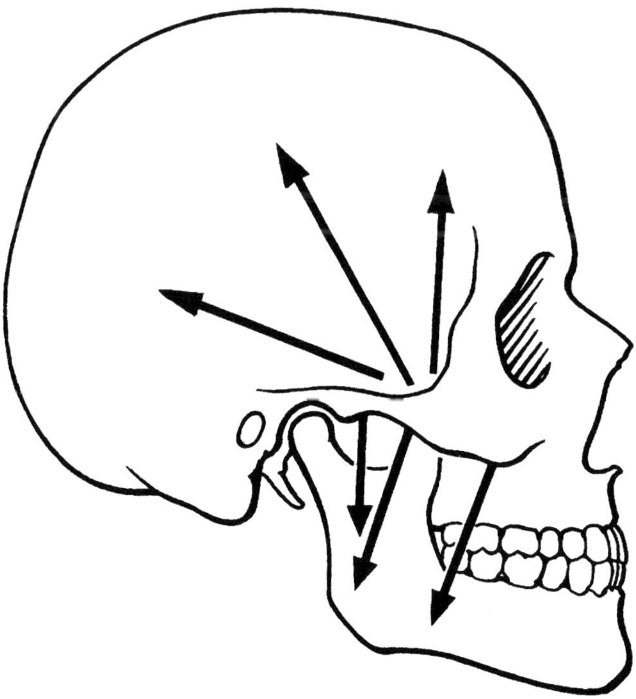

**Abb. 6.13** Schädel eines Erwachsenen mit Kaumuskulatur. Die Pfeile (→) zeigen die abgelaufenen Wachstumsdehnungen der Muskelfasern an.

# Muskeln

Muskulatur differenziert sich in Dehnungsfeldern (Dilationsfeldern, Kap. 3). Skelettmuskulatur entsteht im Allgemeinen in Dehnungsfeldern, die sich im Zusammenhang mit dem Stemmkörperwachstum des knorpeligen Skeletts differenzieren. Kennt man den Ort und die Hauptrichtung der wachsenden knorpeligen Skelettstücke, so kann man danach die Verlaufsrichtung der Muskelfasern, Muskeln und Muskelgruppen bestimmen. Wir wollen dies im Folgenden tun.

## Muskeln in der Kopfregion

Das Entstehungsgebiet der Kaumuskulatur (Abb. 6.13) wird durch das wachsende Skelett bestimmt. Die Wachstumsrichtung des Skeletts einerseits hängt mit dem Aszensus (Aufstieg) des Gehirns und dem gleichzeitigen Deszensus (Abstieg) der Eingeweide relativ zur Schädelbasis zusammen. In Kapitel 7 wird beschrieben, dass mit dem Wachstum der Leber an der Unterseite des Zwerchfells sich dieses abflacht. Mit seiner Abflachung löst sich das Zwerchfell mehr und mehr von der Wirbelsäule im Brustbereich, behält aber seine Verbindung mit der Lendenwirbelsäule (s. Abb. 7.13 und 7.14, S. 169). Man sagt: Das Zwerchfell deszendiert. Gleichzeitig mit dem Zwerchfell deszendieren die Brust-Hals-Eingeweide. Zu den deszendierenden Eingeweiden gehört auch das Zungenbein, das mit dem Unterkiefer zugfest verbunden ist. Mit dem Deszensus knickt der Unterkiefer im Kieferwinkel zunehmend schärfer nach unten. Dabei entstehen zwischen dem Schädel und dem Unterkiefer **Dehnungsfelder**, in denen sich Muskeln entwickeln. Unter anderem entstehen Kaumuskeln in einem Dehnungsfeld zwischen der basalen seitlichen Schädelwand und dem Unterkiefer, ein weiterer Kaumuskel differenziert sich zwischen dem Jochbogen und dem Unterkiefer (Abb. 6.14).

Gleichzeitig entwickeln sich noch weitere Muskeln in **Dilationsfeldern** des Kopf-Hals-Gebiets. Auch die mimische Muskulatur, die zwischen Haut und Skelett entsteht, entwickelt sich in Dehnungsfeldern. Ihre Lage und Form sind unter anderem einerseits vom Wachstum der Haut und andererseits vom Stemmkörperwachstum des Skeletts abhängig.

## Muskeln in der Halsregion

Mit dem Stemmkörperwachstum der Halswirbelsäule und der Rippen wird der Abstand zwischen Schädel und vorderem Teil des Brustkorbs größer. Gleichzeitig wölbt sich das Hinterhaupt weit nach hinten. Zwischen Hinterhaupt und Brustbein entsteht ein **Dilationsfeld**, in dem sich der sog. schräge Halsmuskel differenziert (Abb. 6.14). Die Hauptdehnungsrichtung liegt zwischen dem vorderen Ende der ersten Rippe bzw. dem Brustbein und dem Felsenbein hinter dem Ohr.

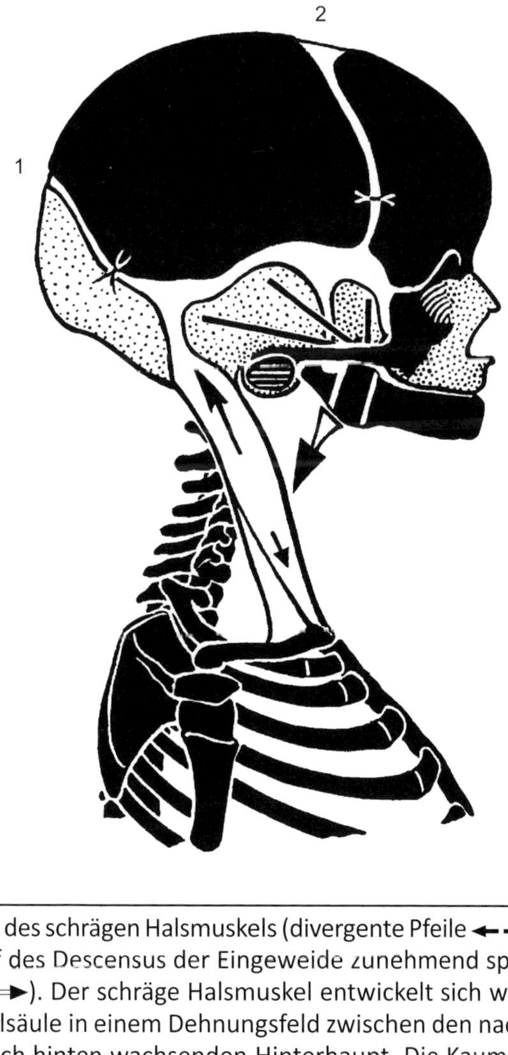


1 Hinterhauptsnaht
2 Stirn-Schläfen-Naht

**Abb. 6.14** Wachstumsdehnung des schrägen Halsmuskels (divergente Pfeile ←→) und Entstehung des später im Verlauf des Descensus der Eingeweide zunehmend spitzeren Kieferwinkels (konturierter Pfeil ⇒). Der schräge Halsmuskel entwickelt sich während des Längenwachstums der Wirbelsäule in einem Dehnungsfeld zwischen den nach vorn wachsenden Rippen und dem nach hinten wachsenden Hinterhaupt. Die Kaumuskulatur ist durch ihre Hauptfaserrichtung angedeutet.

Während das Hinterhaupt mit dem wachsenden Gehirn an Höhe und Breite gewinnt, entsteht in der Tiefe der Nackenregion zwischen dem Skelett des Hinterhaupts und der Wirbelsäule eine Kopf-Hals-Rücken-Muskulatur ebenfalls in einem **Dehnungsfeld** (Abb. 6.15). Die Muskelfasern divergieren hier entsprechend dem Stemmkörperwachstum des knorpeligen Hinterhauptskeletts nach oben.

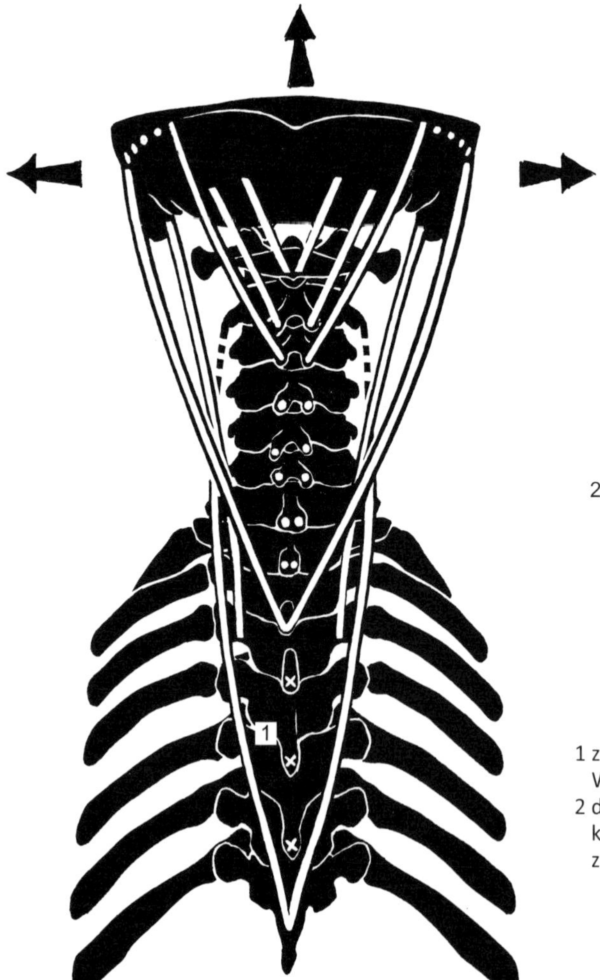


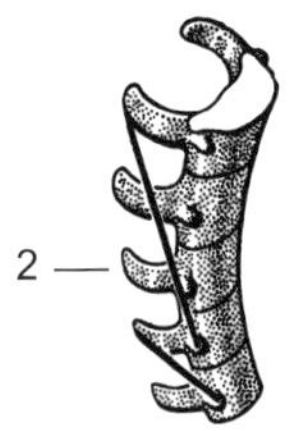


1 zu Dornfortsätzen vereinigte Wirbelbögen
2 dorsalwärts wachsende noch knorplige Wirbelbögen mit zugehörigen Dehnungsfeldern

**Abb. 6.15** Dehnungsfeld der tiefen Nackenmuskeln **(weiße Linien)** zwischen der länger werdenden Wirbelsäule und dem quer wachsenden Hinterhaupt (Pfeile ➜).

## Muskeln in der Rückenregion

Ein besonders interessanter Muskel ist der sog. **Trapezius**. Im letzten Jahrhundert nannte man ihn wegen seiner Ähnlichkeit mit der Kapuze der Mönchskutte den Kapuzenmuskel. Er ist der oberflächlichste Kopf-Hals-Rücken-Muskel (Abb. 6.16). Es ist ein später Muskel, denn die Skelettteile, die für seine Ansätze maßgebend sind, fehlen zunächst lange Zeit. Er entsteht erst, wenn die letzten Verdichtungen der Halswirbelsäule in Form von Dornfortsätzen unter der Haut gebildet sind. Dann überdeckt der Trapezius alle ihm unterliegenden, früher entwickelten Muskelschichten. Der Trapezius ist ein Musterbeispiel für die Lokalisation von Muskelbauch und Sehne. Sein **Dilationsfeld** entsteht mit der Verlängerung der Hals-/Brustwirbelsäule und der Zunahme der Schulterbreite. Die Sehnen liegen in Zonen, in denen die Haut dem Skelett dicht aufliegt, das ist am Schädel, an den Dornfortsät-

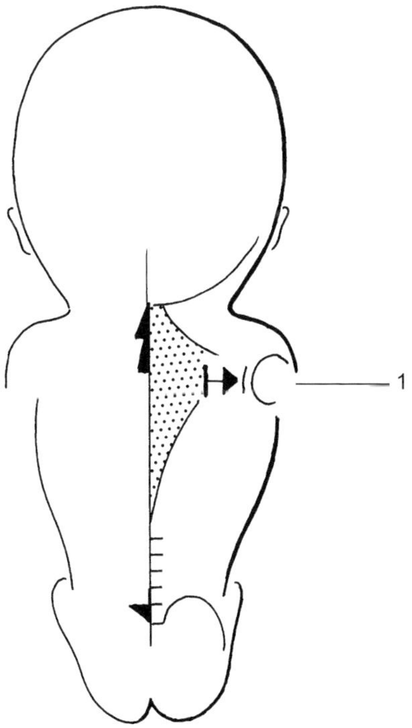


1 Schultergelenk

**Abb. 6.16** 40 mm großer menschlicher Fetus. **Punktiert:** Dilationsfeld des oberflächlichsten Rückenmuskels (Musculus trapezius).
Pfeile oben und unten (⟶): Längenwachstum der knorpeligen Wirbelsäule
Pfeil mit Querstrich (↦): Breitenzunahme der Schulter

zen der unteren Hals- und oberen Brustwirbelsäule, am 12. Brustwirbel und am Kamm des Schulterblatts (Abb. 6.17). Die unterschiedlichen Verlaufsrichtungen der Fasern dieses weit ausgebreiteten Muskels haben Bedeutung für die verschiedensten Willkürbewegungen.

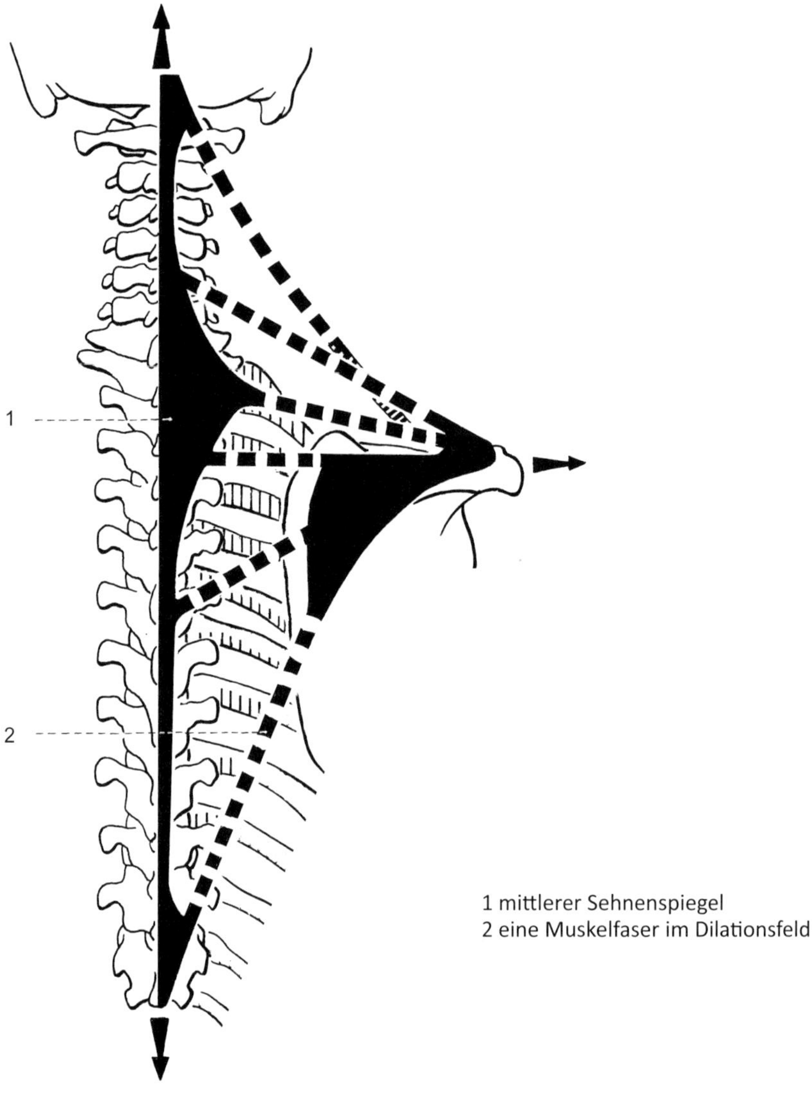


**Abb. 6.17** Dilationsfeld des trapezförmigen Rückenmuskels. Zwischen vier **schwarz** gezeichneten Feldern (den sog. Sehnenspiegeln) sind die Muskelfasern dilatiert worden **(gestrichelte Linien)**.
Pfeile (→). Hauptwachstumsbewegungen

In der Tiefe der Rückenregion steht die Muskelentwicklung in unmittelbarem Zusammenhang mit dem Wachstum der knorpeligen Wirbelsäule und der Rippen. Hier entstehen einige lange strangförmige Muskelfaserbündel und zahlreiche kurze, mehr schräg gestellte Muskeln (Abb. 6.18)

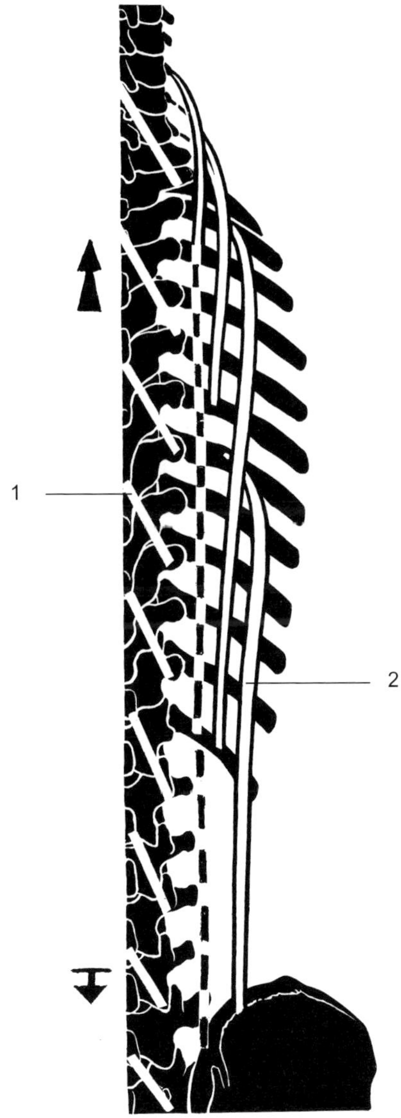


1 kurze schräge Muskeln
2 lange gerade Muskeln

**Abb. 6.18** Dilationsfeld der tiefen Rückenmuskulatur.
Pfeile (←→): Längenwachstum der knorpeligen Wirbelsäule

## Muskeln der vorderen Rumpfwand

Auch die Muskeln der vorderen Rumpfwand haben sich in **Dehnungsfeldern** differenziert. Man unterscheidet einen inneren und einen äußeren Zwischenrippenmuskel. Für deren Lokalisation haben die Rippen maßgebende Gestaltungsfunktionen. Durch die Längenzunahme der Rippen an ihren Spitzen entstehen zwischen diesen und den älteren Teilen der Nachbarrippen Dehnungsfelder. In ihnen entwickeln sich die Zwischenrippenmuskeln. Das äußere Dehnungsfeld erstreckt sich in schräg absteigender, das innere umgekehrt in schräg aufsteigender Richtung (Abb. 6.19). Phänogenetisch finden wir übereinstimmend damit zwei Zwischenrippenmuskeln (einen äußeren und einen inneren). Der Äußere dehnt sich mit dem Wachstum der flacher gekrümmten Rippe, das ist die jeweils untere.

Die Brustmuskulatur wird im Bereich der Bauchwand fortgesetzt durch die Bauchwandmuskeln. Auch hier kreuzen sich beim Erwachsenen die Muskelsysteme wieder aufgrund gekreuzter Wachstumsdilationen. Diese Muskelsysteme verbinden den Brustkorb mit dem Becken. Der längste Bauchmuskel ist der sog. **gerade Bauchmuskel**. Er verdankt seine Länge der Kippbewegung des Beckens während der Aufrichtung des Embryo. Dabei entsteht in der vorderen Bauchwand ein besonders langes **Dilationsfeld** (Abb. 6.20).

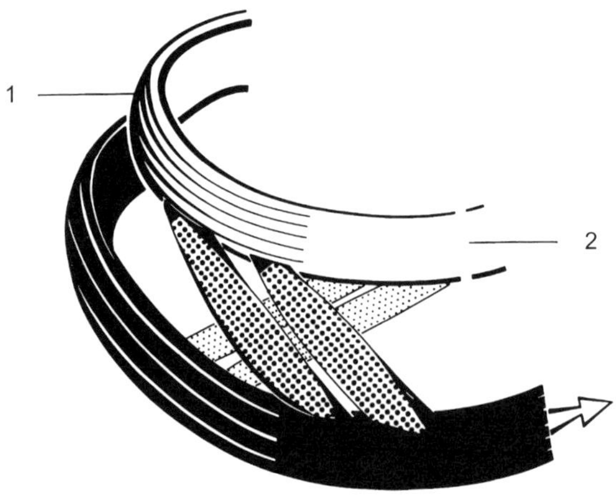


**Abb. 6.19** Auf- und absteigende Muskeln im Dilationsfeld zwischen wachsenden Rippen (Zwischenrippenmuskeln). **Längsschraffiert (1):** alte Teile des Skeletts, **nicht schraffiert (2):** junge Teile des Skeletts

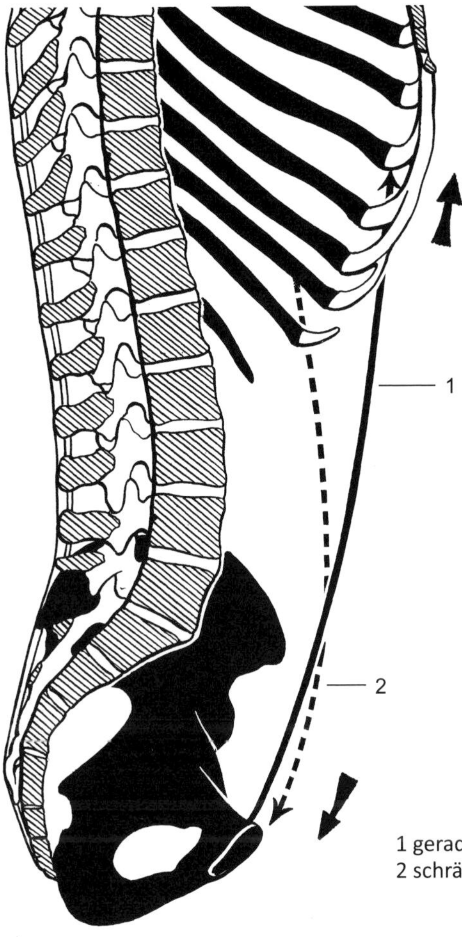


**Abb. 6.20** Dilationsfelder der vorderen Bauchwand. Die großen Pfeile (➞) zeigen die Wachstumsdivergenz von Brustkorb und Becken

# Die Extremitäten

## Frühentwicklung

Ein schönes Beispiel für biodynamische Faktoren der Phänogenese geben uns die Extremitäten. Eingehende Untersuchungen haben dazu Folgendes gezeigt.

Die Extremitäten entstehen an der seitlichen Rumpfwand regelmäßig dort, wo das Bauchfell mit dem Rückenmark einen Winkel bildet

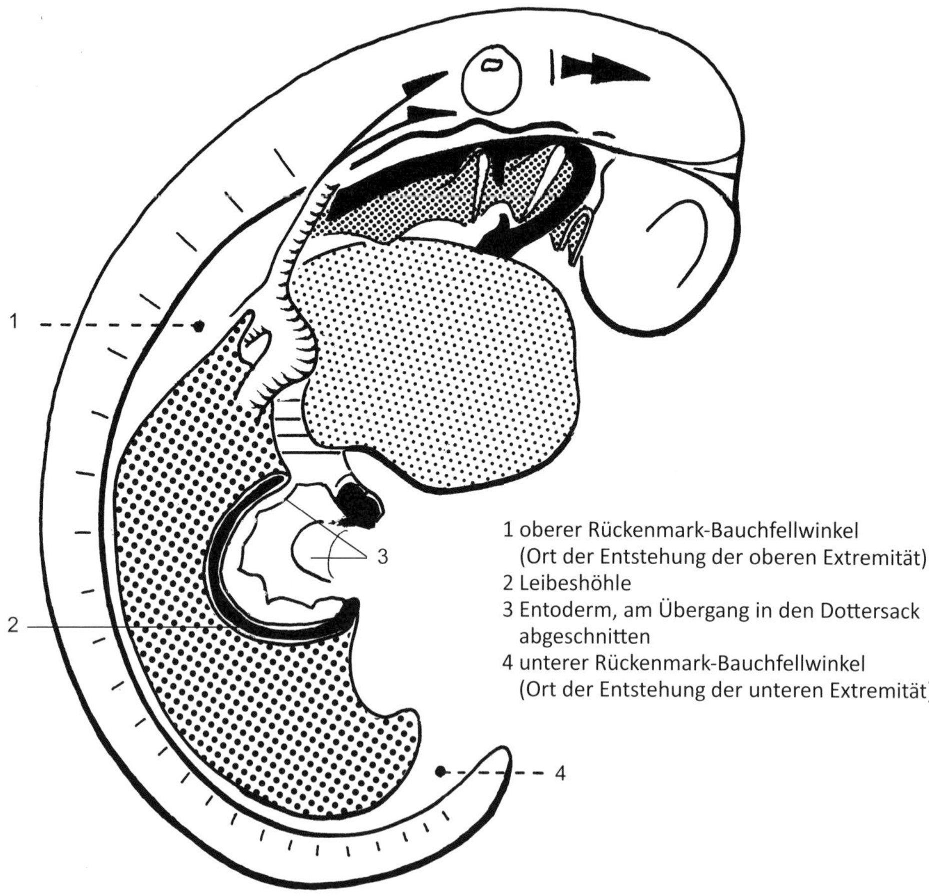


**Abb. 6.21** Schnittserienrekonstruktion eines 2,57 mm großen menschlichen Embryo. Das ungleiche Längenwachstum von Rückenmark und Bauchfell führt beidseits zur Bildung eines oberen und unteren Rückenmark-Bauchfellwinkels. Am hinteren Rand der hier entstehenden Extremitätenplakoden staucht sich die wachsende Haut als Extremitätenfalte. **Hellgrau:** Herzbeutel, **grob punktiert:** Bauchfell, **dunkelgrau:** Kopfdarm.

(Abb. 6.21). Dieser Winkel entsteht, wenn das Rückenmark schneller in die Länge wächst, während das Bauchfell mit den Eingeweiden, besonders ventral, „kurz" bleibt. Die Winkel sind vier an der Zahl. Daher differenzieren sich vier Extremitäten, zwei obere und zwei untere. Die Winkelbildungen waren bisher nicht beobachtet worden. Sie werden regelmäßig von Venen durchzogen, deren Stämme nahe dem Bauchfell kurz bleiben, deren Rückenmarksäste aber lang werden. Die Gefäßstämme sind zugfest und wachsen langsamer als die zarten Verzweigungen. Wo die kräftigen Venen Haltefunktionen haben, wird die Haut dicker. Das verdickte Ektoderm bildet jeweils die sogenannte Gliedmaßenplakode. Die Plakode wird stark innerviert (Kap. 4). Dorsal von der Plakode wölbt sich die Haut empor.

Die ersten Erhebungen, die wir als Extremitätenfalten ansprechen, sind also Hautfalten (Abb. 6.22). Die Faltung entsteht dadurch, dass die Haut vom Rücken in Richtung zum Bauch gleitet. Das Ektoderm ist der Motor ihrer Gestaltung. Mit dem Flächenwachstum des Ektoderms nimmt die Oberfläche der Extremitätenfalten zu. Sie platten sich dabei ab und kippen nach vorn. Wenn man feststellen will, wie es kommt, dass die Extremitäten nach vorn kippen und damit beim Erwachsenen in den Mundbereich kommen, kann man Folgendes finden: Das Ektoderm stützt sich für sein Flächenwachstum auf die angrenzende Rumpfwand. Sie ist gleichsam das Ärmelloch, an dem die Extremitätenfalte „angenäht" ist. Der Rand des Ärmellochs sinkt im Kontakt mit dem Bauchfell ein. Dadurch kippt die Extre-

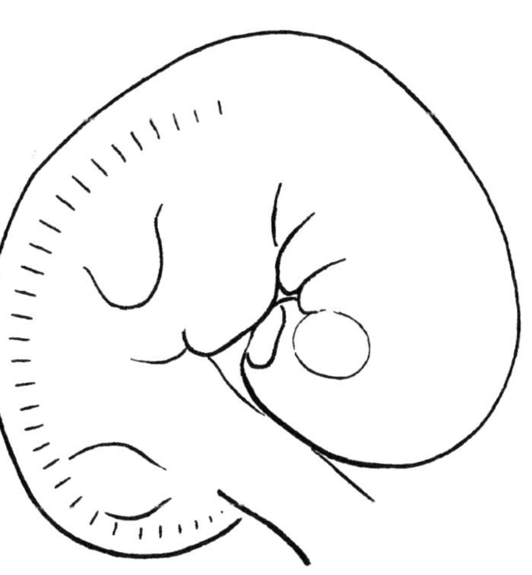

**Abb. 6.22** Schnittserienrekonstruktion eines 6,3 mm großen menschlichen Embryo. Arm- und Beinanlage sind deutlich verschieden.

mitätenfalte nach vorn. Die Kippung bedeutet eine relative Annäherung der Extremitätenanlagen an die vordere Rumpfwand zu einer Zeit, in der noch jegliche Differenzierung von Skelett und Muskulatur fehlt.

Man kann bereits jetzt eine der Brustwand eng benachbarte Beugeseite und eine Streckseite unterscheiden (vgl. Abb. 6.26). Das verdickte Ektoderm an der Beugeseite wird von den Nerven so kräftig innerviert, dass zu Anfang des 2. Monats der größte Teil des Inneren der Extremitäten aus Nerven besteht. Die Blutgefäße sprossen von herznahen Gefäßen in die Extremitäten ein. Ihre Stämme bleiben dann kurz und zügeln nun die Extremitäten (vgl. Abb. 6.27). Mit der Zügelung wird das ungleichmäßige Wachstum der jungen Extremitätenfalten stärker. Sie gliedern sich bereits, bevor Skelett und Muskulatur zur Entwicklung kommen. Die erste Gliederung ist eine Dreigliederung in Oberarm, Unterarm und Hand sowie in Oberschenkel, Unterschenkel und Fuß. Mit der Gliederung entstehen Knickungen. Die Knickungen werden zunehmend schärfer. An den Beugeseiten wird die Verdickung der Haut deutlicher. Die Haut der Streckseiten bleibt dagegen dünn.

Mit dem ungleichmäßigen Wachstum üben die winzigen Arm- und Beinanlagen schon zu Anfang des 2. Monats Wachstumsfunktionen im Sinn von beginnenden Greif- und Gehbewegungen aus.

Noch beim Erwachsenen ist die schwielige Haut am Handteller und an der Fußsohle deutlich. Wie überall hat sie durch ihre Verdickung auch hier eine dichte Innervation und reiche Gefäßversorgung. Die Rötung des Handtellers und der Fußsohle beim Neugeborenen ist ebenso wie ihre besondere Empfindlichkeit Folge dieser Entwicklung. Flossenstadien, an die man früher einmal gedacht hat, sind in der Ontogenese nicht nachweisbar.

> Das sog. Paddelstadium ist kein Zeichen einer Rekapitulation, sondern stets Merkmal eines frühen Flächenwachstums des Extremitätenektoderms.

## Skelettbildung

Untersucht man die Entwicklungsbewegungen eines Arms, dann stellt man fest, dass er zunächst nach der Seite wächst und dabei den Oberarm bildet. Dann verlängert er sich und bildet dabei den Unterarm. Dieser winkelt sich gegen den Oberarm ab. Dann verlängert sich der Unterarm und bildet dabei die Hand. Diese winkelt sich gegen den Unterarm ab. Die genannten Wachstumsbewegungen sind mit Knickungen (Wölbungen) am freien Rand verbunden (Abb. 6.23 und 6.24). Die erste Wölbung leitet in der Tiefe die Skelettbildung im Oberarm ein, die zweite und dritte die Entstehung der Skelettstücke im Unterarm. Die weiteren führen zur Bildung der knorpeligen Handwurzel und Mittelhand. Am Rand der Mittelhand wechseln Wellenberge mit Wellentälern. An den Wellenbergen enden die Gliedmaßen dicker als im Bereich der Wellentäler. Die Wellenberge sind zunächst Haut-

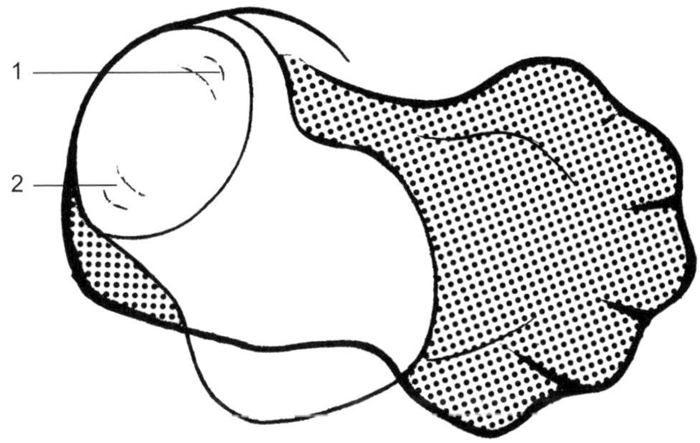


1 Entstehungsort der Speiche
2 Entstehungsort der Elle

**Abb. 6.23** Verschiedene Stadien der Armanlage (8,1 mm; 10 mm; 15,5 mm Embryonen). Entstehung der Greifbewegung durch embryonales Vorstrecken der Hand während des Wachstums.

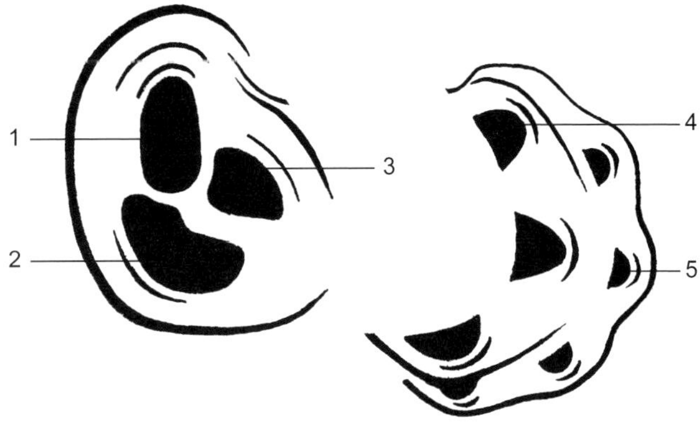


1 Oberarmskelett
2 Elle
3 Speiche
4 Dreierreihe des Handwurzelskeletts
5 Viererreihe des Handwurzelskeletts

**Abb. 6.24** Erläuterung zu Abbildung 6.23. Die Haut leitet mit örtlich verschiedenen Wölbungen die Skelettbildung ein. Das Zusatzwachstum der Mittelhand und der Finger hat noch nicht begonnen.

kuppen mit divergentem Keilepithel. Sie wachsen mithilfe dieses Keilepithels allmählich zu Fingern heran (vgl. Abb. 3.7). In ihrem Inneren erfolgt dann die Skelettierung.

Wir wiederholen kurz:

> An der Streckseite der Gliedmaßenanlagen ist das Ektoderm dünn und das anliegende Stroma flüssigkeitsreich. An der Beugeseite finden wir das Ektoderm dick und das Stroma zellreich. Seine Zellen stehen senkrecht zum Ektoderm ausgerichtet.

Das heißt physikalisch gesehen, sie üben einen gegenseitigen Wachstumsdruck aufeinander aus. Dies wiederum bedeutet, dass die Haut, insbesondere das Ektoderm, sich als Motor an der Gestaltung einer entstehenden Extremität beteiligt. Sie ist ihr Hauptgestaltungsapparat. Entlang dem Ektoderm entstehen die ersten Gefäßnetze der Extremitätenanlage. Sie führen nicht nur Aufbaustoffe dem Ektoderm zu, sondern leiten auch gleichzeitig Abbauprodukte, wie vor allem Wasser, aus dem Inneren der Anlage ab. Mit zunehmender Entwässerung entsteht im Inneren des Stromas in bestimmtem Abstand von der Haut ein Verdichtungsherd, die Anlage des Vorknorpels, dann in dessen Innerem Knorpel, später Knochen. Regeln, die bei dieser Differenzierung allgemein gelten, wurden in Kapitel 3 beschrieben.

> Die junge Haut ist also gleichsam die Matrize des Skeletts.

Sobald die in die Extremitäten einwachsenden Blutgefäße hinreichend zahlreich und kräftig geworden sind, funktionieren sie wie alle Gefäßstämme und größeren Leitungsbahnen gestaltungfunktionell als Halteapparate (Abb. 6.25–6.27). Dabei kommt den Arterienstämmen in der Unterhaut noch die besondere Bedeutung zu, Flüssigkeit in ihr Bett auszupressen. Was dem Säugling sein pralles Hautrelief gibt und was in der Bildhauerei des Barocks bei den pausbäckigen Putten besonders hervorgehoben ist, beruht auf der so entstandenen prallen Subkutis (Unterhaut). Mithilfe der „zügelnden“ Leitungsbahnen kommen Biegungen, dann Knickungen und damit die ersten Gliederungen der jungen Extremitäten zustande. Auch dies ist wieder ein Beispiel dafür, dass die Differenzierungen wachstumsdynamisch korreliert sind. Während das große Armgefäß an der Beugeseite kurz bleibt, wird der Unterarm im Ellenbogen gebeugt und gleichzeitig einwärtsgedreht (proniert), sodass die Hand in Greifstellung kommt (Abb. 6.25).

Hätte nicht schon der Embryo die Fähigkeit, eine Greifstellung zu entwickeln, fehlten dem Kind die Voraussetzungen, das willkürliche Greifen zu lernen.

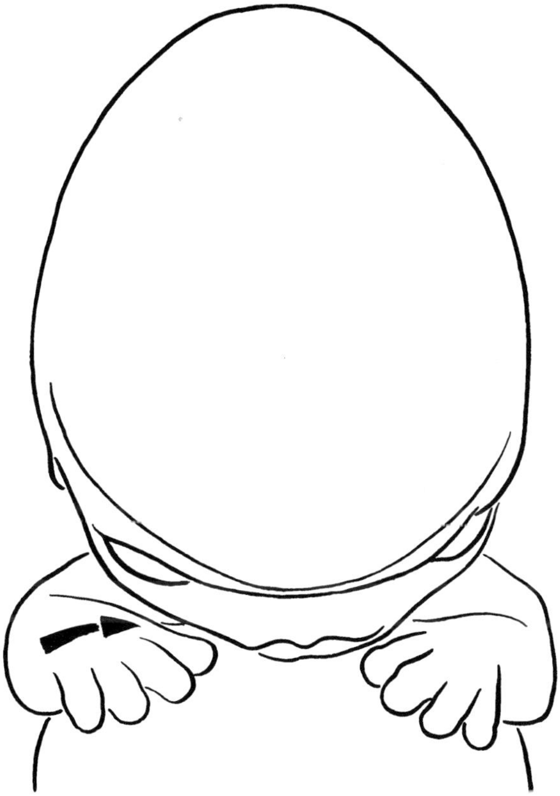

**Abb. 6.25** 20 mm großer menschlicher Embryo. Einwärtsdrehung des Unterarms während des Wachstums (Pfeil ➞) im Sinn einer beginnenden Greifbewegung.

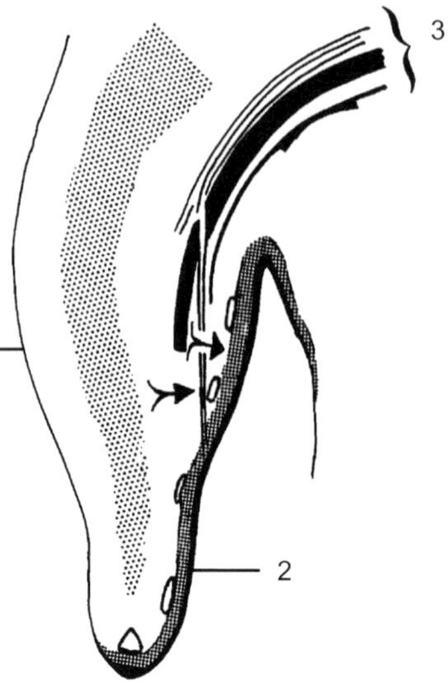


1 dünne Haut der Streckseite
2 dicke Haut der Beugeseite

**Abb. 6.26** Arm eines 8 mm großen Embryo. Haltefunktion des Gefäß-Nervenbündels (konvergenter Halbkopfpfeil ▸◂ bei 3). Im Zusammenhang damit zunehmende Anlehnung der Hand an den Rumpf (Wachstumsadduktion). Diese frühen Wachstumsbiegungen leiten die Gelenkbildung ein.
Geschwänzte Pfeile (>→): Stoffwechselbewegungen

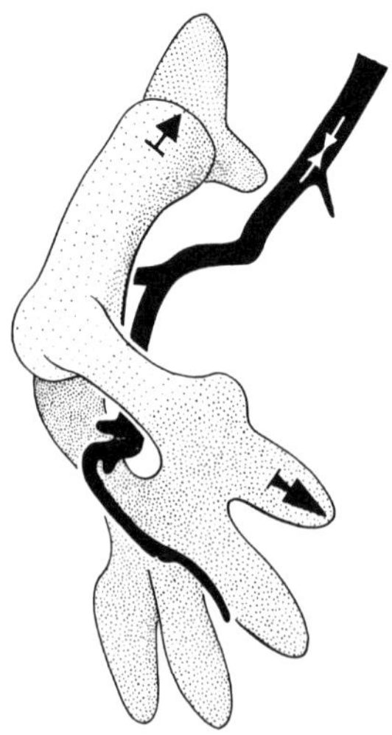

**Abb. 6.27** 10 mm großer Embryo, Einwärtsdrehung des Unterarms durch Haltefunktion der Armarterie (konvergenter Doppelpfeil →←) und Stemmkörperfunktion des Knorpels (divergente Pfeile ←→).

## Muskelbildung

Auch für die Extremitäten gilt: Kennt man die Formbildung der Haut und das Stemmkörperwachstum der knorpeligen Skelettstücke, kann man daraus begreifen, wo die **Dilationsfelder** für die Lokalisation der Muskeln entstehen. Auch hier genügen zur Phänogenese, d.h. um wirkliche Muskeln zu bilden, die genetischen Informationen noch nicht. Zu den genetischen Informationen müssen noch eigengesetzliche biodynamische Prozesse hinzukommen, um Differenzierungen zu ermöglichen. Diese Phänogenese bedingt die Verhältnisse beim Erwachsenen.

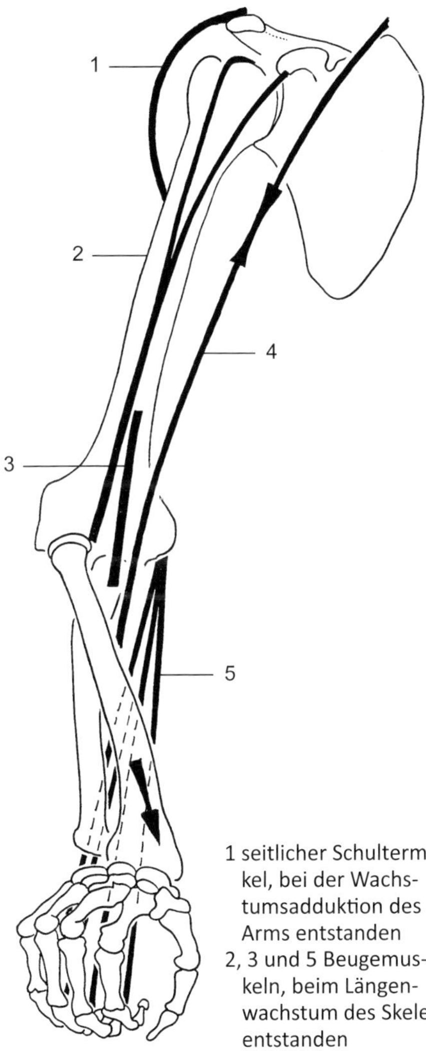


1 seitlicher Schultermuskel, bei der Wachstumsadduktion des Arms entstanden
2, 3 und 5 Beugemuskeln, beim Längenwachstum des Skeletts entstanden

**Abb. 6.28** Hauptrichtungen der Dilationsfelder im Arm eines Erwachsenen.
Pfeil (→): abgelaufenes Längenwachstum des Skeletts
Konvergenter Doppelpfeil (→←): Haltefunktion der Armarterie (4)

Hierzu einige Beispiele. Mit dem Wachstum des Arms entstehen Gelenke und Muskeln, die diese Gelenke mit ihren Ansätzen überspringen. Auch diese Anordnung der Muskeln ist wieder durch Wachstumsprozesse vorbereitet, wie wir sehen werden. Mit der Verlängerung des knorpeligen Oberarmskeletts und dem Wachstum seiner Gelenke entsteht die Oberarmmuskulatur (Abb. 6.28). Ähnlich entsteht mit dem Wachstum des Unterarmskeletts und seiner Gelenke die Unterarmmuskulatur. Oberarm- und Unterarmmuskulatur differenzieren sich in **Dilationsfeldern**, die zwischen Skelett und Haut örtlich verschieden dick sind (Abb. 6.28–6.30). Deshalb gibt es so verschieden lange und verschieden dicke Armmuskeln. Ihre Phänogenese während des Wachstums ist

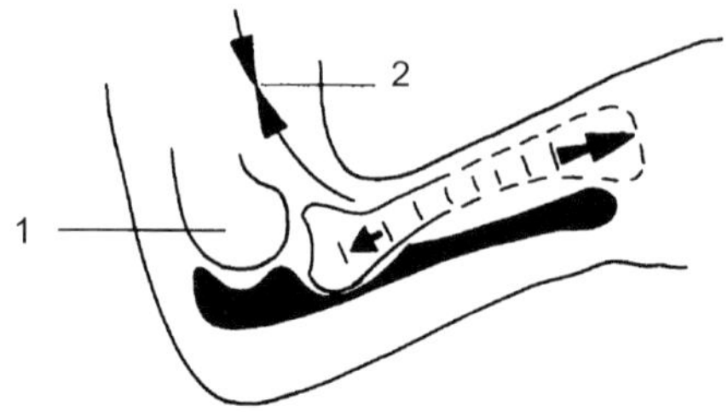


1 Oberarmskelett
2 Armarterie

**Abb. 6.29** Einwärtsdrehung des Unterarms (Seitenansicht). Man sieht die Grundhaltung der Skelettstücke, die das Ellenbogengelenk bilden.
Divergenter Doppelpfeil (←→): Längenwachstum der Speiche
Konvergenter Doppelpfeil (→←): relatives Kurzbleiben der Armarterie (2)

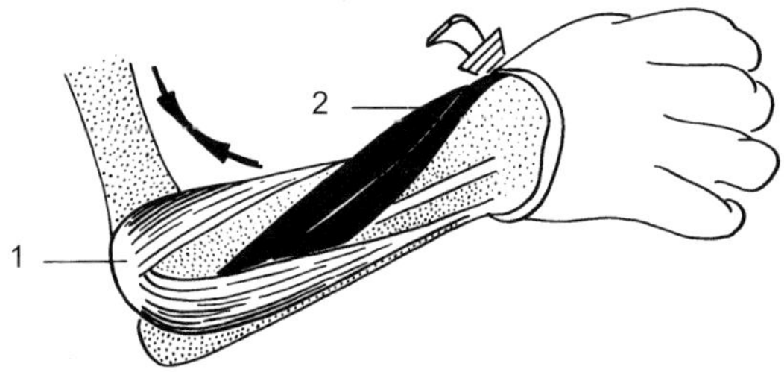


1 Beuger des Unterarms
2 schräger Strecker (sog. Knopflochmuskel)

**Abb. 6.30** Charakteristische Dehnungsfelder im wachsenden Unterarm eines etwa 30 mm großen Embryo des 2. Monats. Sie sind aus dem Stemmkörperwachstum der knorpeligen Skelettstücke in ihrer Korrelation zum Gefäßsystem zu verstehen.
Konturierter Pfeil (⇒): Einwärtsdrehung der Speiche
Schwarzer Doppelpfeil (→←): Haltefunktion der Armarterie

eine wichtige Voraussetzung für ihre spätere Fähigkeit, unter dem Einfluss des Nervensystems bei bewussten Bewegungen und Willensakten Verwendung zu finden.

> Was sich aus der Unzahl der möglichen Willkürbewegungen, Turnübungen und Fingerfertigkeiten nicht annähernd verstehen ließe, dass nämlich der Körper nur eine bestimmte Anzahl von Muskeln zur Verfügung hat, beruht auf den komplexen Wachstumsbewegungen des Arms.

Ähnliche Entwicklungsbewegungen wie beim Arm finden wir bei der unteren Extremität. Auch hier wieder ein großes Blutgefäß als Halteapparat; auch hier wieder Stemmkörperwachstum des jungen Skeletts, aber ande-

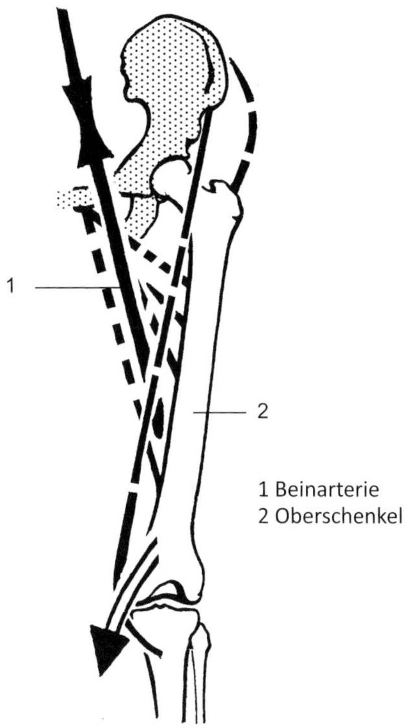


**Abb. 6.31** Hauptrichtungen der Dilationsfelder im Oberschenkel eines Erwachsenen. **Punktiert:** Beckenskelett
Konvergenter Doppelpfeil (→←): Wachstumswiderstand der Beinarterie (1)
Pfeil unten (⇒): Längenwachstum des Skeletts (2) schräg zur Beinarterie
Gestrichelt: Dehnungsfeld der inneren Muskeln des Oberschenkels (Adduktoren)

re Ausgangsbedingungen. Hier hat das Hauptgefäß eine Ausrichtung entsprechend Abbildung 6.31 und 6.32. Wie die eingezeichneten Pfeile veranschaulichen, erfolgt hier eine Einwärtsdrehung des wachsenden Oberschenkelskeletts um das Hauptgefäß. Dabei entstehen sehr verschiedene **Dilationsfelder**: vor allem Strecker, Beuger, Adduktoren und Abduktoren.

Die Muskeln, die man als Adduktoren bezeichnet (gestrichelt in Abb. 6.31), setzen – charakteristisch für ihre Wachstumsdilatation – hinten am Skelett des Oberschenkels an. Die Einwärtsdrehung des Skeletts bedeutet ein schräges Dilationsfeld hinter der Oberschenkelarterie. Mit der Wachstumsadduktion des Oberschenkels entwickelt sich außen an der Hüfte ein Dehnungsfeld für eine kräftige Hüftmuskulatur. Auch sie ist schon nachweisbar, lange bevor das Kind stehen lernt.

Die Haltefunktion der embryonalen Beinarterie ist mit einer Wachstumsbeugung (Flexion) des Unterschenkels im Kniegelenk verbunden. Diese wiederum ist mit der Ausbildung einer Strecker- und Beugergruppe kombiniert (Abb. 6.32). Die Strecker entwickeln sich, dem Oberschenkel eng angeschmiegt, während die Beuger relativ weit vom Skelett abrücken (Abb. 6.32 und 6.33).

Kein Muskel gleicht dem anderen. Voll entwickelt, sind alle Muskeln verschieden, weil für die Entwicklung jedes Muskels örtlich unterschiedliche Ausgangsbedingungen bestehen. Je nach dem vorgegebenen Abstand zwischen Haut und Skelett entwickeln sich verschieden kräftige Muskeln.

6

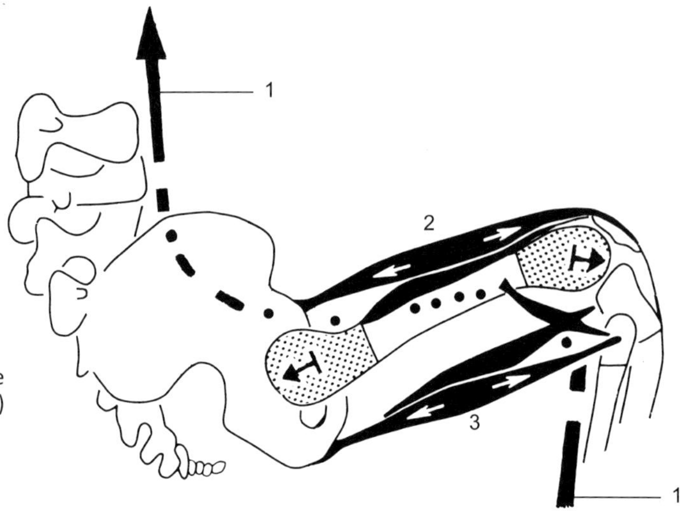


1 Wachstumszug der Arterie (teilweise strich-punktiert)
2 Streckmuskulatur
3 Beugemuskulatur

**Abb. 6.32** Dilationsfeld im Oberschenkel eines 32 mm großen Fetus. **Punktiert:** Noch knorpelige Teile des Oberschenkelskeletts, **schwarz:** Muskulatur
Einfacher Pfeil (→): Wachstumszug der Arterie (tielweise strich-punktiert)
Pfeile mit Querstrich (←⊢⊢→): Stemmkörperfunktion des Knorpels
Weiße Pfeile (←→): Wachstumsdehnung

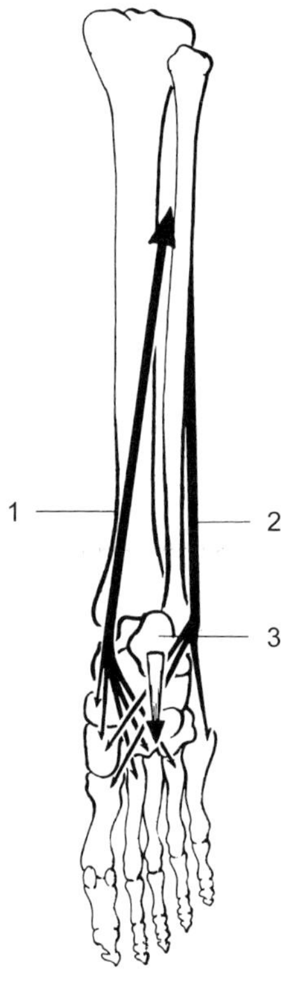


1 sog. Heber des inneren Fußrandes
2 sog. Heber des äußeren Fußrandes
3 Fersenbein

**Abb. 6.33** Hauptrichtungen der Dilationsfelder im Unterschenkel, von der Fußsohle aus gesehen. Tiefe Wadenmuskulatur.
Konturierter Pfeil (⇒): Längenwachstum des ehemaligen Knorpelskeletts

Alle genannten **Wachstumdilationen** sind mit geringfügigen, aber charakteristischen Gleitbewegungen verknüpft. Dies hängt damit zusammen, dass die Dehnungsrichtung der Muskelfasern regelmäßig gegen die Hauptrichtung der Zugbeanspruchung geneigt ist. Das Gleiten der Muskelfasern ist für die „Lockerheit" der Muskeln von Bedeutung; sie bietet Raum für eine kräftige Gefäßversorgung. Wo die Lockerheit fehlt und ein Querdruck besteht, entstehen **Sehnen**. Wenn diese Sehnen in einem besonderen Fall, wie bei der Kniescheibe, einem besonders starken Querdruck ausgesetzt sind, entsteht ein **Contusionsfeld.**

## Gelenkbildung

Phänogenetisch sind an der Gelenkbildung beim Menschen folgende Faktoren beteiligt: Das langsame Wachstum **(Dehnungswachstum)** des Stromas an der Streck- und Beugeseite der Extremitätenanlagen gegenüber dem Stemmkörperwachstum des Knorpels führt zur Schlingenbildung der Gewebszüge im Bett des Skeletts (Abb. 6.34 und 6.35), zu sogenannten Artikulationsschlingen. Die mit dem Stemmkörperwachstum dilatierten Gewebszüge an der Streck- und Beugeseite gehen z.B. peripher (distal) ineinander über und bilden auf diese Weise Schlingen. Nahe den Beugeseiten der Extremitäten, wo der Abstand zwischen Skelettanlage und Haut groß ist, sind die Schenkel der Schlingen dicker als an der Streckseite. Hier entwickelt sich die Beugemuskulatur kräftiger als die Streckmuskulatur an der Streckseite (Abb. 6.36).

Die Schlingenbildung ist eine Bedingung dafür, dass im Bereich der Extremitäten Beuger und Strecker als sog. Antagonisten (Gegenspieler) wirksam werden können. Wird die dicke Muskulatur an der Beugeseite durch das Stemmkörperwachstum des exzentrisch gelegenen Skeletts auf Dehnung beansprucht, gibt die schwächere Anlage der Streckmuskulatur leichter nach. Die größere Dicke der Beuger gegenüber der Anlage der Strecker bedeutet gegenüber dem Stemmkörperwachstum des Skeletts einen einseitig größeren Wachstumswiderstand der Beuger. Er leitet die Gelenkbildung ein. Unter dem Scheitel der Artikulationsschlingen nimmt die Biegung des Skeletts zu. Es kommt zu langsam zunehmenden Abscherungen, Gewebsdiskontinuitäten und so zur Bildung von Gelenkspalten.

6

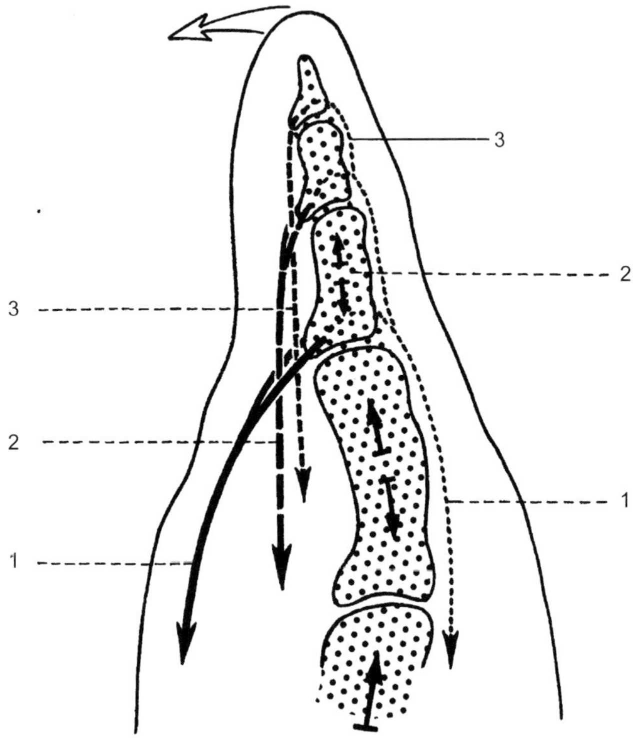


**Abb. 6.34** Schema des Hand- und Fingerskeletts eines etwa 15,5 mm großen menschlichen Embryo mit verschiedenen Gelenkschlingen (Artikulationsschlingen). Die Beuger (schwarz) und Strecker (punktiert) sind Teile dieser Schlingen. Bei 1 - 1 sowie bei 2 - 2 und 3 - 3 Schlingen, deren Scheitel jeweils eine Gelenkspfanne bilden
Divergente Doppelpfeile mit Querstrich (◄⊣⊢►): Stemmkörperwachstum des Knorpels
Konturierter Pfeil (⇨): beginnende Wachstumsbeugung des Fingers in Korrelation zu dem Wachstumswiderstand der kräftigen Beuger

In diesem Zusammenhang verstehen wir nun, dass die Muskeln immer ein oder gar mehrere Gelenke überspringen. Sie tun das entwicklungsdynamisch gesehen deswegen, weil sie Teile von verschieden großen Schlingensystemen sind, in deren Rahmen die Gelenkspalte entsteht.

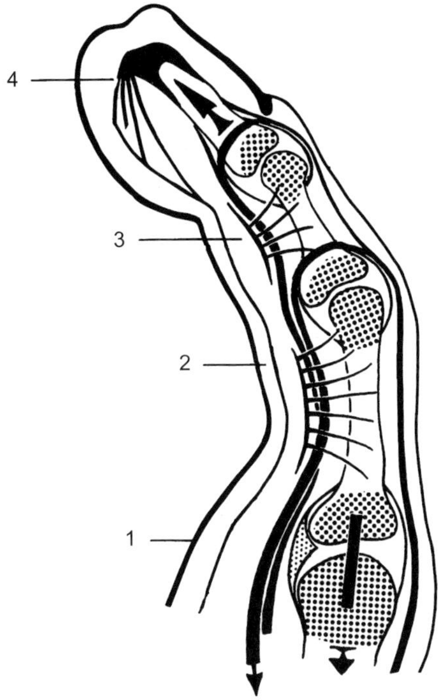


**Abb. 6.35** Finger eines 59 mm Fetus. Entstehung von Halterungen an kräftigen Beugesehnen. Sie entstehen durch Straffund des Gewebes bei dem Versuch der Beugesehnen, sich während der Wachstumsbeugung der Finger vom Skelett abzuheben. **Punktiert:** Knorpelige Skelettteile.
Pfeil oben (→): Längenwachstum
Pfeil mit Querstrich (⊢→): Wachstumsdruck

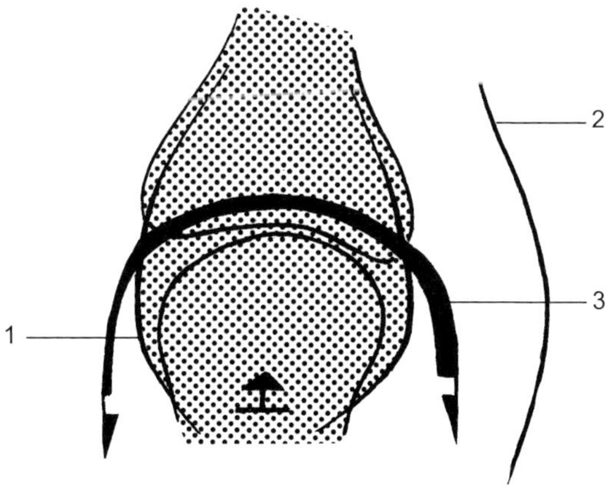


**Abb. 6.36** Entstehung eines Gelenks im Scheitelbereich einer Artikulationsschlinge. Der kräftige Wachstumszug der Beuger führt zu einer Abscherung des Knorpelgewebes unter Bildung einer Gelenkpfanne auf einem Gelenkkopf.

In die Gelenkspalten wird, ähnlich wie auch sonst in Gleitspalten (z. B. von Sehnenscheiden), Flüssigkeit eingepresst. Mit Zunahme der Gelenkflüssigkeit wird das Gewebe am Rand der Spalte gestrafft. Besonders intensiv gestraffte Teile der Gelenkkapsel nennt man Bänder (Abb. 6.37). Grundsätzliche Unterschiede bestehen beim Bewegungsapparat des Kopfes, des Rumpfes und der Extremitäten nicht.

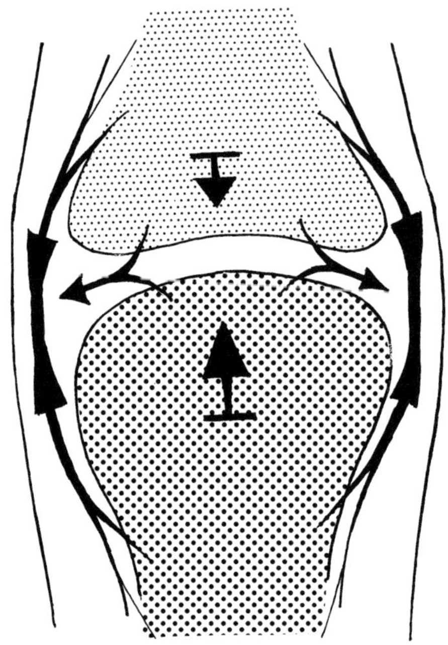

**Abb. 6.37** Schema einer Gelenkspalte. In ihr sammelt sich Flüssigkeit (geschwänzte Pfeile ↣). Dadurch wird die Skeletthaut auf Zug und Druck beansprucht, so dass sie sich zu einer gestrafften Gelenkkapsel entwickelt (konvergenter Doppelpfeil →←).

# 7

# Eingeweide

Im Unterschied zu den äußeren Organen, zu denen vor allem die Haut gehört, nennen wir die Organe, die erst mittelbar durch die Haut hindurch einer Untersuchung zugänglich sind, Eingeweide. Hier unterscheidet man

- Eingeweide in der Kopfregion (Kopfeingeweide),
- Eingeweide in der Halsregion (Halseingeweide) und
- die beim Erwachsenen besonders großen inneren Organsysteme der Brust-Bauch-Region.

  In der Bauchregion beschreibt man
- den oben und unten gelegenen Teil als oberen und unteren Bauchsitus und
- den an der hinteren Bauchwand gelegenen (rückwärtigen) Retrositus.

> Es gibt Gründe dafür, die Eingeweide in der genannten Reihenfolge aufzuzählen, weil ihre Entwicklung in der oberen Körperregion (cranial) früher als in der unteren deutlich wird.

Wenn ein Maler ein Porträt zeichnet, um eine ganze Persönlichkeit mit ihm zu charakterisieren, so lässt sich dies embryologisch begründen. Denn in der Frühentwicklung besteht nachweislich fast der ganze menschliche Körper aus Anlagen des Kopfes. Das heißt nicht, dass die Ontogenese eine Stammesgeschichte wiederholte, in der unsere Vorfahren etwa nur Köpfe gewesen wären. Sondern es besagt, dass in der Entwicklung eines menschlichen Eis die Kopfentwicklung vorangeht. Es wäre falsch, aus der frühen Entwicklung des menschlichen Gehirns etwa schließen zu wollen, dass es ein phylogenetisch altes Organ sei. Durch Ausgrabungen fossiler Arten, die Jahrmillionen vor uns lebten, wissen wir, dass keine Stadien existierten, die etwa die menschliche Differenzierung vorwegnahmen.

Die Untersuchung der menschlichen Ontogenese ergibt nur Aufschluss über die Faktoren, die zur Differenzierung des erwachsenen menschlichen Organismus führen. Sie kann aber keinen Aufschluss über die verflossene Stammesgeschichte des Menschen geben!

Ontogenetisch zeigt sich Folgendes: In einem 1–2 cm großen menschlichen Embryo sind seine Organe so weit ausgebildet, dass man für ihre Benennung die anatomische Nomenklatur benutzen kann, die für den Erwachsenen gebräuchlich ist. Die Körperproportionen sind zwar noch sehr verschieden gegenüber denen des Erwachsenen (Abb. 7.1–7.4). Der Rumpf ist noch kaum größer als der Kopf. Der Embryo hält ihn weit über den Herzwulst vornübergebeugt. Die kleinen Hände sind der Brust angelegt, das Herz nimmt noch den Hauptteil der Brust ein und pulsiert so intensiv, dass die Körperwand sich rhythmisch mitbewegt. Die Lungen sind noch klein. Im Bauchraum ist die Leber das größte Organ. Die Darmschlingen nehmen unterhalb der Leber noch wenig Raum ein. Die Organe an der hinteren Bauchwand, der sog. Retrositus, sind im Vergleich zur Darmanlage noch groß. Besonders auffällig sind die Nebennieren. In diesem Stadium sind sie größer als die Nieren. Die seitlich an die Nebennieren grenzenden Keimdrüsen reichen vom Zwerchfell, das jetzt noch in der Halsregion liegt, bis ins Becken. Die Harnblase füllt gemeinsam mit dem Enddarm fast das ganze Becken aus.

In diesen Stadien ist das Gehirn das in der Entwicklung weit vorangehende und an Größe überragende Hauptorgan des Nervensystems. Ähnlich sind das Herz ein mächtiges Wachstumszentrum des Blutkreislaufs und die Leber das Hauptmassiv der Baucheingeweide. Die Leber ist als Zuflussgebiet des Blutes zum Herzen diesem unmittelbar untergeordnet. Das Herz seinerseits dient vor allem der Blutzufuhr zum Gehirn und ist insofern diesem unterstellt.

So sind also Überordnung und Unterordnung ein Grundphänomen der Entwicklung.

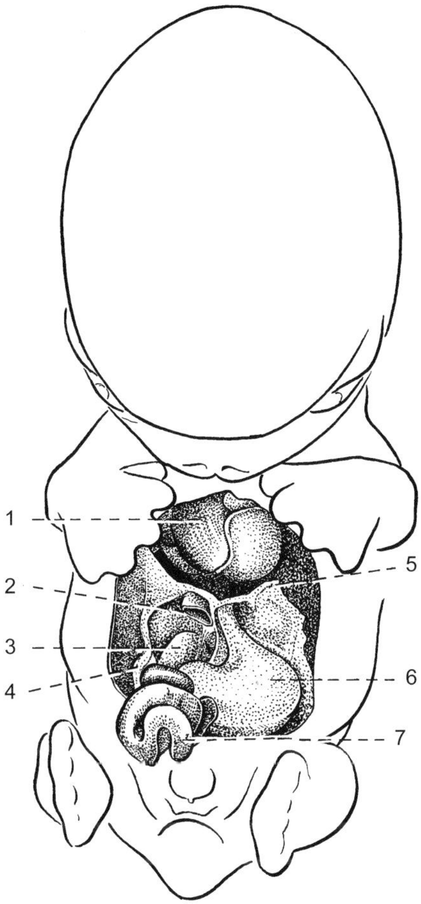


1 Herz
2 untere Hohlvene
3 rechte Nebenniere
4 Wolff'scher Gang, Ableitungsweg der „Mittelniere" (Mesonephros)
5 Zwerchfell
6 Magen
7 Darmschlingen

**Abb. 7.1** 20 mm großer menschlicher Embryo. Übersicht über die Eingeweide.

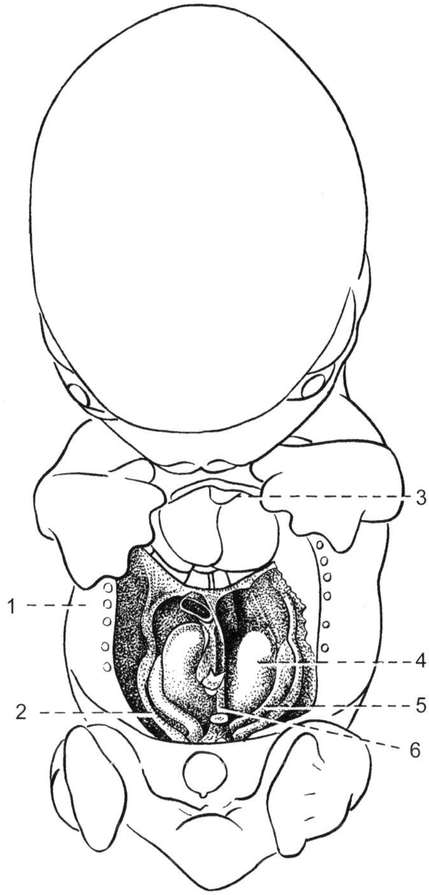


1 Unterhaut
2 Wolff'scher Gang
3 linker Vorhof, fast verdeckt
4 Niere
5 Keimdrüse
6 Gekröse (Mesenterium)

**Abb. 7.2** Derselbe 20 mm große Embryo wie in Abbildung 7.1.

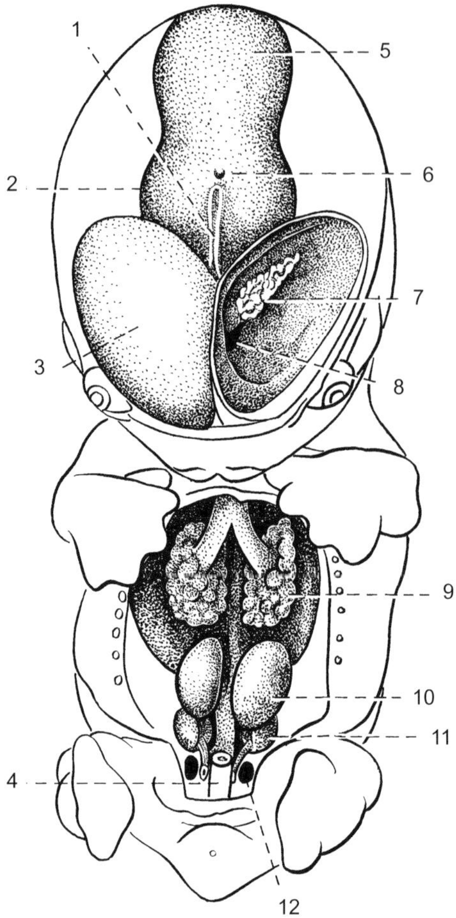


1 Dach des III. Gehirnventrikels
2 Zwischenhirn
3 rechte Großhirnhemisphäre
4 Enddarm (Rectum)
5 Mittelhirn
6 sog. Zirbeldrüse
7 eingestülpte Gehirnwand (Gefäßplexus)
8 Übergang des linken in den rechten Gehirnventrikel
9 Lunge
10 Nebenniere
11 Niere
12 linke Nabelarterie

**Abb. 7.3** Derselbe 20 mm große Embryo wie in Abbildung 7.1.

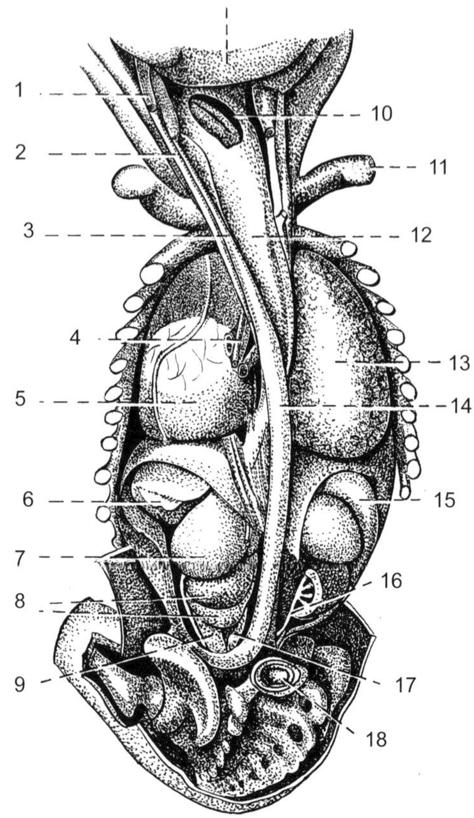


1 XI. Gehirnnerv (N. accessorius)
2 X. Gehirnnerv (N. vagus)
3 Kopfschlagader (A. carotis communis)
4 linke Lungenarterie mit Bronchien (Lunge entfernt)
5 Herz
6 Milz
7 Nebenniere
8 noch gelappte Niere
9 „Mittelniere" (Mesonephros)
10 Schlunddach gefenstert, so dass man den Eingang in den Kehlkopf sieht
11 Schlüsselbein
12 Speiseröhre
13 rechter Lungenflügel
14 Aorta
15 rechter Leberlappen
16 Ureter, daneben Nierenkelche
17 linker Ureter
18 Bandscheibe

**Abb. 7.4** Eingeweide eines 24 mm großen menschlichen Embryo in Ansicht von hinten.

## Herzentwicklung

Die Entwicklung des Herzens ist ein Zeichen der frühen Tätigkeit des Embryo. Es ist mehr als etwa nur eine Pumpe. Niemand, der an eine Pumpe denkt, möchte sich ein pumpendes Organ so wie ein Herz gebaut vorstellen. Die Bauweise des ausgewachsenen Herzens lässt sich daher nicht allein von technischen Gesichtspunkten aus verstehen.

Man hat deshalb vielfach versucht, die Bauweise des Herzens historisch zu deuten. In dieser Absicht hat man Herzen verschiedener Spezies nach Ähnlichkeiten geordnet, obwohl natürlich bekannt war, dass die Ähnlichkeiten nicht auf direkten Beziehungen dieser Organe untereinander beruhen. Gewiss hat das menschliche Herz Ähnlichkeit mit anderen Herzen. Aber diese beruht nicht auf direkter Verwandtschaft der Organe. Die Frage ist vielmehr, wie ein Herz bei irgendeinem Tier jeweils in seiner Ontogenese entsteht und nach welchen Regeln es sich entwickelt. Mit der Aussage einer Ähnlichkeit ist dieses Problem nicht im Geringsten berührt.

Ein menschliches Herz differenziert sich im jungen, noch nicht ganz 2 mm großen menschlichen Embryo zu Beginn der 4. Woche im oberen Nabelrand an der Hinterwand der Leibeshöhle (vgl. Abb. 2.21). Es bildet dort zunächst eine flüssigkeitsreiche, erst später Blut leitende Hohlfalte. In ihr verlaufen Stoffwechselbewegungen von der Leberanlage in Richtung zum Gehirn. Das Gehirn ist in diesem jungen Stadium der Hauptnahrungsverbraucher des ganzen Embryo. Die Herzfalte sitzt unten breit auf dem Boden des Nabelrands auf, sie ruht gleichsam auf ihm. Oben setzt sie sich beidseits in die seitliche Kopfregion des jungen Embryo fort (Abb. 7.5) Äußerlich betrachtet, hat die faltenförmige Herzanlage die Form eines kurzen, aber breiten X. Die beiden unteren Schenkel haben einen weiteren Abstand voneinander als die oberen. Die unteren stellen die Einflussbahnen dar, die oberen sind die Ausflussbahnen (Abb. 7.6). Das Überleitungsstück zwischen Zu- und Abfluss wird gegen Ende der 3. Woche lang und nimmt dann Anfang der 4. Woche Siphonform an (schleifenförmige Herzanlage, Abb. 7.7). Der Scheitel des Siphons zeigt erst nach vorn, dann mehr nach rechts und dann nach unten. Die Einflussbahn in das Überleitungsstück liegt mehr unten und hinten, die Ausflussbahn mehr oben und vorn. Der hinten liegende Teil der Herzschleife ist in Abbildung 7.8 und 7.9 punktiert, der mehr vorn liegende Teil ist tief schwarz gezeichnet. Das Überleitungsstück bildet das eigentliche, quer-dimensionierte Herz. Es hat links und rechts je einen kurzen Blindsack. Es sind die Anlagen der rechten und linken Kammer

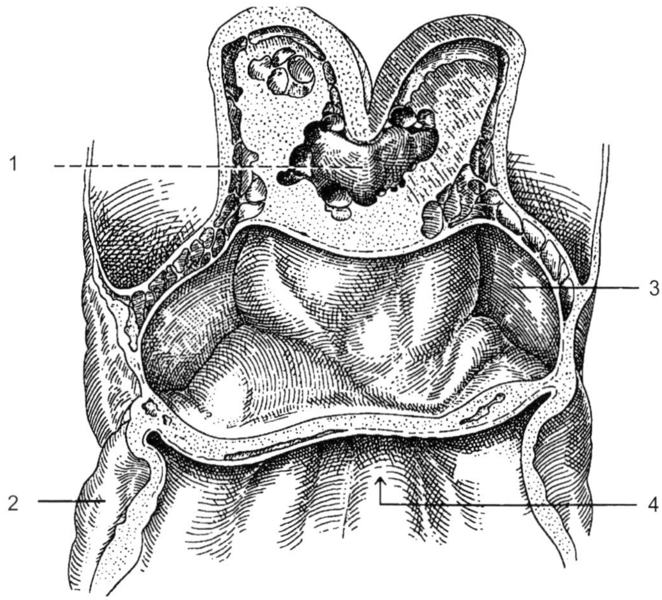


1 Entoderm der noch geschlossenen Mundmembran
2 Zuflussbahn zum Herzen (rechte Dottersackvene)
3 Rückwand der Leibeshöhle
4 Eingang in die obere Darmbucht

**Abb. 7.5** Das 0,2 mm große Herz eines etwa 2 mm großen menschlichen Embryo der 3. Entwicklungswoche. X-förmige Herzanlage (Davis, Carnegie Collection).

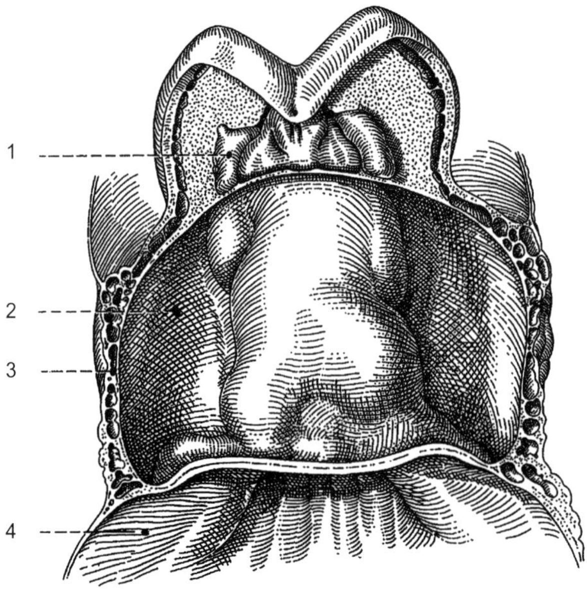


1 Arterie der 1. Beugefalte des Embryo (1. Visceralbogenarterie)
2 Hinterwand der Leibeshöhle
3 Mesoderm (lockeres Gewebe zwischen Amnion und Dottersack)
4 Dottersackwand

**Abb. 7.6** Das 0,5 mm große Herz eines etwa 2,2 mm großen menschlichen Embryo. Schlank gewordene Herzanlage mit paariger Einflussbahn **(unten)**, Überleitungsstück und paarige Ausflussbahn **(oben)** (Davis).

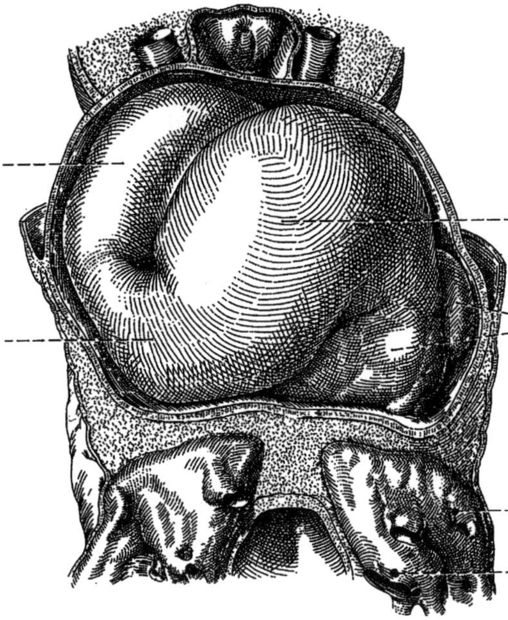


**Abb. 7.7** Siphonförmiges Herz eines 2,5 mm großen menschlichen Embryo der 4. Entwicklungswoche (Davis).

(Abb. 7.9). Im Inneren des Herzens hat die Strombahn zunächst Fadenform mit fast vertikaler Richtung (Abb. 7.8). Erst wenn die Menge des einfließenden Blutes größer wird und das siphonförmige Herz als Ganzes ein Blindsack ist und in regelmäßigem Rhythmus pulsiert (das ist in der 3. Woche), entsteht mehr und mehr ein Blutstrom in Richtung zur Herzspitze und von da zurück in die Ausflussbahn (Abb. 7.10).

Will man sich das Herz nicht als Pumpe, sondern als Schalter vorstellen, der das Blut von der Einflussbahn in die Ausflussbahn „umschaltet", so kann man sich die Blutgefäßschaltung im Herzen, in der Ansicht vor rechts, mit folgender Handbewegung verdeutlichen (Abb. 7.11):

- Wir haben die sog. rechte Strombahn (untere Hohlvene – rechter Vorhof – rechte Kammer – Lunge) durch eine V-förmige, geknickte schwarze Linie angedeutet und
- die sog. linke Strombahn (Lungenvene – linker Vorhof – linke Kammer – Aorta) durch eine ähnlich geknickte punktierte Linie, die hinter der Bildebene zu denken ist.

Ahmen wir die rechte Strombahn mit dem Daumen und gleichzeitig die linke mit der Vierfingergruppe nach, so haben wir nur – sozusagen „ruck, zuck" –

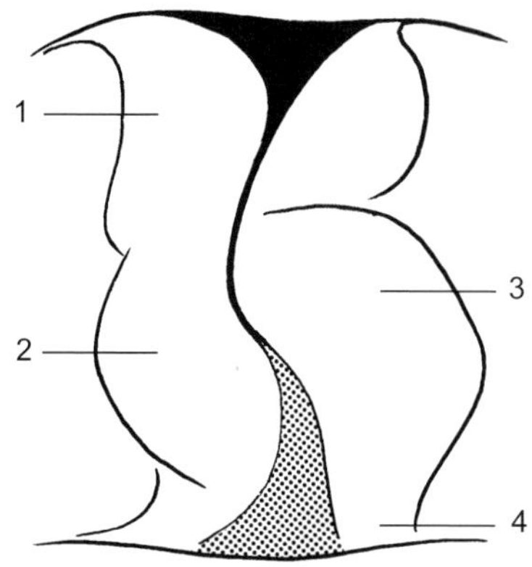


1 Ausflussbahn
2 Ende des Überleitungsstück
3 Anfang des Überleitungsstück
4 Einflussbahn

**Abb. 7.8** Schema des noch länglichen Herzens mit Blutstrom; mehr zurückliegender Teil **grau**, mehr vorn liegender Teil **schwarz**.

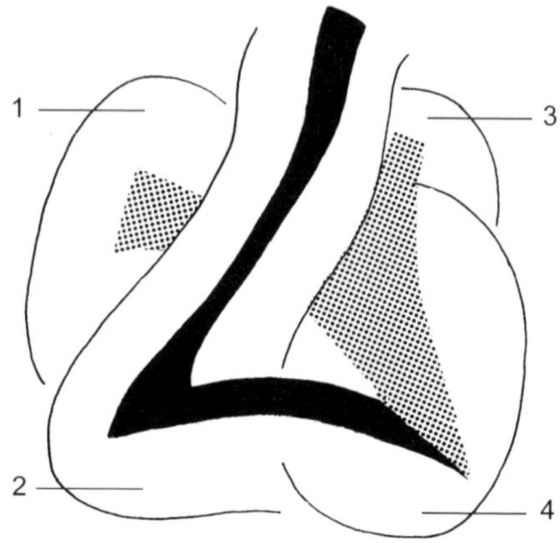


1 rechter Vorhof
2 rechte Kammer
3 linker Vorhof
4 linke Kammer

**Abb. 7.9** Schema des kropfförmigen Herzens. Blutstrom hinten grau, vorn schwarz gekennzeichnet. Noch keine Septenbildung, so dass die Vorhöfe und Kammern noch kommunizieren.

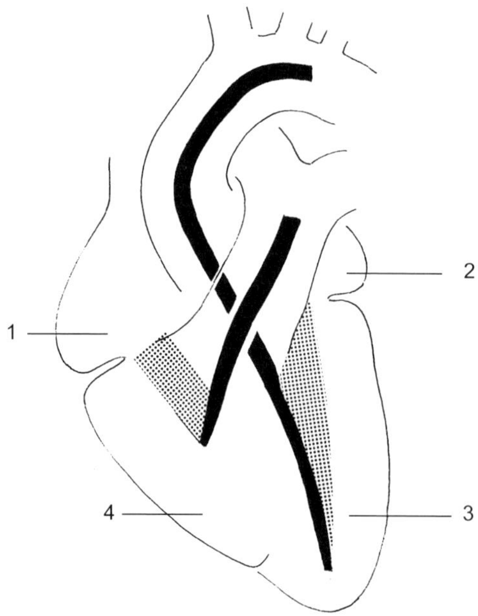


1 rechter Vorhof
2 linker Vorhof
3 linke Kammer
4 rechte Kammer

**Abb. 7.10** Schema der Blutschaltung im ausgewachsenen Herzen. **Grau:** Einflussbahn, **schwarz:** Ausflussbahn.

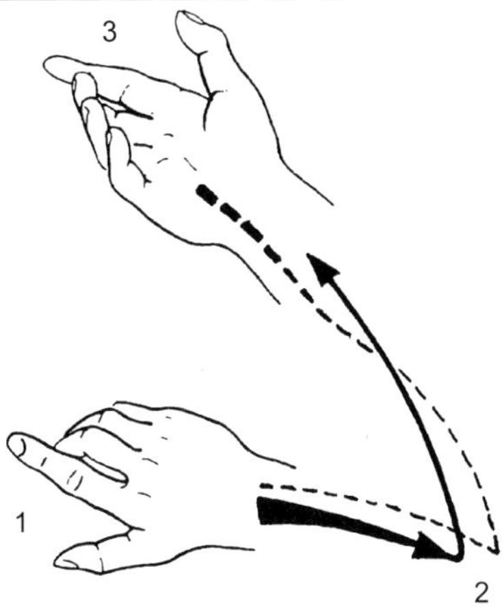


Bei (1) in der Gegend des Daumens und der Vierfingergruppe angedeutet: Einfluss der Strombahnen des linken und rechten Herzens.
Bei (2) Umleitung der Strombahn.
Bei (3) Ausfluss der Strombahnen des Herzens.
Wirbelsäule links gedacht.

**Abb. 7.11** Handbewegung zur Demonstration der Schaltwege im Herzen (sog. Ruck-Zuck-Schema des Herzens).

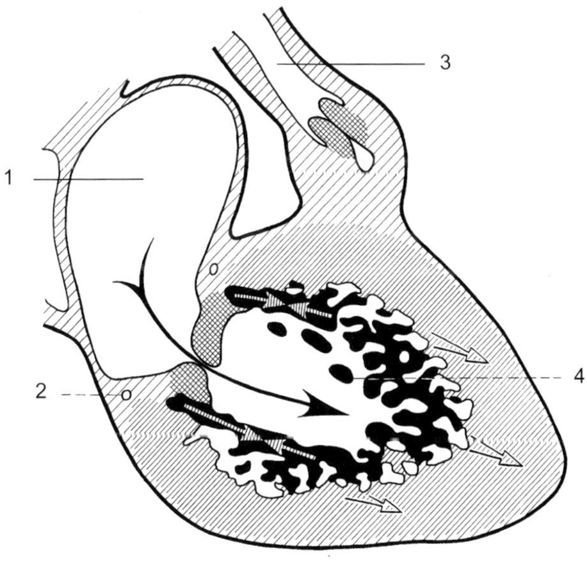


1 rechter Vorhof
2 Kranzarterie, quer
3 Wurzel der Lungenschlagader mit Taschenklappen
4 schwarzes Maschenwerk: von Blut unterspülte Muskulatur
Wirbelsäule links gedacht.

**Abb. 7.12** Vorwiegend rechts liegender Teil des Herzens eines 14 mm großen menschlichen Embryo.
Geschwänzte Pfeil (↣): Hauptachse des in die rechte Kammer einströmenden Blutes.
Konturierte Pfeile (⇨): Hauptwachstumsdehnung der Kammerwand

unsere Hand zurückzuziehen und wieder vorzustrecken und dabei gleichzeitig die Daumenseite der Hand wie beim Schrauben nach außen zu drehen. Dann haben wir uns die Schaltung handgreiflich gemacht (Abb. 7.12). Untersuchungen haben gezeigt, dass mit der Zunahme des Blutvolumens im wachsenden Embryo der Blutdruck steigt. Mit dem steigenden Druck des Blutes wird die Herzwand gedehnt. Im **Dilationsfeld** entwickelt sich die Herzmuskulatur, verständlicherweise besonders kräftig im Bereich der Kammern. Beim Einschießen des Blutes in die Kammern bilden sich wirbelähnliche Strömungen, durch deren Zentrifugalkraft Nischenbildungen im Herzen entstehen. Die Nischen kommunizieren z.T. miteinander, sodass ein netzförmiges Innenrelief des Herzens entsteht (Abb. 7.12). Mit ihm entwickelt sich der Klappenapparat. Die Klappen differenzieren sich an den Knickstellen bzw. den Engen des siphonförmigen Herzschlauchs. Sie funktionieren als Ventile. Bei abnormen Blutströmungen hat man auch abnorme Klappenbildungen beobachtet.

## Deszensus des Zwerchfells

Wir haben als eine Grundbewegung des Zentralnervensystems einen Aufstieg (Aszensus) und als eine Grundbewegung der Eingeweide einen Abstieg (Deszensus) kennengelernt. Der Aszensus, bezogen auf das untere

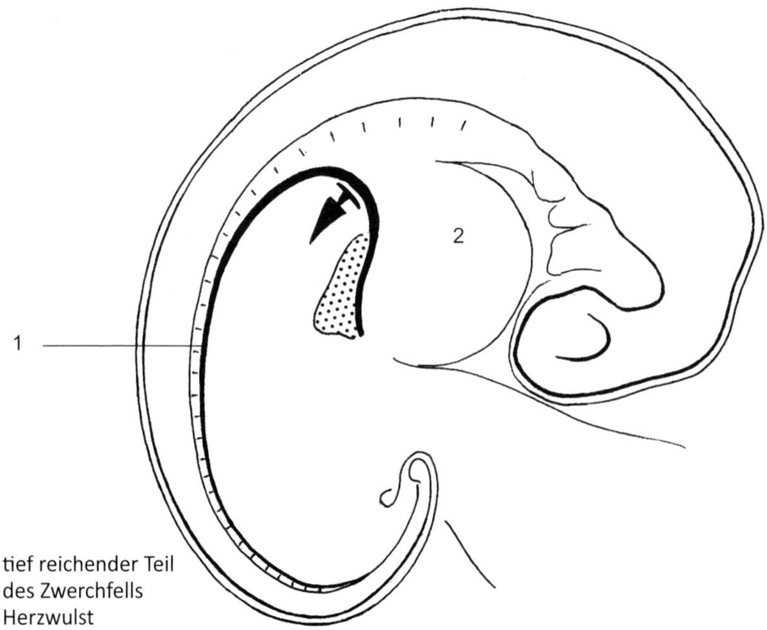


1 tief reichender Teil des Zwerchfells
2 Herzwulst

**Abb. 7.13** 4,2 mm großer menschlicher Embryo. Beginnender Deszensus des Zwerchfells (→←). Leber **(punktiert)** noch hoch im Halsgebiet. Zwerchfell: **schwarz**.

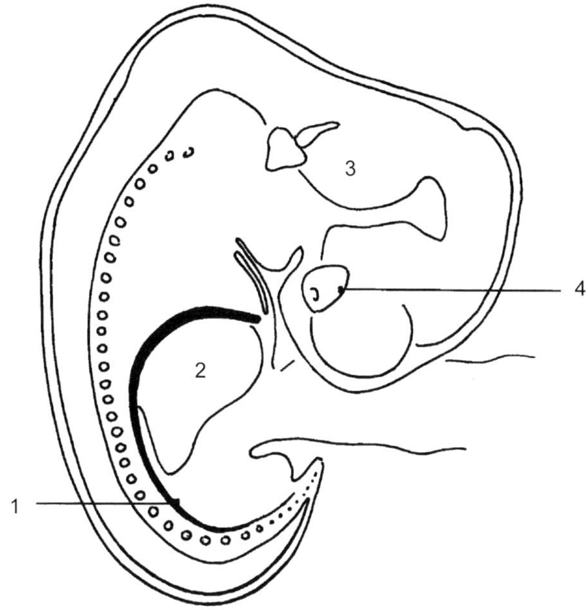


1 Zwerchfell
2 Leber
3 Hinterhirn mit Ohrblase
4 Auge

**Abb. 7.14** 10 mm großer Embryo. Zwerchfell im Vergleich zum oberen Ende der Wirbelsäule deszendiert.

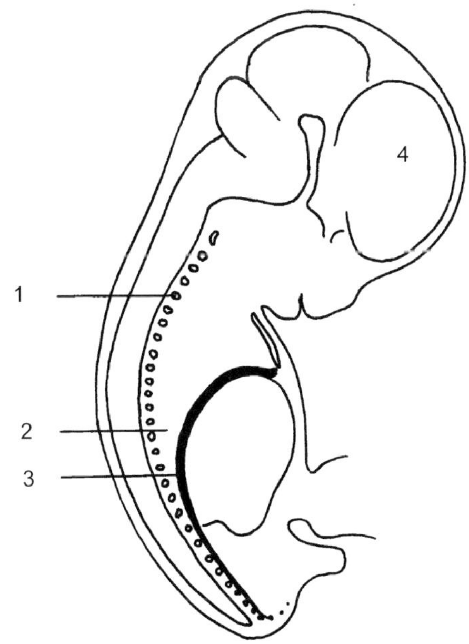


1 Wirbelsäule
2 Winkel zwischen Wirbelsäule und Zwerchfell
3 tief reichender Teil des Zwerchfells
4 rechte Großhirnhemisphäre

**Abb. 7.15** Ein 29 mm großer menschlicher Embryo. Während seiner Aufrichtung und dem Abstieg des Herz-Leber-Massivs ist der Embryo in der Halsregion relativ schmal geworden.

Körperende, und der Deszensus, bezogen auf das obere, sind sehr ausgiebig und deutlich. Wenn man als Bezugssystem den natürlichen Ruhepunkt im wachsenden Embryo nimmt, das ist das vordere Ende der bekannten Chorda dorsalis, das in der Schädelbasis liegt, dann sind die Bewegungen der aszendierenden und deszendierenden Organe exakt bestimmbar.

Der Deszensus ist eng mit der Entwicklung des Zwerchfells verknüpft. In dem abgebildeten Medianschnitt eines 4,2 mm großen Embryo (Abb. 7.13) ist das Zwerchfell als eine dicke schwarze Linie eingezeichnet. Es ist hinter dem Herzen hoch in den Brustraum gewölbt. Es hat Kontakt mit der Leber (punktiertes Feld). Das Zwerchfell reicht mit seinem unteren Ende tief bis an das untere Ende der Wirbelsäule. Zwischen dem wachsenden Herzen und der sich vergrößernden Leber wird es komprimiert und dabei gestrafft, sodass es hier dünn-sehnig wird (Sehnenplatte des Zwerchfells). Mit der Vergrößerung der Leber flacht sich an ihrer Oberseite das Zwerchfell ab. Sein absteigender Schenkel „kippt" nach vorn und entfernt sich dabei weitgehend von der Wirbelsäule (Abb. 7.14 und 7.15). Nur im Lendenbereich bleibt das Zwerchfell fest mit der Wirbelsäule verbunden. Mit der Abflachung der Leber und dem Deszensus des Zwerchfells erweitert sich der Thorax im Zusammenhang mit dem Wachstum der Rippen. Das ist wichtig für die Entwicklung der Lungen.

# Entstehung großer drüsiger Organe

## Leber

Während noch im 1. Entwicklungsmonat das Herz zum Zentralorgan des Gefäßsystems wird, vergrößert sich dicht unter dem Herzen im Sammlungsgebiet der großen, Nahrung zuführenden Venen das Entoderm des oberen Nabelrands. Der Nabelrand ist die Zone, in der der Dottersack in die Darmwand übergeht. Das lokal verstärkte Wachstum des Entoderms in dem besonders gefäßreichen oberen Rand des Nabels führt zur Bildung der Leber. Unmittelbar unter dem Herzen, im oberen Nabelrand liegend, wächst sie in einem kräftigen Sogfeld (Abb. 7.16–7.18), das zwischen der Haut und der Einflussbahn des Herzens liegt. Dieses Sogfeld entsteht mit den Pulsstößen, mit denen das Herz Blut in die Aorten treibt. Dabei hebt sich die Herzspitze, sodass hinter dem Herzen ein Leerraum entsteht. Die Leber entwickelt sich in dem genannten Sogfeld – der allgemeinen Regel der Entstehung von Sogfeldern entsprechend – als drüsiges Organ.

Die Darmwand am oberen Nabelrand, aus dessen Epithel die Leber entsteht, ist, wie ein Vergleich verschiedener Entwicklungsstadien zeigt, die Anlage des Zwölffingerdarms (Duodenum). Wegen ihrer Herkunft aus dem Epithel des Zwölffingerdarms (Duodenum) kann man die Leber als eine Duodenaldrüse bezeichnen. Eine mittelgroße Darmdrüse, die ebenfalls auch dem Duodenalepithel stammt, ist die Bauchspeicheldrüse (Pancreas). Es gibt zahlreiche weitere Duodenaldrüsen, die jedoch zeitlebens so klein bleiben, dass sie die Darmwand nicht verlassen.

Die korrelierte Volumenzunahme von Herz und Leber hat eine besondere konstruktive Bedeutung im Zusammenhang mit der wachsenden Wirbelsäule, die den beiden Organen nahe benachbart liegt. Während die Wirbelsäule als stabförmiges Gebilde länger wird, vergrößern sich Herz und Leber mehr kugelförmig. Dadurch entsteht im Brustkorb ein Leerraum, der sogenannte paravertebrale Herz-Leber-Winkel. Sein Sogfeld gibt in der normalen Phänogenese Anlass zur Lungenentwicklung (Abb. 7.19).

## Lunge

Eine der vielen bedeutsamen Folgen des Deszensus des Herzens ist die Entstehung des Respirationstrakts. Auch diese Differenzierung ist wieder nur

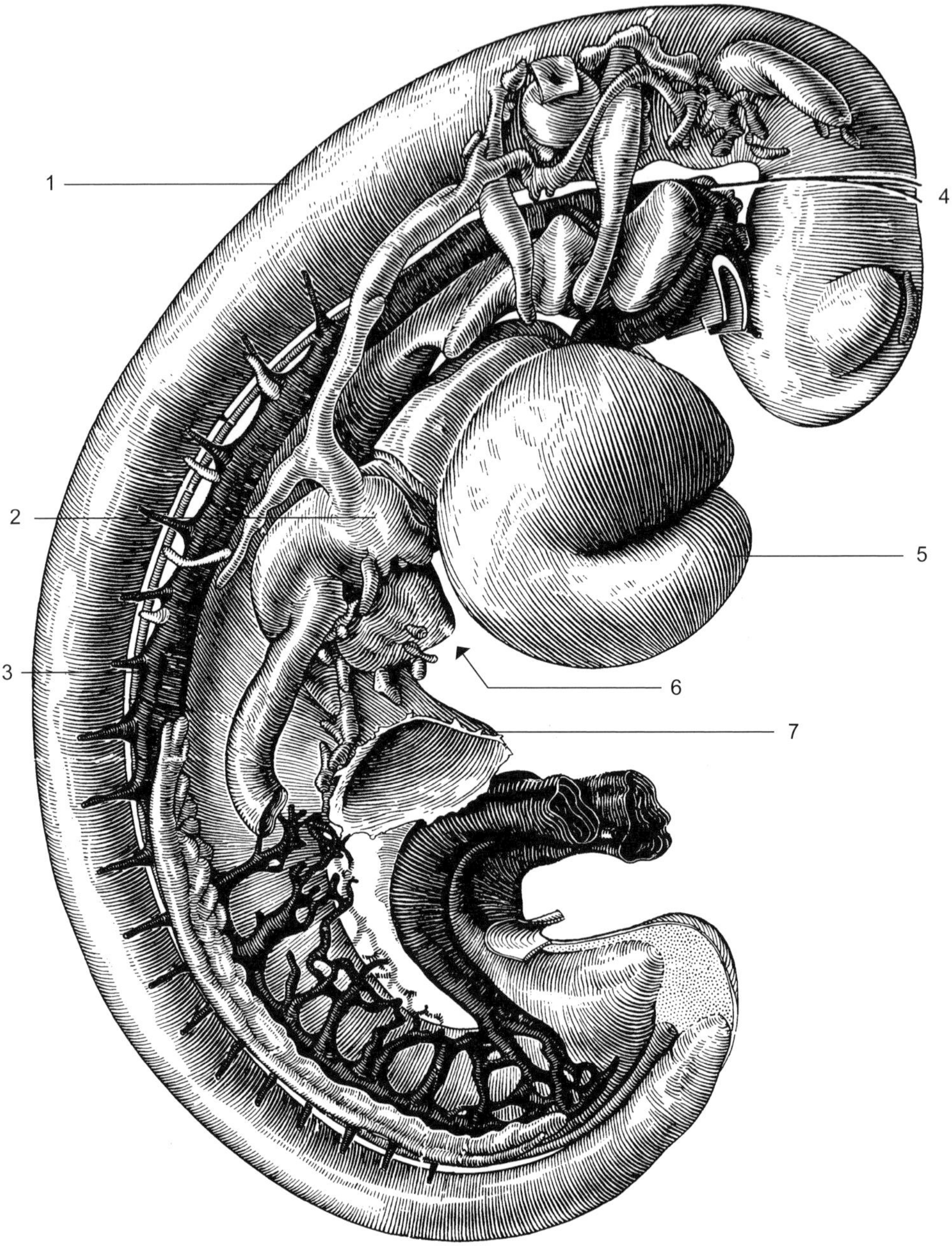


1 Rückenmark
2 Mündung der großen Venen in das Herz
3 Aorta
4 Einmündung der 1. Visceralbogenarterie in die Aorta dorsalis und bindegewebiger „Zügel" des Gehirns
5 Herz
6 Leber
7 Dottersack abgeschnitten

**Abb. 7.16** Schnittserienrekonstruktion eines 2,57 mm großen menschlichen Embryo. Ektoderm entfernt. Übersicht über das Gefäßsystem.

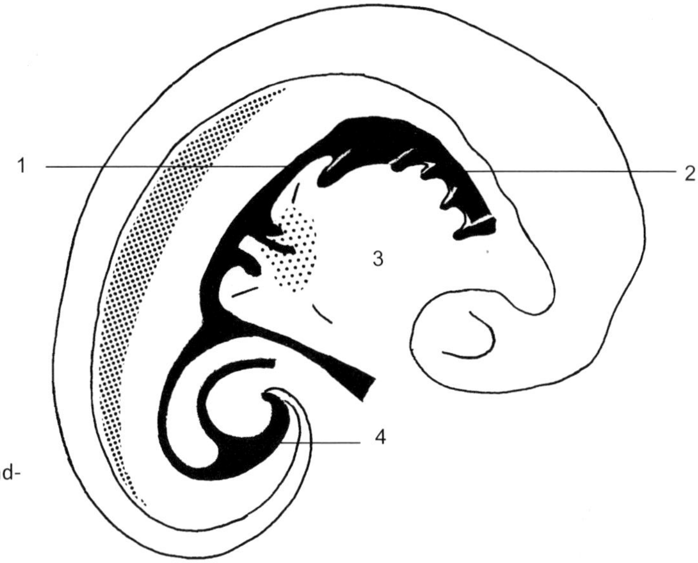


1 Speiseröhre
2 Schlunddarm mit Schlundtaschen
3 Gallenblase
4 Harnblase

**Abb. 7.17** 4,2 mm großer Embryo. Ort der Leberentwicklung locker punktiert. Ort des embryonalen Exkretionsapparates (Mesonephros) **dicht punktiert**. Entoderm **schwarz**.

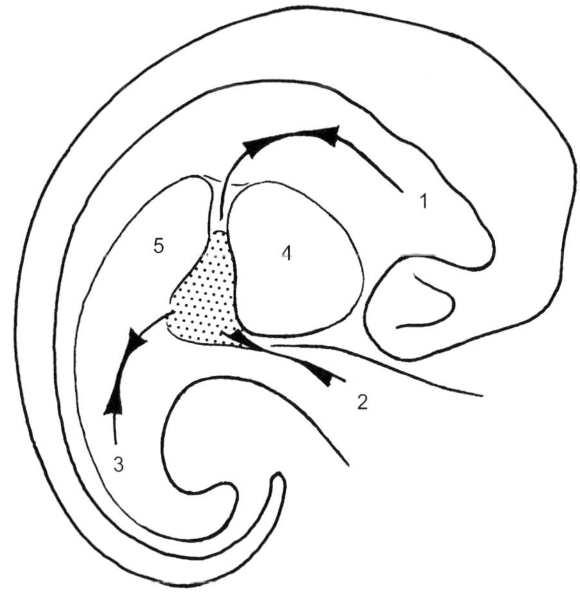


1 Wurzel der Kopfvenen
2 Wurzel der Nabelvenen
3 Wurzel der Darmvenen
4 Herzbeutel
5 Bauchfell

**Abb. 7.18** Derselbe 4,2 mm Embryo wie in Abbildung 7.17. Nach einer Schnittserienrekonstruktion. Leber **punktiert**.
Konvergente Doppelpfeile (→←): Verankerung der großen Venen an der Leber und Haltefunktion.

eine lokale Modifikation des gesamten Erscheinungsbildes. Noch vor dem Ende des 1. Entwicklungsmonats nimmt das Herz während seines Deszensus einen Abschnitt der Darmwand in seinen Gestaltungsbereich auf. Die Darmwand ist von den beiden großen Venenzuflüssen aus dem Kopfbereich eng flankiert (verklammert). Mit dem Deszensus des Herzens und der Venen wird sie mitgenommen und dadurch am gesamten Deszensus beteiligt. Die „abgestreifte" Darmwand ist die Anlage des Respirationstrakts, einer zunächst blindsackförmigen kleinen Ausstülpung der Schleimhaut. Der Respirationstrakt liegt deshalb ventral von der Speiseröhre, also vor ihr.

Sobald bei einem 10 mm großen Embryo Herz und Leber stärker an Umfang gewinnen, vergrößert sich der Raumwinkel zwischen dem Herz-Leber-Massiv einerseits und der Wirbelsäule andererseits dicht unter der gestrafften häutigen Körperwand. Es entsteht ein Sogfeld. In dieses Sogfeld stülpt sich das zum Flächenwachstum befähigte zarte Entoderm der Anlage des Respirationstrakts zusammen mit seinem Stroma ein (Abb. 7.19). Das ein-

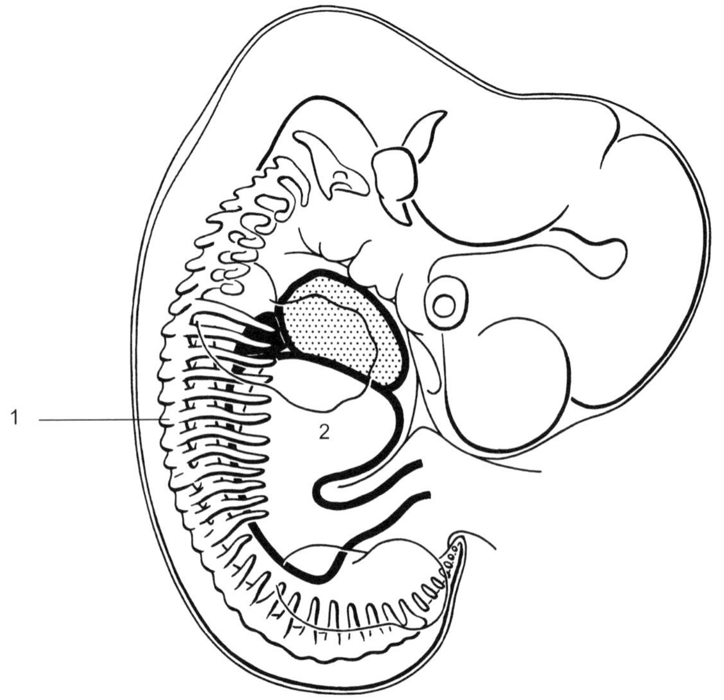


Skelett konturiert
Herz punktiert
Leber weiß
Lunge schwarz
1 Wirbelsäule
2 Leber

**Abb. 7.19** Schnittserienrekonstruktion eines 10 mm großen menschlichen Embryo. Lungenentstehung im Herz-Leber-Winkel neben der Wirbelsäule.

wachsende Gewebe ist die Lungenanlage. Dieses Einwachsen erfolgt umso leichter, als der Raum zwischen Herz-Leber-Massiv, Wirbelsäule und Körperwand seit der Frühentwicklung die Leibeshöhle enthält. Mit der Zunahme des genannten Raumwinkels vergrößert sich hier die Leibeshöhle. Mit der Vergrößerung von Herz, Leber und Lunge unterteilt sich die anfangs einheitliche Leibeshöhle allmählich in die Pericardhöhle, die Peritonealhöhle und die beiden Pleurahöhlen.

In der Fetalzeit wird der Raum für die Lungenentwicklung noch zusätzlich durch den wachsenden Brustkorb seitwärts vergrößert (Abb. 7.20). Die Lungen werden dann ähnlich wie später beim Atmen in den wachsenden Brustkorb als Lungenflügel hineingesogen. Während der Wachstumsvergrößerung des Brustkorbs werden die Rippen infolge des Deszensus der Eingeweide ein wenig nach unten gekippt und durch Wachstums„brüche"

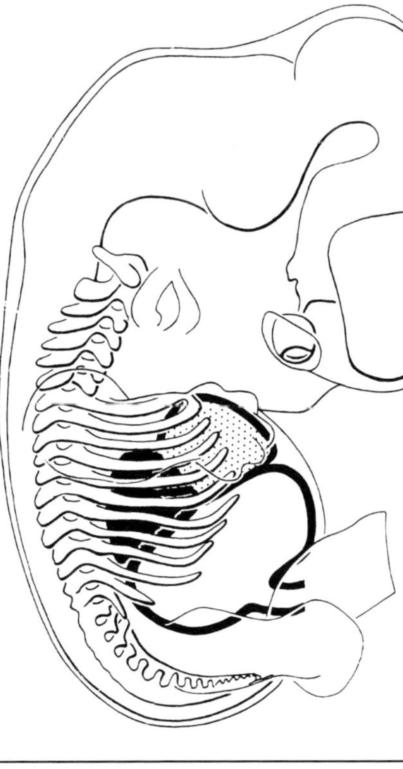

**Abb. 7.20** Schnittserienrekonstruktion eines 17,5 mm großen menschlichen Embryo. Ort der Lungenentwicklung. **Dicke schwarze Linien:** Herzbeutel und Bauchfell, Herz **punktiert**, Lunge **schwarz**. Der Brustraum ist mit dem Längenwachstum der Wirbelsäule und der Rippen größer geworden.

von der Wirbelsäule abgegrenzt. Mit dem „Bruch“ entstehen die Wirbel-Rippen-Gelenke.

So ist die Entstehung der Lungen bereits ein sehr differenzierter Beginn der späteren Atemtätigkeit. Es ist deshalb, genau genommen, nicht richtig, von einem „ersten“ Atemzug nach der Geburt zu sprechen. Die Atembewegungen, mit denen Luft eingesogen wird, sind Spätfolgen von längst vor der Geburt kompliziertest vorregulierten Prozessen.

## Die Schilddrüse als Beispiel inkretorischer Drüsen

Bei 2–3 mm großen Embryonen finden wir im Zusammenhang mit dem gekrümmten Neuralrohr auch die dem Neuralrohr anliegende, im Kopfbereich noch paarige Aorta gekrümmt (vgl. Abb. 7.16). Hier sind zwischen der Ausflussbahn des Herzens und den dorsalen Aorten Gefäßbrücken (Anastomosen) entstanden. Sie bilden den sog. Gefäßkorb der Aorten. Das erste Anastomosenpaar liegt unmittelbar unter dem Mundeingang und bildet mit der vom Herzen aufsteigenden ventralen Aorta einen Winkel. Der Winkel ist zunächst relativ stumpf, wird aber mit dem Deszensus des Herzens zunehmend spitz. In dem spitz gewordenen Winkel finden wir regelmäßig den Boden des Entoderms in Form eines kleinen Blindsacks eingezwängt (Abb. 7.21). Der Vorgang gleicht dem der Entstehung des Respirationstrakts. Das kleine eingezwängte blindsackförmige Gebilde ist die Anlage der später lebenswichtigen Schilddrüse. Sie wird beim Deszensus des Herzens in dem biomechanischen Stoffwechselfeld dieser Zone schon sehr früh von ihrem Mutterboden getrennt. Ähnliche Abtrennungen sind auch an anderen Stellen unter ähnlichen Bedingungen nachweisbar. Die genannte Differenzierung der Schilddrüse ist ein typisches Beispiel für eine Drüse, die ihren Ausführungsgang verliert. Solche Drüsen nennt man nach Verlust ihres Ausführungsgangs Drüsen ohne Ausführungsgang oder inkretorische Drüsen. Das abgerissene Gewebe wird durch das Abreißen zu einem Organ, das engen Kontakt mit dem Gefäßsystem bekommt. Es deszendiert hier normalerweise bis in die mittlere Halsregion, wo es dann meist in der Nähe des Schildknorpels liegen bleibt. Diese nun sog. Schilddrüse ist hier tastbar. Krankhafterweise kann sie sich zum Kropf vergrößern.

Ein Übergangsorgan zwischen Bewegungsapparat und Eingeweiden stellt in der Halsregion der Kehlkopf dar: Man findet Skelett und Muskulatur wie beim Bewegungsapparat und Schleimhaut wie bei den Eingeweiden (u.a.

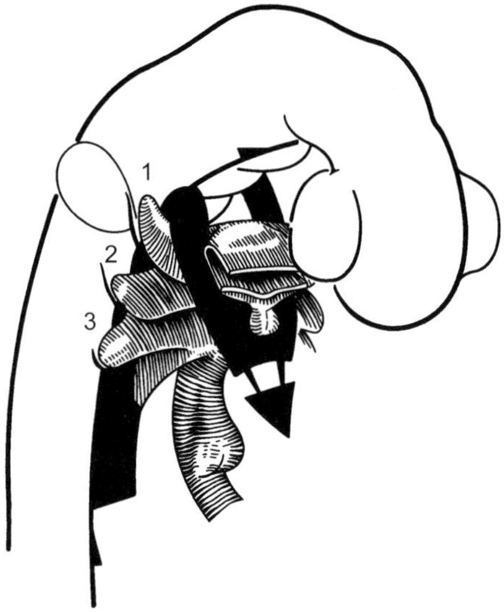


1, 2, 3 erste, zweite und dritte Schlundtasche.

**Abb. 7.21** Ausschnitt aus der Rekonstruktion eines 3,4 mm großen Embryo: Kopf-Hals-Gebiet. Ektoderm entfernt. Kopf-Hals-Darm **schraffiert**. Erstes Paar der Visceralbogenarterien **schwarz**.
Der Pfeil (➔) weist auf den Descensus des Herzens hin. Mit ihm wird der Winkel zwischen linker und rechter Visceralbogenarterie kleiner und das Entoderm am Boden des Munddarms in Form der Schilddrüse (über dem Pfeil) „abgegriffen".

den Schildknorpel, den Ringknorpel und die Stimmbänder). Diese scheinbar komplizierte Struktur ergibt sich auch wieder aus ihrer Entwicklung:

Ebenso wie im 1. und 2. entstehen auch in der Tiefe des 3. und 4. Visceralbogens Densationsfelder, die sich entwicklungsdynamisch nicht von sonstigen Skelettierungsherden unterscheiden. Sie sind, der Form der Schleimhaut im Halsdarmbereich entsprechend, etwas verschieden gestaltet. Im Bereich des Kehlkopfs bildet das Schleimhautepithel der Darmwand Falten, den sog. Stimmbandapparat.

Die Entwicklungsbewegungen des Kehlkopfs hängen zusammen mit dem Deszensus der Halseingeweide einerseits und dem Stemmkörperwachstum des embryonal knorpeligen Unterkieferskeletts andererseits. In Korrelation zu beiden lagert sich mit der Stemmkörperfunktion des knorpeligen Unterkiefers der obere Teil des Kehlkopfs im Hals relativ weit nach vorn (ventralwärts). Sein kräftigster Knorpel, der Schildknorpel, ist durch die Haut des Halses als Skelettstück tastbar, das sich beim Schlucken mitbewegt. Auch diese Differenzierungen sind wieder entwicklungsdynamisch notwendig und nicht etwa als historische Relikte zu verstehen.

## Lymphgefäße und Lymphknoten

Die Ausbildung des Gefäßsystems hat zur Folge, dass mit der Steigerung des Blutdrucks Flüssigkeit aus den Gefäßen ausgepresst wird, die selbst nicht der Ernährung dient. Sie staut sich in den Gewebsspalten und bildet dort, wenn sie kommuniziert, Lymphgefäße. Diese münden später in große Venen.

Die Lymphgefäßbildung ist Voraussetzung für die Entstehung von Lymphknoten. Vergleicht man die Orte, an denen man Lymphknoten findet, so stellt man fest, dass sie regelmäßig dort entstehen, wo sich der Lymphstrom an Knickstellen des wachsenden Embryo staut. Solche Lymphstauungen entstehen an Körperengen wie z.B. an der Kopf-Hals-Grenze im Gebiet der Halsbeuge des Embryo sowie an den Knickstellen der Extremitäten im Bereich der Achselgrube und Leistenbeuge. In den Stauzonen bilden sich in dem Maschenwerk der Lymphgefäße zunächst zellreiche diffuse lymphatische Gewebe und dann Lymphknoten. Das lymphatische Gewebe ist vergleichbar mit einem chemischen Filter, in dem körperfremd gewordene Giftstoffe gereinigt werden. Während die Blutgefäße der Ernährung dienen, verwendet der Körper die Lymphgefäße zur Entgiftung. Sie bekommen u.a. bei Infektionen (z.B. Blutvergiftung) besondere Bedeutung.

## Exkretionsapparat einschließlich Nieren

Auch der Exkretionsapparat beginnt mit seiner Entstehung bereits eine spezifische Tätigkeit, die eine Voraussetzung für seine Funktion beim Erwachsenen ist (Funktionsentwicklung). Mit der Verschmälerung des Embryo Anfang der 5. Woche bildet sich beidseits an der hinteren Bauchwand eine mächtige Längsfalte des Bauchfells (Urniere, Abb. 7.23). Ihr Stroma hat die Form einer langen Spindel. Seitlich begrenzt sich diese Falte durch eine Rinne. Die spezielle Differenzierung der Längsfalte ist verknüpft mit einer geringgradigen Drehung um ihre Längsachse (von vorn gesehen auswärts). Die Drehung kommt dadurch zustande, dass die Aorten sich begradigen, dabei ein wenig vom Rückenmark abrücken und das mit ihnen verbundene Bauchfell mitnehmen, während im Bereich der genannten Rinne das Bauchfell nicht nach vorn abrückt. Dies bedeutet eine Auswärtsdrehung (Abb. 7.22 und 7.23)Das walzenförmige Stroma der Bauchfellfalte wird noch im 1. Monat hohl und bildet dadurch eine spindelförmige Blase. Diese unterteilt sich der Länge nach in eine Reihe sehr kurzer Blasen, in

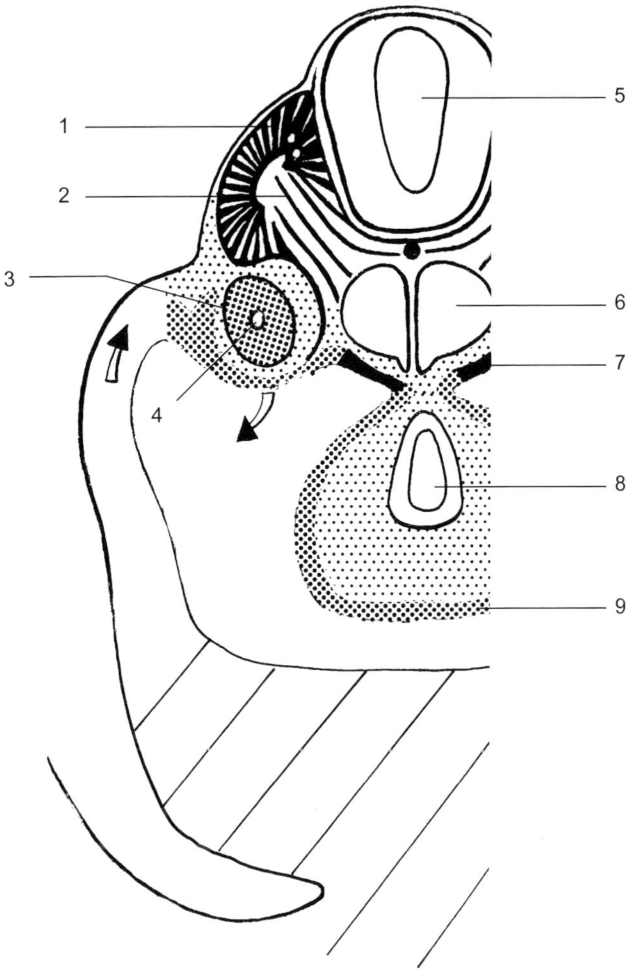


1 Dermatom eines Somiten
2 Sklerotom eines Somiten
3 Wolff'scher Gang
4 innerer Teil des embryonalen Exkretionsapparates (Mesonephros)
5 Neuralrohr
6 Aorta
7 Keimdrüse
8 Darmrohr
9 Bauchfell

**Abb. 7.22** Ein 3,4 mm großer menschlicher Embryo, etwa 27 Tage alt, quer. Ort der Entstehung des Exkretionsapparates an der hinteren Bauchwand.

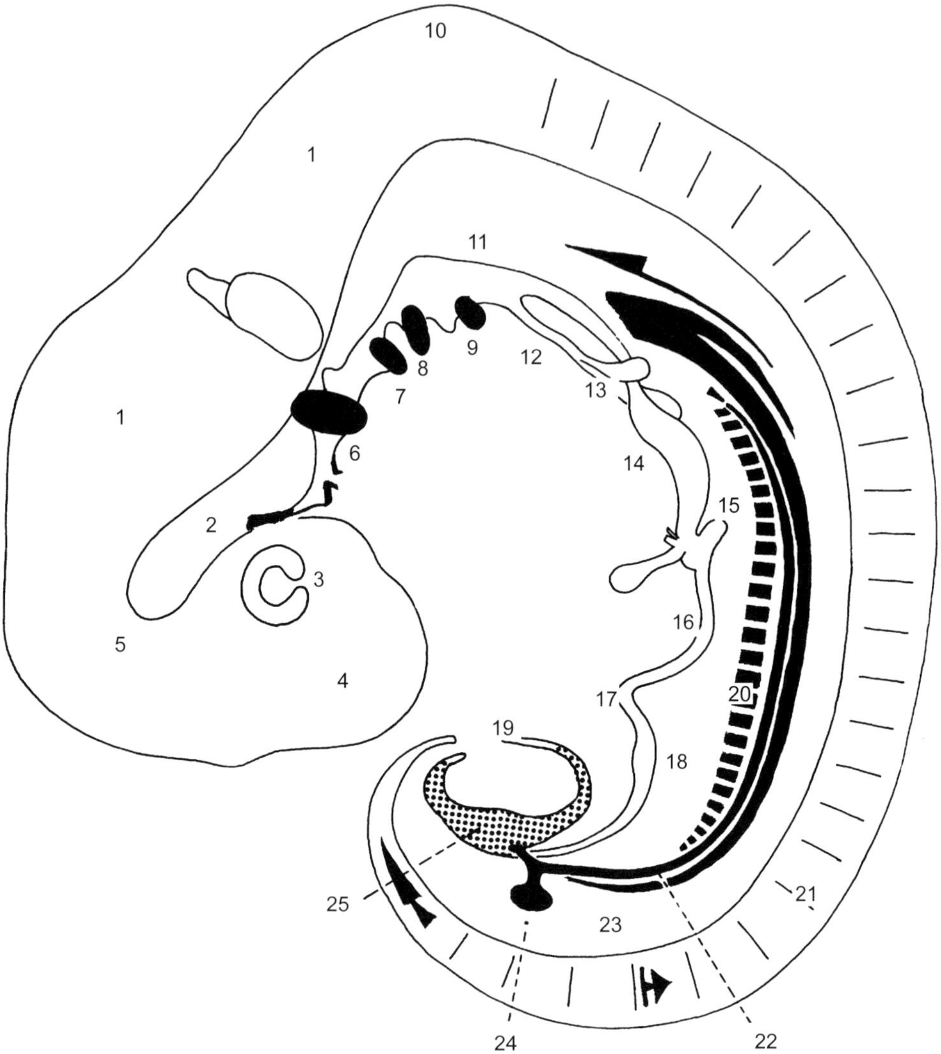


1 Hinterhirn
2 Hypophyse
3 Auge
4 Vorderhirn
5 Mittelhirn
6–9 Schlundtaschen eins bis vier
10 Nackenbeuge
11 Schlund
12 Luftröhre
13 Lunge
14 Magen
15 Bauchspeicheldrüse, gegenüber der Gallenblase
16 Zwölffingerdarm
17 Erste Darmschlinge
18 Dickdarm
19 Allantois
20 Mesonephros
21 Rückenmark
22 Wolff'scher Gang
23 Sograum
24 Niere
25 Harnblase

**Abb. 7.23** 6,3 mm großer menschlicher Embryo. Entstehungsort der Niere im Auflockerungswinkel (23) zwischen dem kurzbleibenden Wolff'schen Gang und dem länger werdenden Rückenmark. Etwa 30. Tag.
Oberer Pfeil (⟶): Haltefunktion der großen Venen
Untere Pfeile (⟵⟶): Längenwachstum des Rückenmarks

die sog. Urnierenbläschen. Auch das Epithel der Rinne wird hohl. Es bildet den Wolff'schen Gang. Jedes Urnierenbläschen bekommt Kontakt mit dem Wolff'schen Gang. Die Kontaktstelle jedes Bläschens mit dem Epithel des Wolff'schen Gangs ist ein Korrosionsfeld, mit dessen Hilfe nach Zugrundegehen von Zellen eine Kommunikation zwischen der Flüssigkeit in den Urnierenkanälchen und dem Wolff'schen Gang entsteht.

Mit der zunehmenden Vergrößerung der Leber wird der ganze obere Teil der Urniere komprimiert und geht zugrunde. Nur das untere Ende des Wolff'schen Gangs hat Raum zur weiteren Entwicklung. Hier entsteht die definitive (Nach-)Niere. Sie zeigt während ihrer Funktionsentwicklung folgende Entwicklungsbewegungen:

Zu Beginn des 2. Monats bekommt der Wolff'sche Gang in einem etwa 6 mm großen Embryo kurz vor seiner Einmündung in die Harnblase einen Knick. An diesem Knick divergiert sein Keilepithel besonders deutlich zur Peripherie. Damit bekommt dieses Keilepithel besondere Gelegenheit, aus der Wand des Wolff'schen Gangs auszusprossen. Veranlassung dazu gibt ein Sogfeld, dem sich das aussprossende Keilepithel anpasst. Der Sograum entsteht, wo am unteren Körperende zwischen dem länger werdenden Neuralrohr und dem relativ kurz bleibenden Wolff'schen Gang ein besonderer Leerraum entsteht (Abb. 168). In diesen Raum wächst das Keilepithel ein und bildet die zunächst blindsackförmige Nierenanlage. Sie vergrößert sich und differenziert an ihren Enden wieder blindsackförmige Ausstülpungen. Diese verzweigen sich ihrerseits, sodass allmählich eine verzweigte drüsenähnliche Bildung entsteht. Auf die kompliziertere Struktur der Niere wollen wir hier nicht eingehen. Es genügt festzustellen, dass die junge Niere bereits als ein exkretorisches Organ funktioniert. Sie nimmt bei ihrem Wachstum Nahrung aus dem umliegenden Stroma auf und gibt flüssigkeitsreiche Abbauprodukte in das sich erweiternde Lumen des Exkretionsapparates ab. Auf diese Weise beginnt schon früh eine exkretorische Nierentätigkeit. Der frühe „Vorharn" fließt in die Harnblase und gelangt von dort zunächst durch Diffusion in den Fruchtwasserraum (Abb. 7.24)

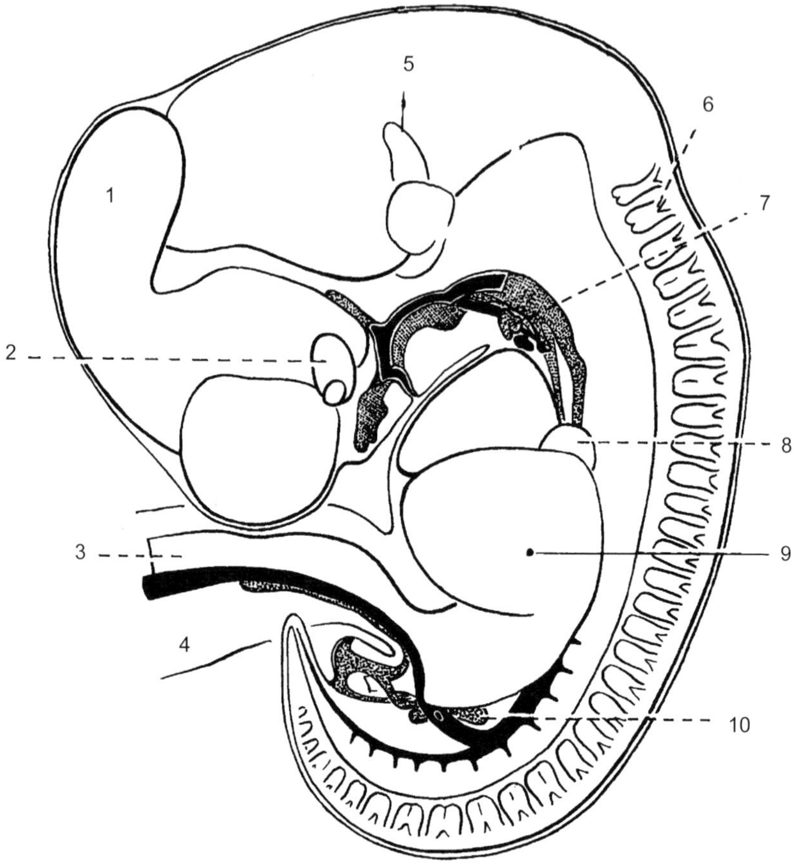


1 Mittelhirn
2 Auge
3 Bauchfell der Nabelschnur
4 Nabelschnur
5 Ohrblase
6 Zweites Spinalganglion
7 Thymus, darunter Schilddrüse
8 Lunge
9 Leberwulst
10 Nierenkelche

**Abb. 7.24** Schnittserienrekonstruktion eines 10 mm großen menschlichen Embryo. **Punktiert:** Entoderm, **schwarz:** Arterien

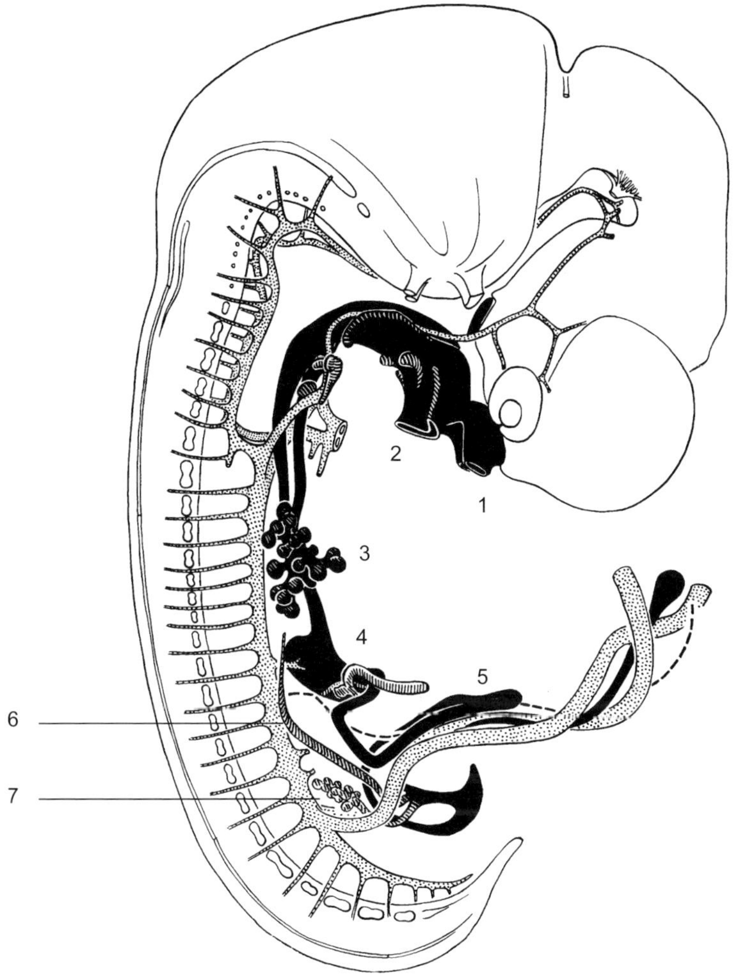


1 Naseneingang
2 Mundeingang
3 Lunge
4 Magen
5 Erste Darmschlinge
6 Wolff'scher Gang
7 Nierenkelche

**Abb. 7.25** Schnittserienrekonstruktion eines 13,5 mm großen Embryo. **Punktiert:** Arterien, **schwarz:** Eingeweide

## Darm

Auch der Darm zeigt eine Phänogenese, die dynamische Faktoren hat. Eines ihrer frühen Merkmale ist die sog. Darmdrehung (Abb. 7.26–7.29). Mit Darmdrehung meint man eine Drehung der ersten Darmschleife um ihre Längsachse. Zu dieser Zeit hat der Scheitel der Darmschleife seine Verbindung mit dem Dottersack verloren. Die Drehung kommt auf folgende Weise zustande. Noch am Ende des 1. Monats scheint die Ausrichtung des Darmrohrs, von vorn gesehen, fast gerade. Genauer betrachtet ist es jedoch ge-

1 Enddarm
2 Magen

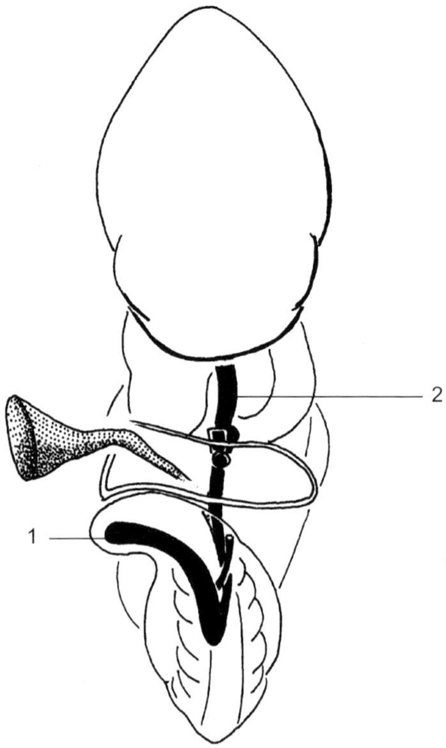


**Abb. 7.26** Schnittserienrekonstruktion eines 4,2 mm großen menschlichen Embryo. Entwicklung des Eingeweiderohrs **(schwarz)**. Es ist noch kaum geschlängelt. Dottersack am Dottersackstiel abgeschnitten **(punktiert)**. Schnittrand der Nabelschnur **konturiert**.

schlängelt. Oberhalb des Nabels liegt es in diesem Stadium ein wenig links (Magenanlage), in Höhe des Nabels ein wenig mehr rechts (Zwölffingerdarm) und unter dem Nabel wieder mehr links. Dieser Abschnitt entwickelt sich zum Hauptteil des Darmkonvoluts. Es bilden sich nach und nach zahlreiche Darmschlingen.

Abbildung 7.27 zeigt bei einem etwa 6 mm großen Embryo die sogenannte primäre Darmschleife unten in der Nabelregion. Der Scheitel der Schlinge wandert in einer Kreiskurve entgegen dem Uhrzeigersinn (sog. Darmdrehung). Da die Anlage des Wurmfortsatzes des im Volksmund so genannten

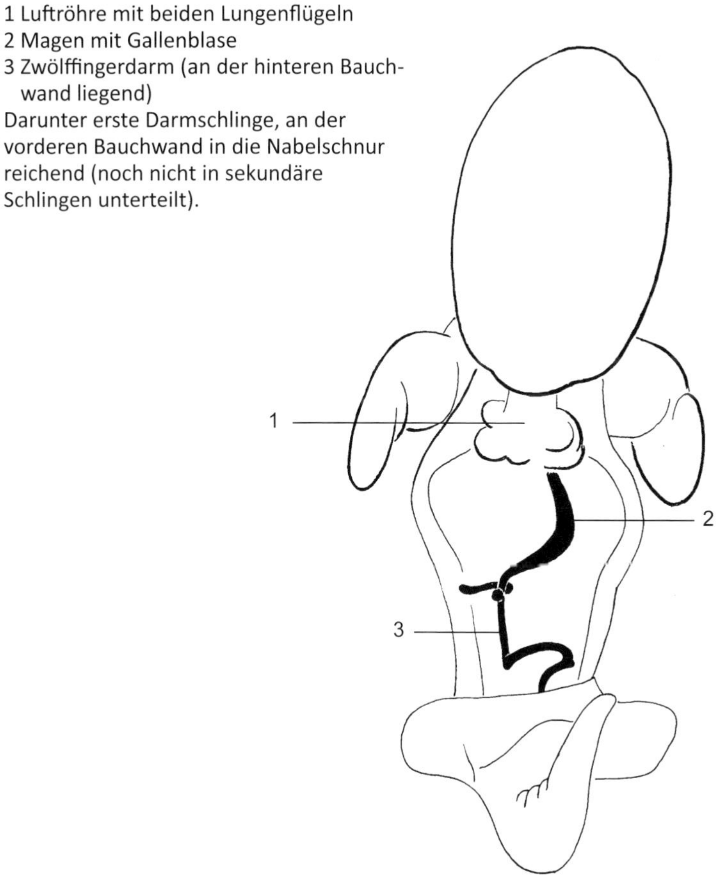


**Abb. 7.27** Schnittserienrekonstruktion eines 6,3 mm großen menschlichen Embryo. Wachsendes Eingeweiderohr zwischen seinen Fixpunkten in der oberen und unteren Körperwand geschlängelt.

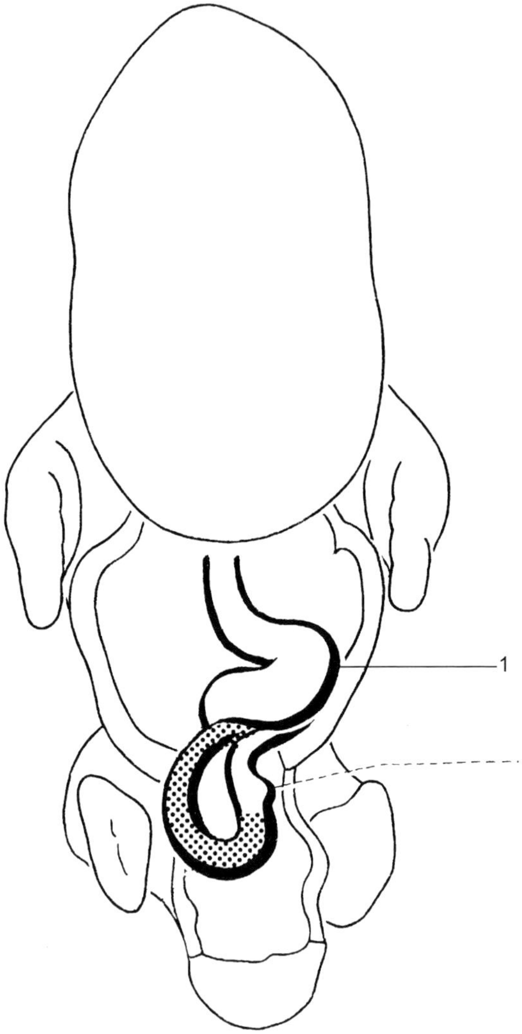


1 Magen
2 Blinddarm noch ohne deutlichen Wurmfortsatz

**Abb. 7.28** Schnittserienrekonstruktion eines 13 mm großen menschlichen Embryo. **Punktiert:** Erste Darmschlinge (im Lumen der Nabelschnur). Das Lumen der Nabelschnur (unten) ist präparatorisch eröffnet.

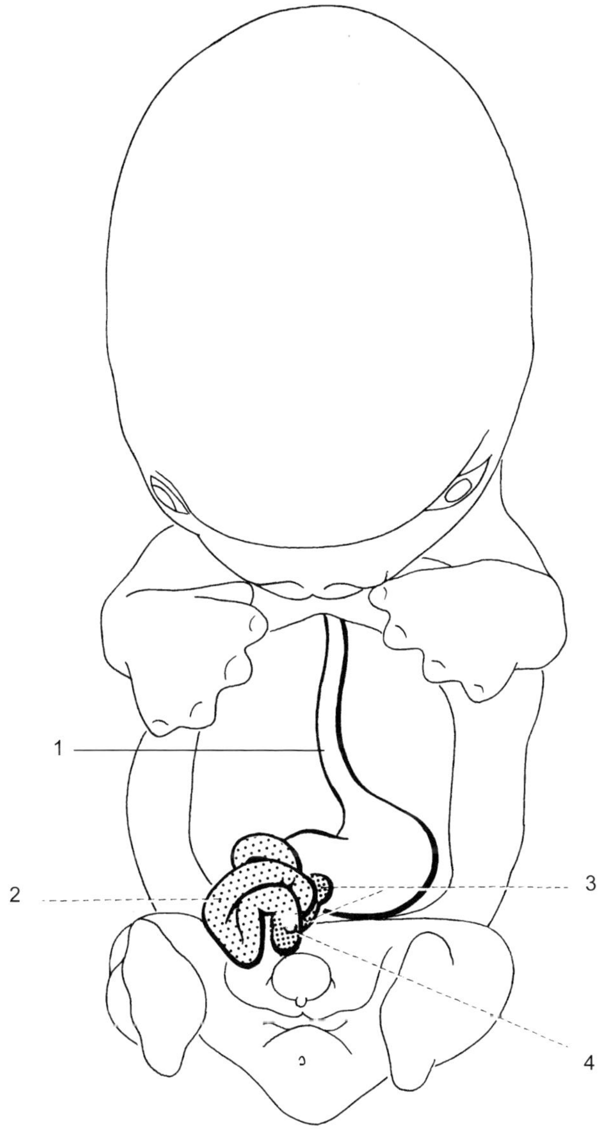


1 Speiseröhre am Eintritt in den Magen
2 Darmschlingen
3 Dickdarm
4 Wurmfortsatz

**Abb. 7.29** 20 mm großer Embryo.

Blinddarms nahe dem Scheitel der ersten Darmschlinge liegt, wandert er mit. Bei unvollständigen Drehbewegungen kann er z.B. links oder oben rechts in Höhe der Leber liegen bleiben. Eine Blinddarmentzündung ist dann unter Umständen sehr schwer zu diagnostizieren.

Das Lumen des oberen Darmabschnitts ist zunächst weiter als das des unteren: Es füllt sich mit dem Sekret der großen Bauchdrüsen (Leber und Pancreas). Das Lumen des unteren Darmabschnitts ist dagegen noch winzig und sein äußerer Umfang sehr gering. Dadurch ist der ganze untere Darmabschnitt wenig auffällig. Bei seinem Längenwachstum legt er sich in zahlreiche Schlingen (Sekundärschlingen). Diese sekundären Darmschlingen liegen zunächst noch in der Wurzel der Nabelschnur. Diese Position des Darms charakterisiert den physiologischen Nabelbruch. Erst wenn die vordere Bauchwand über der groß gewordenen Leber weit vorgelagert wird, verschwindet der Nabelbruch. Eine echte Reposition (im Sinne einer Zurückverlagerung) der Darmschlingen kommt nicht vor.

Mit der Unterteilung der ersten Darmschleife in zahlreiche sekundäre Schlingen nimmt das Darmlumen zu. Der Motor der Weiterstellung ist das Schleimhautepithel. Mit seinen Zellteilungen dehnt das Darmentoderm gemeinsam mit seinem ihm benachbarten Gefäßnetz das Stroma zirkulär. Durch diese Tätigkeit differenziert sich in zirkulären Dilationsfeldern eine Ringmuskulatur. Die entstehende Ringmuskulatur dürfen wir hinsichtlich ihrer gestaltungsfunktionellen Zugehörigkeit zum Entoderm im Unterschied zur Skelettmuskulatur als eine „Epithelmuskulatur" bezeichnen. Ihre Fasern hemmen allmählich die zunehmende Kalibervergrößerung der entodermalen Darmanlage. Mit der dann erfolgenden Längenzunahme des Darms entsteht an der Außenseite der Ringmuskulatur ein neues Dilationsfeld, die Längsmuskulatur. Ihre Wachstumsdilation ist also sekundär: Die Längsmuskulatur des Darms liegt peripher (außen) und die Ringmuskulatur mehr innen. Die gesamte Bildung der Darmmuskulatur ist wahrscheinlich ein rhythmischer Vorgang, möglicherweise eine Voraussetzung für die spätere peristaltische Darmtätigkeit.

Als Zeichen weiteren intensiven Flächenwachstums des Darmentoderms entstehen regelmäßig Hoch- und Tiefreliefbildungen, sobald der Dehnungswiderstand der Ringmuskulatur nunmehr eine Weiterstellung erschwert. Aus den Hochreliefbildungen entstehen die Zotten, aus den Tiefreliefbildungen Darmdrüsen (Abb. 7.30). Die Darmzotten verbreitern den Kontakt der Darmschleimhaut mit dem Inhalt des Darms. Durch ihr stärkeres Oberflachen- als Volumenwachstum entsteht ein morphologisch gut erkennba-

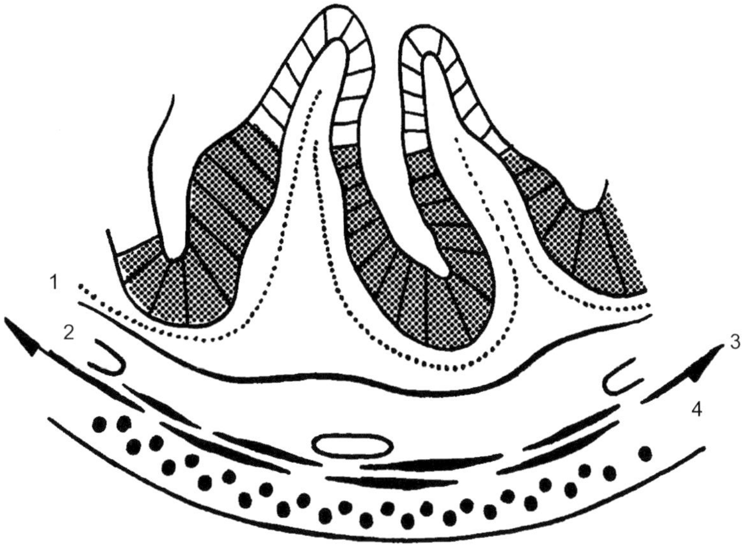


1 schwarze Linie: Basis der Schleimhaut
2 Blutgefäße unter der Schleimhaut
3 Wachstumsdehnung der Ringmuskulatur
4 Längsmuskulatur, quer geschnitten

**Abb. 7.30** Dünndarm eines etwa 50 mm großen menschlichen Fetus quer. **Hell:** Spitzen der Darmzotten, **dunkelgrau:** Krypten. Divergente Halbkopfpfeile (⇀) Wachstumsdehnung der Ringmuskulatur.

res Druckgefälle von der Zottenoberfläche in Richtung zum Zottenstroma. Entsprechend dem Druckgefälle gewinnen die embryonalen Zottenspitzen die Fähigkeit, Darminhalt zu resorbieren. Umgekehrt bekommen die Zellen zwischen den Zotten in den Krypten breiten Kontakt mit dem Binnengewebe. Hier entnehmen die Zellen Rohstoffe aus dem vaskularisierten (von Blutgefäßen ernährten) Stroma und bilden Drüsensekret.

## Keimdrüsen

(Abb. 7.31–7.35) Schon in der 3. Entwicklungswoche sind Keimzellen nachweisbar. In der 4. Entwicklungswoche bildet bei einem ca. 2 mm großen Embryo ein schmaler Bauchfellstreifen, der die Aorten bedeckt, die Anlage der Keimdrüsen. Ihre Zellen werden unmittelbar von den Aorten ernährt (vgl. Abb. 7.22). Diese Lage ist von Bedeutung dafür, dass die Keimdrüsen

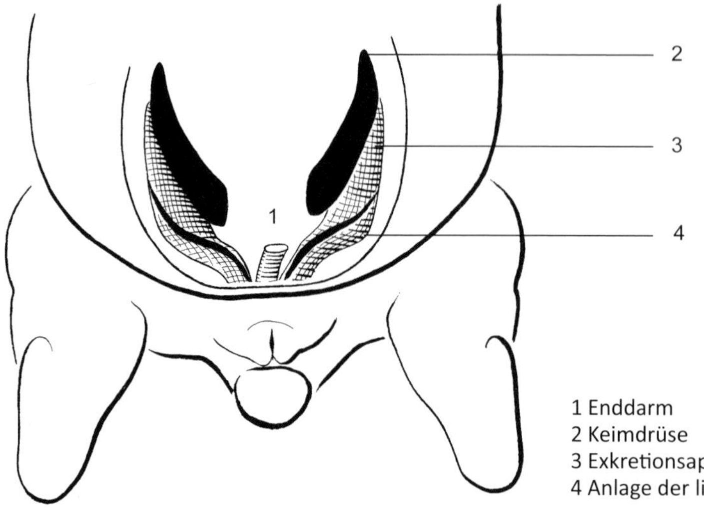


1 Enddarm
2 Keimdrüse
3 Exkretionsapparat
4 Anlage der linken Tube (Eileiter)

**Abb. 7.31** Exkretionsapparat und Keimdrüsen eines 27,2 mm großen Embryo.

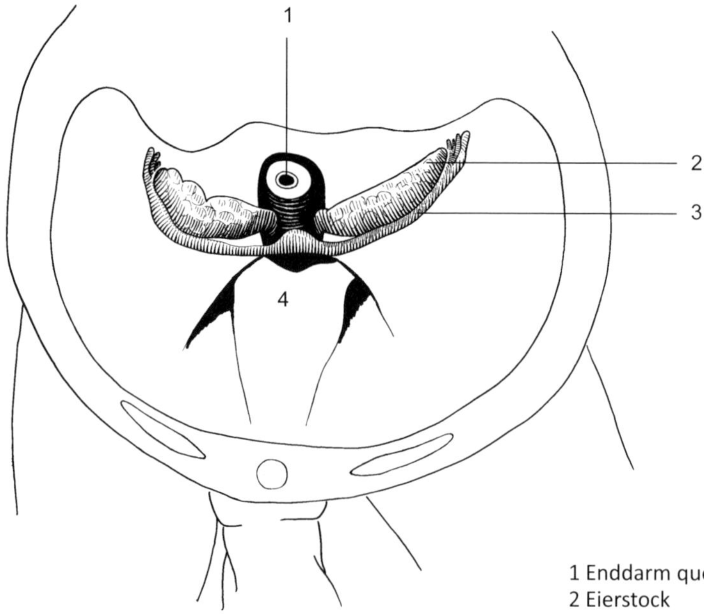


1 Enddarm quer
2 Eierstock
3 Tube
4 vereinigter Abschnitt der beiden Eileiter (Uterus)

**Abb. 7.32** Beckenorgane eines etwa 100 mm großen weiblichen Fetus.

von äußeren Einflüssen verschont bleiben und so zu keinem differenzierten Wachstum kommen, sondern ihre angestammte Eigenart bewahren.

Erst ist 3. Monat zeigen die Keimdrüsen bei männlichen und weiblichen Embryonen größere Verschiedenheit (Abb. 7.32 und 7.34). Die weiblichen Keimdrüsen liegen mit ihrem unteren Ende flach an der Seitenwand des kleinen Beckens. Die zellreichen und mehr kugelig abgekapselten männlichen Keimdrüsen finden in dem kleinen Becken keinen Platz. Sie zeigen sich früh im großen Becken in Richtung des geringsten Widerstandes seitlich auf die Beckenschaufel gekippt. Von dort gleiten sie durch eine schwache Stelle der vorderen Bauchwand, durch den Leistenkanal, in den Hodensack (Abb. 7.33 und 7.35).

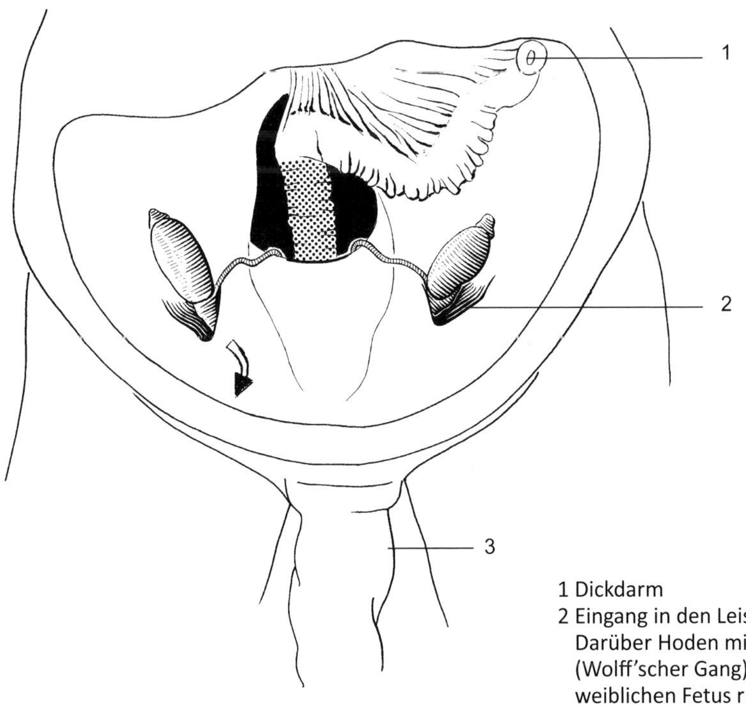


1 Dickdarm
2 Eingang in den Leistenkanal. Darüber Hoden mit Samenleiter (Wolff'scher Gang). Er wird beim weiblichen Fetus rückgebildet.
3 Nabelschnur

**Abb. 7.33** Beckenorgane eines etwa 115 mm großen menschlichen Fetus.

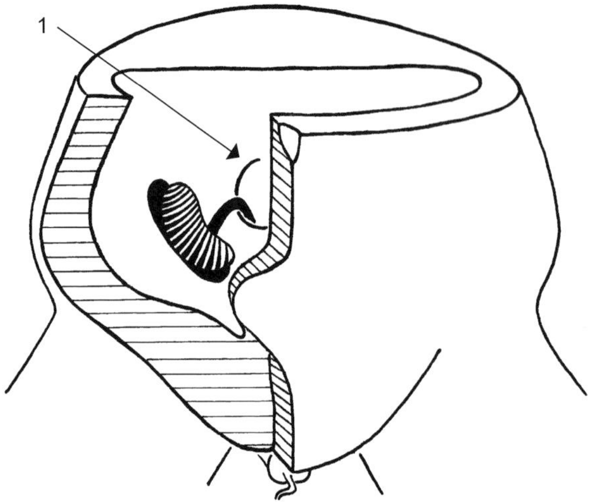


**Abb. 7.34** Beginnender Descensus des Hoden in einem 55 mm großen Fetus. Beckenraum teilweise geöffnet. **Dunkel, dicht schraffiert:** Hoden, **schwarz:** Nebenhoden und Samenleiter

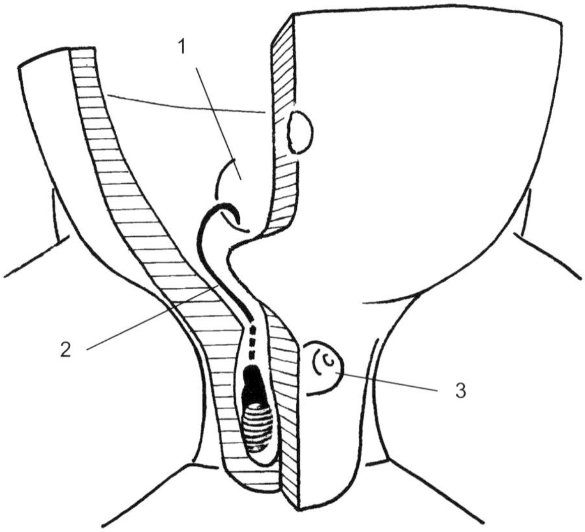


**Abb. 7.35** Deszendierter Hoden eines 240 mm großen Fetus.

# 8

# Menschliche Verhaltensweisen werden durch die Ontogenese eingeleitet

## Der aufrechte Gang

Wer nach typischen Merkmalen des Menschen gefragt würde, antwortete vielleicht: Sprache und aufrechter Gang. Das eine wie das andere kennzeichnet eine Verhaltensweise. Nicht nur die Sprache, sondern auch der aufrechte Gang setzt die ontogenetische Entwicklung voraus. Sie ist, wie wir wissen, eine unabdingbare Einleitung aller späteren Verhaltensweisen. Beide, Sprache und aufrechter Gang, sind typische Zeichen der menschlichen Zerebralisation. Obwohl noch unbekannt ist, wie die physiologisch nachweisbare Tätigkeit des Gehirns mit dem psychischen Verhalten des Menschen zusammenhängt, ist doch eines sicher: Die Ontogenese – und hier im Besonderen die frühembryonale Ontogenese – ist eine Einleitung des späteren menschlichen Verhaltens. Beides, Sprache und aufrechter Gang, sind daher Ausdruck der Ontogenese und nicht etwa allein als Abänderung eines Verhaltens unserer Vorfahren zu verstehen. Illies ironisiert die evolutionistische Ideologie mit folgenden Versen (Illies: Zoologeleien, Herderbücherei Band 502, 3. Aufl., 1976):

*Um diesen Menschen zu erschaffen,*
*da brauchte die Natur den Affen*
*– so hört man Brägengrütze sagen –*
*nur schnell vom Urwaldbaum zu jagen,*
*denn auf die Steppe ausgetrieben,*
*ist ihm nicht anderes geblieben.*

*Es wuchsen ihm seit jener Stunde*
*Bananen nicht mehr vor dem Munde:*
*Er musste, wollt er weiterleben,*
*sich auf die Hinterbeine heben*
*und machte so die Hände frei*
*für Obst und sonst noch allerlei.*
*Die Hände greifen nach der Birne,*
*und so entwickeln im Gehirne*
*um alle Tricks gut zu behalten*
*von Jahr zu Jahr sich neue Falten,*
*bis dass der Schädel heftig quillt*
*und sich mit 1000 Gramm anfüllt.*

Ein Charakteristikum für den aufrechten Gang ist der Bau des Skeletts. Morphologische Vergleiche menschlicher und tierischer Skelette ergeben, dass beim Erwachsenen der untere Teil des Beckens, das sogenannte kleine Becken, gegenüber dem oberen (großen) Becken nach rückwärts gekippt ist. Das ausgewachsene Becken hat im Übergangsgebiet zwischen großem und kleinem Becken einen Knick, dessen Achse im Hüftgelenk liegt. Dadurch steht der größte (bewegliche) Teil der Wirbelsäule, anders als bei den Vierfüßlern, steil über dem Hüftgelenk (Abb. 6.1). Diese für den aufrechten Gang typische Position entsteht mit folgenden ontogenetischen Wachstumsbewegungen:

Beim Menschen bewirkt das wachsende Großhirn (Zerebralisation) eine kräftige Nahrungszufuhr zum Gehirn und bedingt damit die Entstehung eines großen Herzens. Die frühe Größe dieses Organs verlangt eine kräftige Zirkulation des Blutes. Sie ermöglicht ein intensives Wachstum der Leber. Da beim Menschen das expansive Wachstum des Herzens im Verband des ganzen Herz-Leber-Massivs regelmäßig mit einem expansiven Wachstum der Leber korreliert ist, wird das zwischenliegende Zwerchfell zwischen Herz und Leber zu einer schmalen Platte zusammengepresst und damit dort sehnig. An der Sehnenplatte ist die Leber fixiert.

Mit dem starken Deszensus der Leber und des Herzens deszendiert der gesamte Eingeweidetrakt. Gleichzeitig aszendiert das zentrale Nervensystem. Hierbei vergrößert sich, wie wir wissen, das Gehirn speziell im Bereich der Großhirnhemisphären. Diese wachsen gleichzeitig exzentrisch nach oben und hinten. Die Vergrößerung des Hinterhaupts bedingt eine mächtige Verbreiterung des Kopf-Nacken-Winkels. In ihm entwickelt sich mit dem

Aszensus das kräftige Dehnungsfeld der Nackenmuskulatur. Diese bedingt nun ihrerseits, durch Aufrichten des Kopfes, die Entstehung des aufrechten Ganges.

Es ist also die Entstehung des aufrechten Ganges ein Ergebnis der Zerebralisation und damit der Ontogenese. Bei Tieren kommen eine ähnliche Dominanz der Gehirnentwicklung und daher ein aufrechter Gang nicht vor.

## Die somatische Grundlage unseres Werkzeugbewusstseins

Durch die vorgeburtliche Entwicklung haben wir ein Vorwissen vom eigenen Körper. Wenn es uns auch selten bewusst ist, so äußert es sich doch unverkennbar in vielen Gesten. Hier können wir Psychisches und Somatisches nicht voneinander trennen.

Man macht sich meist nicht genügend klar, wie sehr das vorgeburtliche Wachstum des menschlichen Gehirns eine Vorbereitung für seine spätere Bedeutung ist. Die frühe Ontogenese des Gehirns bereitet entscheidend die späteren Verhaltensweisen des Menschen vor. Es ist nachweisbar, dass die beiden Großhirnhemisphären sich gegenseitig in der Entwicklung auf folgende Weise beeinflussen und so schon vor der Geburt ein funktionelles Ganzes darstellen:

Normalerweise wächst jede der Hemisphären konform mit der anderen. Nimmt der Umfang der einen Hemisphäre durch Flächenwachstum zu, so wird dadurch die andere Hemisphäre fester an die Dura gedrängt und dadurch in der Vergrößerung ihres Umfangs behindert. Die Behinderung bedeutet ein geringeres Flächenwachstum und damit eine Wandverdickung des Gehirns. Diese Wandverdickung wiederum verlangt Nahrung und verstärkt so deren Zufluss zur äußeren, blutgefäßreichen Schicht des Gehirns, der Pia. Der Nahrungszufluss übersteigt infolge der Wandverdickung nun den der anderen Seite. Dadurch wird jetzt wiederum das Flächenwachstum der der Gehirnkapsel enger benachbarten Gehirnwand begünstigt und die erstgenannte Hemisphäre nun ihrerseits enger an die Dura gedrängt. Das heißt, das symmetrische Wachstum der Großhirnhemisphären ist ein Schwingungsvorgang. Dieser leitet die späteren gegenseitigen Erregungsübertragungen von einer auf die andere Hemisphäre ein.

Man sagt mit Recht, der Erwachsene könne „hin und her" überlegen. Damit bezeichnet man psychosomatisch eine Tätigkeit, die in einem Schwingen von der einen nach der anderen Seite des Gehirns besteht.

Dem Menschen früherer Zeiten war die entscheidende Tätigkeit des Gehirns bei jeglichen Verrichtungen intuitiv immer bekannt, auch wenn die engeren Beziehungen zwischen Gehirn und Kopf, und im Besonderen zwischen Gehirn und Gesicht, gewiss noch unklar waren. Erzähler, Maler und Bildhauer stellten den Gesichtsausdruck des Menschen zwar ohne jede physiologisch gedachte Beziehung zur Gehirntätigkeit dar, doch verkörperte ihnen das Portrait immer auch eine innere Tätigkeit. Das Portrait galt als Bild für den ganzen Menschen. Immer wieder wurde bei allen Völkern der Kopf künstlich durch Schmuck oder durch eine besondere Haartracht betont. Die Krone war schon in Frühkulturen Zeichen einer mit geistiger Bedeutung verbundenen Macht. Alle diese „Beschreibungen" waren eine vorwissenschaftliche, aber keineswegs unrichtige Morphologie, die eine lange, noch kaum erforschte Geschichte hat.

Der Psychiater Ernst Kretschmer (1888–1964) hat empirisch drei charakteristische Körperbautypen unterschieden, den pyknischen, den athletischen und den asthenischen Typ. Diesen Erscheinungsformen ordnete Kretschmer schematisch besondere Charaktereigenschaften zu. Unsere ontogenetische Entwicklungstheorie erlaubt es, auch hier einen kleinen Schritt weiter zu kommen. Wir können schon früh in der Embryonalentwicklung bei verschiedenen Menschen ein unterschiedliches Verhältnis zwischen ihrer Körperoberfläche und ihrem Körpervolumen finden. Es gibt durch die Entwicklung Menschen mit mehr rundlichem Körperbau, mit einer im Verhältnis zum Körpervolumen kleinen Körperoberfläche. Es gibt aber auch Menschen mit „zugespitzten Körperenden". Sie haben eine größere Körperoberfläche im Verhältnis zu ihrem Körpervolumen. Diese Menschen neigen nicht selten – auch graphologisch nachweisbar – zur Bevorzugung zugespitzter Reaktionen. Die asthenisch entwickelten, hageren und extrem entrundeten Menschen – die sogenannten schizothymen – haben häufig nicht nur somatisch, sondern auch psychisch in ihrem Verhalten Züge besonderer Störbarkeit und damit größerer Empfindlichkeit. Ihre Denkweise geht leicht ins Extrem. Rundliche Menschen dagegen denken weniger „vertikal", sie fühlen sich weniger exponiert, sie sind vergleichsweise oft leichter verträglich. Ihre Selbsterhaltung im Bewusstsein scheint weniger gefährdet. Sie sind wirklich geschlossener und daher von viel mehr Seiten, ohne Risiko zu fühlen, ansprechbar. Sie sind damit vergleichsweise häufig kontaktfähig und gesellig.

Die genannten Körperproportionen sind im Unterschied zu den willkürlich veränderlichen, kurzfristigen Proportionsänderungen der Gesten nicht nach Willkür variierbar. Deshalb haben sie für die gesamte Konstitution Gewicht. Sie begründen sozusagen die flüchtigen Körperveränderungen, die Gesten.

Wiegen wir beispielsweise den Kopf hin und her, dann empfinden wir, dass er fast wie ein Instrument frei, beinahe im wirklich labilen Gleichgewicht, bewegt werden kann. Wir können ihn ebenso leicht nach der einen wie nach der anderen Seite neigen. Der Kopf ist als „Werkzeug" geeignet zu der Aussage: „Es kann so, aber auch anders sein." Als Instrument zur Mitteilung benutzt, bedeutet die Stellung des Kopfes: „Du siehst, es ist noch unsicher. Die Sache ist noch ungewiss, ich ‚halte' sie für problematisch."

Jeder, der selbst einen menschlichen Körperbau wie der so Gestikulierende hat, vermag, wenn er diese Geste nachahmt, sich selbst in einen Zustand der Ungewissheit zu versetzen, oder damit die Meinung seines Gegenübers zu vernehmen.

Die Frühentwicklung solcher Körperhaltungen ist eine der Voraussetzungen für jede Verständigung und damit für jede Wissensbildung sowie für eine bewusste Sammlung und Weiterbildung von Erfahrung. Durch Gesten gestalten wir den eigenen Körper und entschlüsseln an sich oft völlig Unverständliches durch „Selbst-Verständliches", nämlich uns selbst Verständliches.

Wenn wir die Schulter heben, versetzen wir uns in eine Körperhaltung, die uns somatisch nicht mehr gestattet, in den Schultergelenken die Arme frei zum „Hand"eln zu benutzen. Diese Geste bedeutet deshalb für jeden, der sie unter gleichen Voraussetzungen wiederholt: „Es ist nichts zu machen, es ist unmöglich." Diese Aussage gilt unabhängig davon, ob und wie das Gemeinte mit Worten, Urteilen und Begriffen „logisch" in Wort und Schrift formuliert oder sachlich begründbar sein mag.

## Handbewegungen als Gesten

Wenn wir bewusst unsere Hände in einem Abstand nebeneinander an einen Gegenstand halten, können wir sagen: Wir messen. Wenn wir dagegen nacheinander zuerst mit der einen Hand und dann mit der anderen greifen, so können wir sagen: Wir zählen. Aufgrund des bewussten und bereits wiederholt erlebten Gebrauchs unserer Hände als sinnvolle Instrumente enthält unser mathematischer Denkinhalt somatische Voraussetzungen.

Wir haben bisher schon wiederholt Beziehungen zwischen den Mikropopulationen von Zellverbänden und Organbereichen einerseits und Makropopulationen im Sinne von Menschengruppen (Vergesellschaftungen in größeren Dimensionen) andererseits bemerkt. Das heißt: Verhaltensweisen von Makropopulationen sind nicht völlig verschieden von den Verhaltenweisen, die wir u.a. schon unter den Zellen in einem menschlichen Organismus finden, auch wenn sie ihnen nie gleichen. Wenn wir nicht somatisch (körperlich) mit Vorgängen innerhalb unseres Körpers lebendig reagieren könnten, vermöchten wir auch nicht im sozialen Leben Zusammenhänge zu bemerken und danach zu handeln. Nie hätten sich ohne lebendige körperliche Vorgänge höhere menschliche Leistungen mit beruflichen Differenzierungen und komplexere kulturelle Entwicklungen ausbilden können.

Wenn wir nicht körperlich zu Gesten fähig wären, hätten sich keine Sprache, kein Sprachdenken und keine sozialen Ordnungen entwickelt. Hier geht uns der Körper mehr an, als wir zunächst vermuten möchten.

Emotionelle Affektregungen und auch intellektuelle Handlungen sind durch die somatische Entwicklung vorbereitet. Darauf beruht es, dass unser Fühlen und Denken mittelbar ist. Wer lacht, ist somatisch ein anderer als jener, der nicht lacht, und wer sich etwas überlegt, ist in seinem Stoffwechsel, also körperlich, umgestimmt und geändert im Vergleich zu dem, der redet, telefoniert oder singt.

Alle Gesten sind körperliche Gesten. Wir sehen sie und ahmen sie nach. Jeder weiß, dass Lachen ansteckt. Ja, es gibt Verhaltensweisen, die sich nicht nur übertragen, sondern mit der Übertragung in völlig andere Zusammenhänge hinein entwickeln. Ein großer Teil dessen, was wir „lernen" nennen, erstreckt sich in der Geschichte der ganzen Menschheit in fortgesetzter Wandlung auf immer neue Generationen. Geschult und belehrt, übersetzen wir aus leiblich-körperlichem Erleben ins abstrakte Begreifen und logische Denken. Dieses Verhalten setzt voraus, dass wir schon vorwissenschaftlich über ein lebendiges Wissen von unserem eigenen Körper verfügen. Denn der Weg zur Abstraktion kommt von der Anschauung.

Wenn wir uns darüber freuen, dass ein Kleinkind, das kaum stehen kann, nach Gegenständen greift, alles be-greifen will, merken wir, dass ohne das körperliche „Hantieren" ein geistiges Be„greifen" nicht zur Entwicklung kommt. Erst später können gegenständlich ergriffene Dinge, die mit der Hand „gefasst" werden, auch im geistigen Sinn „aufgefasst" werden. Leistungsfähigkeit trotz Fehlbildungen spricht nicht gegen diese Erfahrung, weil ausnahmsweise auch mit besonderen Ersatzmitteln Fertigkeiten erworben werden. Wer auf der Schulbank sitzt und seine Hände frei auf dem Tisch bewegen kann, von dem erwartet ein Lehrer, dass er selbstverständlich Be„griffe“ zu bilden vermag. Von dem, der als Lehrer vor seinen Schülern „steht“, nehmen die Lernenden in mehr als nur bildlichen Sinne an, dass er bereits etwas von der Sache ver-„steht“.

Wie sehr die normale Hand beim Begreifen im Spiel ist, verrät u.a. der Wortschatz der Umgangssprache. Wir sprechen von Ver„handlungen“, es „handele“ sich um etwas, jemand habe eine vor-„gefasste“ Meinung oder eine schnelle Auf„fassung“. Selbst Aussagen wie zusammenfassen“ oder „schließen“ hätten kaum einen Sinn, könnten wir nicht, nachdem wir etwas „tat“sächlich beur„teilt“ haben, dieses zumindest in der Vorstellung wieder durch Handbewegungen zusammenbringen. Sogar der Sinn von Wörtern wie be„ziehen“, an„nehmen“, zurück„führen“ beruht auf somatischen Vorerfahrungen, also auf Vorkenntnissen von unserem eigenen Körper und nicht etwa auf einer vielleicht rein logischen Denkkraft. Offenbar vermögen wir beim Gebrauch unserer Hände ein Werkzeugbewusstsein auszubilden, durch das wir unsere Hände als Denkmittel zu gebrauchen lernen. Dieser Sachverhalt wurde in der Verhaltensforschung noch nie genauer berücksichtigt.

Es gibt psychosomatische Grundlagen, sogar der abstrakten Mathematik. Morphologische Untersuchungen lehren, dass bei den Erfahrungen, die wir beim Zählen, Messen und Rechnen machen, unsere Hände mitbeteiligt sind. Die somatische Befähigung zum Rechnen war schon den „Händ“lern in ältesten Kulturen bekannt. Die Hand, die als besonders gesteuerter Körperteil aufgrund ihrer Entwicklung von den Augen kontrolliert werden kann, erlaubte schon immer eine besonders objektive (objektgebundene) Mitteilung.

Wie Historiker wissen, waren schon frühe Zeichensprachen durch vielfältige Konventionen variiert und durch lange Erfahrung normiert. Sie konnten erst nach langer kulturhistorischer Differenzierung zu einer psychosomatisch sicheren Voraussetzung komplizierteren Denkens werden. Noch im Altertum, als der Gebrauch der Hände gleichbedeutend mit der Erfahrung war, sich durch grobe Dinge zu beschmutzen, war ein Erarbeiten von „Tat“sachen noch fast unbekannt. Geist und Körper waren damals gleichsam voneinander getrennt. Nur wenige konnten im Altertum schreiben. Die Funktionsentwicklung der Hand für wissenschaftliches Arbeiten ist erst mit dem naturwissenschaftlichen Denken im 16. Jahrhundert von Bedeutung geworden, als man „1, 2, 3" usw. klar und einfach im Einmaleins zu schreiben gelernt hat. Nach jahrtausendelanger Vorbereitung wurde erst Ende des 16. Jahrhunderts jenes international anerkannte Kunstwerk gefunden, das wir heute – historisch nicht ganz korrekt – als arabische Ziffernschrift bezeichnen. Die Zahlenzeichen sind die hervorragendsten Abbildungen von der menschlichen Hand, die jemals geschaffen wurden. Sie sind exakte Skizzen von Gesten der frei beweglichen, als Werkzeug bewusst gewordenen Hand.

In der Bedeutung der Hand zeigt sich der scheinbar unüberbrückbare Unterschied zwischen dem naturwissenschaftlichen (mehr sachbewussten) und dem geisteswissenschaftlichen (mehr personenbewussten) Denken. Mit der als Werkzeug bewusst gewordenen Hand hantieren wir technisch gestaltbare Dinge, denken also insofern objektgebunden, objektiv. Umgekehrt wenden wir uns mit den Mundgesten an Gesprächspartner, also nicht an Dinge, sondern an Menschen. Deshalb die Sachlichkeit der Mathematik einerseits und andererseits die individuelle Menschlichkeit der Sprache.

Nicht nur die Erfindung der Ziffern hat jedoch eine körperlich bedingte Vorerfahrung, sondern auch die Erfindung der mathematischen Operationen. Wir können einen greifbaren Gegenstand erlebbar machen, ihn nicht nur einhändig, sondern auch mit beiden Händen greifen und dabei beide Hände nach Belieben so eng aneinanderbringen, dass zwischen unseren Händen eine Zone entsteht, in der unsere Operationsfähigkeit erlischt. Den Kontakt nennen wir „Null" zwischen positiven und negativen Werten.

An einem zum kontrollierten Greifen geeigneten Stab können wir mit einer Hand nach rechts oder nach links entlangstreichen und dabei den Stab streckenweise abgreifen, also messen. Der Stab wird in unserer Hand zum Maßstab. Dabei bedeutet Plus: Die Hand nach rechts bewegen und an bestimmter Stelle mit einer Schließbewegung zufassen. Das Pluszeichen lässt sich als Skizzierung dieser senkrecht zueinander durchgeführten Willkürbewegungen begreifen. Minus bedeutet danach: Die Hand öffnen, nach links führen und vom Stab wegnehmen. Auch das Minuszeichen ist die Skizzierung einer Handbewegung.

Je weiter wir unseren Arm ausstrecken, desto schwerer wird er, desto größer und stärker und desto inhaltsreicher wird entsprechend eine Zahl, und zwar im positiven wie im negativen Sinn. Darum stehen die „großen" Zahlen an äußeren Enden der Skala von „endlichen" Größen. Erst wenn wir unsere Hand – ähnlich wie ein Dirigent beim Dirigieren – abwechselnd mit der Handfläche nach oben und dann nach unten schwenken, können wir durch diese Bewegung auch somatisch einen Begriff vom Unendlichen darstellen. Auch diese Geste zeigt Geist und Materie zugleich.

Selbst das Gleichheitszeichen ist ein Symbol, das geistige und körperliche Voraussetzungen hat. Wir greifen mit den Handtellern zwei Enden eines Gegenstandes ab und erleben dabei zugleich die gegenseitigen Abstände unserer Hände. Dadurch bemerken wir zwei miteinander identifizierbare Größen: den Abstand der Enden eines Gegenstands und den Abstand unserer Hände. Dies können wir mit dem Doppelstrich eines Gleichheitszeichens objektiv darstellen. Welche Umständlichkeit hätte in Kauf genommen werden müssen, wäre nie ein Gleichheitszeichen erfunden worden!

Selbst noch das Differenzieren und Integrieren der im 16. Jahrhundert ersonnenen höheren Mathematik hat psychosomatische Grundlagen. Ein Beispiel ist die Darstellung eines rechtswinkeligen Koordinatenkreuzes: Sobald wir die linke Hand als Nullpunkt für Bewegungen unserer rechten Hand auffassen, wird ein Koordinatensystem dargestellt und damit ein Weg, um grundsätzlich mit variablen Größen zu rechnen.

Was besagt es „selbst"verständlich, wenn im Altertum ein Betender seine Hände in Supination (nach oben geöffnet) zum Himmel erhob? Es drückte die Bereitschaft aus, dienend etwas Höheres zu empfangen. Die Geste der Ehrfurcht war wirklich ein supinare ad superos und damit erlebbar als Unterschied zu beispielsweise gefalteten Händen, die besagen „Ich fühle mich gebunden" oder zur Geste der abweisend ausgestreckten Rechten, wobei die Handfläche in sogenannter Pronation nach unten gewandt wird. Der straff ausgestreckte, schräg gehaltene Arm mit pronierter Hand besagt für jeden, der diese Geste erlebend nachvollzieht, deutlich sichtbar: „Alles ist (subjektiv) meinem Willen „unter"-getan, mir untertan! Alles liegt gleichsam dem Zugriff meiner Hand dar."

Im Vergleich dazu ist die Somatik ganz anders bei der drohenden, schützenden oder segnenden Hand. In der vorgestreckten Hand, die durch Anspannung aller Unterarm- und Handmuskeln zur Faust geballt ist, wird rohe Kraft körperlich spürbar. Dagegen zeigt der Handteller mit leicht gekrümmter vierten und fünften Finger an: Ein Segnender „beginnt, sichtbar für andere, etwas zu tun".

Auch Hände in den Hosentaschen ist eine „selbst"verständliche Aussage. Sie bedeutet, unter gegebenen Umständen: „Wie du siehst, sind meine Hände nicht da; ich habe also nichts zu tun oder irgendwie abzuändern." Wer nur eine Hand in die Hosentasche steckt, sagt damit aus: „Ich werde jetzt so, aber nicht anders handeln. Das andere bleibt jetzt außer Betracht." Es gehört zu den besonderen Reizen der Schauspielkunst, wenn es gelingt, uns somatisch in die Welt des Erfahrbaren zu versetzen.

## Kleidung als anatomischer Atlas

Psychologen und Kinderärzte meinen, dass sich frühe Kindheitseindrücke bis ins spätere Leben auswirken können. Viele denken dabei allerdings an Wiederholungen phylogenetisch alter Verhaltensweisen, lassen aber außer Acht, dass es beim Menschen eine für ihn bezeichnende ontogenetische Entwicklung seiner embryonalen Leistungen gibt. Menschliche Verhaltensweisen in ihrer Gesetzmäßigkeit nur aus der Ähnlichkeit mit tierischen verstehen zu wollen ist unmöglich.

Alle Verhaltensweisen haben embryonale Entwicklungsvorgänge als Voraussetzung nachweisen lassen. Daher kommt die Vererbbarkeit der sogenannten instinktiven Leistungen. Was wir als Instinkte bezeichnen, ist eine direkte Fortsetzung von vorgeburtlichen Entwicklungsvorgängen, von pränatalen Leistungen. Was nicht schon in der Frühentwicklung unbewusst vom Körper „eingeübt", initiiert wurde, kann auch später – weder instinktiv noch bewusst – ausgeübt werden. Hier erinnern wir uns an den Saugreflex und wiederholen: Hätten sich nicht die Lippen eines jungen Embryos bei dessen frühen Leistungen eingerollt, wäre es einem Neugeborenen nicht möglich, instinktiv zu saugen.

Entsprechendes gilt für den Klammerreflex und für alle anderen Reflexe, nicht nur für Greifreflexe. Das Greifen eines Kleinkindes ist eine direkte Folge des Wachstumsgreifens. Angeborene Instinkte sind aus embryonalen Anfängen weiterentwickelte Reaktionen. Der Versuch eines Kleinkindes, sich beispielsweise aufzurichten, ist das Bemühen, unter veränderten Umständen beizubehalten und weiterzuentwickeln, was schon seit der frühen Embryonalzeit beim ersten Aufrichten im Verlauf der Zerebralisation mit typisch menschlicher Eigenart als Vorentwicklung begann.

Dazu dürfen wir sagen: Es gibt embryonale „Vorerfahrungen". Sie sind schon seit Jahrtausenden bekannt. Man trifft sie noch heute u.a. bei den zahllosen Gestaltungen der Mode. Die Mode und, als einer ihrer Niederschläge, die einst vielfältigen Trachten sind ein höchst reizvolles Kapitel des Wissens psychosomatischer Differenzierungen. Man könnte die menschliche Kleidung als den ältesten anatomischen Atlas bezeichnen, der je publiziert wurde.

Der Kragen zum Beispiel verdeutlicht die Halsenge, die nach dem Herabwandern des Herzens in den Brustraum entstanden ist. Ein Kragen kann deshalb als natürlich gelten, weil der Hals angeboren, d. h. entwickelt ist. Eine Halskette symbolisiert die beiden schrägen Halsmuskeln, die seit dem zweiten Entwicklungsmonat vom Hinterhaupt zum Brustbein ziehen. Eine Halskette, die auf den Rücken hängen würde, wäre körperlich unbegründet. Der typisch männliche Kehlkopf wird durch den Krawattenknoten hervorgehoben. Der Brillensteg zwischen den Augengläsern gibt die elementarsten Strukturverhältnisse an der Nasenwurzel wieder: Zwischen den Augen strafft sich im Zusammenhang mit der Gehirnentwicklung das Binnengewebe zu einem Halter, dessen Wachstumswiderstand während der Entwicklung die Augen zusammenhält und die typisch menschliche Blickrichtung nach vorn bestimmt.

Beispielsweise kann auch die zugeknöpfte Jacke Hinweis sein auf den Verschluss des Brustkorbs durch die Rippen. Ihr Zusammenwachsen bei der Bildung des Brustbeins ist hier eine Vorerfahrung. Knöpfe auf dem Rücken sind nicht „natürlich“.

Ein Armband hat somatisch schon seit dem zweiten Embryonalmonat seine Voraussetzung in einem bindegewebigen Ringband, das sich bereits an der mikroskopisch kleinen Handwurzel des Embryos findet.

Die Korona der mittelalterlichen Malerei und die Tonsur der Mönche bestätigen, was schon beim Neugeborenen und damit schon lange zuvor die Physiognomie des Menschen beherrscht, nämlich die Bedeutung des Gehirns im Oberkopf. Die bevorzugte Bedeutung des Gehirns für die geistigen Leistungen des Menschen ist keineswegs zuerst von der wissenschaftlichen Medizin entdeckt worden. Auch hier zeigt sich eine lebendige Vorerfahrung vom Körper, die bereits erlebte Entwicklung voraussetzt. Deshalb haben Körperhaltungen schon im Rahmen des instinktiven Verhaltens eine so große Bedeutung.

Der Hut im Nacken, das Gesicht frei, hat wie jede Geste deshalb gerade wegen ihrer Ursprünglichkeit Sinn. In einem besonderen Augenblick besagt eine solche Geste gerade wegen ihrer menschlichen Eigenart spontan: „Alles kann mir zu Gesicht kommen, alles kann an mich heran, Keckheit ist mir im Sinn.“

Der Hut, korrekt und gerade aufgesetzt, verwirklicht ein anderes Lebensgefühl, nämlich eine mehr festgelegte und korrekte Meinung, eine Haltung, die offenbar nicht leicht zu erschüttern ist, die mit einer sogenannten Melone als abgerundet demonstriert wird.

Der Hut, in die Stirn gezogen, verhehlt dem Partner das Gesicht, also: „Du sollst nicht sehen, was ich meine. Ich diskutiere nicht mit dir."

Die Schrittgröße kann durch Absätze des Schuhwerks in einer kaum messbaren, aber dennoch erlebbaren Weise variiert werden. „Große" kommen mit gewichtigen, lang ausholenden Schritten daher. Umgekehrt kann das Gefühl der Kleinheit und Schutzbedürftigkeit durch Tragen hoher Absätze zum Ausdruck gebracht werden, welche die Schritte merklich verkleinern.

Dieses Wissen vom menschlichen Körper ist seit Jahrtausenden lebendig geblieben. Doch sind auf diesem Gebiet der Entwicklung und der Verhaltensweisen einstweilen kaum lehrbare Tatsachen erarbeitet worden.

# Glossar

**Adplantation** Anlagerung des Eis an die Uterusschleimhaut
**Allantois** Haftstielabschnitt des Entoderms
**Amnion** Wandteil des dorsalen Eibläschens, des Fruchtwassersacks
**Anastomosen** Gefäßbrücken zwischen zwei benachbarten Gefäßen
**Anlagen** Zustandsbilder noch unentwickelter Leistungen, z. B. Frühstadium des Eis
**Articulationsschlingen** Gewebeschlingen, die im Übergangsgebiet zwischen antagonistischen Muskeln Gelenke bilden
**Ascensus** insbesondere Lageentwicklung des Neuralrohrs nach cranial (oben) relativ zu den embryonalen Eingeweiden
**Auflockerungsfelder** Zonen, in denen während des Wachstums durch äußere Zugkräfte ein Sog entsteht (Sogfelder)
**Axialfortsatz** Fortsatz des Ektoderms in das Innere der Expansionskuppe

**Binnengewebe** das von Grenzgewebe umschlossene Gewebe aus Zellen und Zwischenzellsubstanz
**Binnengewebe der Entocystscheibe** Mesoderm
**Binnengewebe des Eis** Mesoblast
**Binnengewebe des Embryo** Mesenchym
**Blastemwasser** Flüssigkeit in einem jungen Keim
**Blastocoel** flüssigkeitserfüllter Raum im Blastocyst, Anlage des Dottersacklumens
**Blastocyst** der blasenförmige menschliche Keim
**Blastomerenei** das frühe Mehrzellenstadium des Menschen
**caudal** unten

**Cerebralisation** große Bedeutung der Gehirnentwicklung als Teilgeschehen der Gesamtentwicklung
**Chorda dorsalis** Rückensaite
**Chorionhöhle** der vom Chorion umschlossene flüssigkeitserfüllte Raum, extraembryonale Leibeshöhle
**Coelom** frühe Leibeshöhle
**Contusionsfelder** Differenzierungsgebiete von Vorknorpel, Zonen mit behindertem Längenwachstum

**Corrosionsfelder** Zonen mit zwei eng aufeinander gepressten Grenzgeweben ohne Raum für gefäßführendes Binnengewebe und Erlöschen der Nahrungszufuhr; dadurch Absterben der Epithelzellen und Eröffnen von Kommunikationen flüssigkeitsgefüllter Hohlräume

**cranial** oben

**Cytoplasma** Zellplasma

**Dendrit** Fortsatz einer Ganglienzelle mit Fähigkeiten zur Erregungsleitung in Richtung zum Körper der Ganglienzelle

**Densationsfelder** Entstehung fester Zellsubstanzen durch die Trennung von festen von flüssigen Substanzen; durch Verlust an flüssiger Interzellularsubstanz Verdichtung fester Partikel (z.B. Entstehung von Vorknorpel)

**Dermatom** ektodermnaher Teil eines Somiten

**Descensus** Lageentwicklung der Eingeweide nach caudal (unten) relativ zur Gehirnanlage

**Detractionsfelder** Differenzierungsgebiete normalen Knochengewebes

**Dilatationsfelder** Zum Unterschied von Gebieten mit mechanischer „Dilatation" Zonen, in denen sich die normale Muskulatur entwickelt, Zonen mit Dilationswachstum

**Distusionsfelder** Wachstumszonen des Knorpels, Zonen mit bevorzugt longitudinalem Quellungswachstum

**dorsal** hinten

**Eidiscus** der dicke Teil des Blastocyst

**Ektoblast** Außenteil des jungen Keims

**Ektoderm** zunächst die dorsale, später äußere, frühzeitig besonders kräftige Zellschicht der Entocystscheibe und des Embryo

**Entoblast** Innenteil des jungen Keims

**Entocyst** Zweikammeriges Ei

**Entocystscheibe** menschliche Keimscheibe

**Entoderm** zunächst die ventrale, weniger kräftige Zellschicht der Entocystscheibe

**Entwicklungsbewegungen** Gestaltungsbewegungen einschließlich der submikroskopischen Materialbewegungen

**Entwicklungsdynamik** die kinetischen und dynamischen Merkmale der Differenzierung

**Epithel** Deckschicht von Binnengewebe, s. Grenzgewebe

**Evolution** Entwicklungsgeschichte im Unterschied zur Entwicklung
**Exkretionsapparat** Harnapparat
**exkretorische Drüsen** Drüsen mit Ausführungsgang
**Expansionskuppe** der obere, sich dorsal vorwölbende Teil der Entocystscheibe

**Funktionsentwicklung** Entwicklung von Leistungen

**Grenzgewebe** Zwischenschicht zwischen einer Flüssigkeit einerseits und Binnengewebe andererseits

**Haftstiel** Verbindung des Embryo mit dem Chorion
**Hüllmesoblast** Außenschicht des Entocyst

**Impansionssenke** der unten dorsal konkave Teil der Entocystscheibe
**Implantation** Einnistung des Eis
**Induktion** Beeinflussung von Differenzierungsvorgängen durch chemische Substanzen
**inkretorische Drüsen** Drüsen ohne Ausführungsgang
**Interzellularsubstanz** Zwischenzellsubstanz

**Keimscheibe** Entocystscheibe

**lateral** seitlich

**Mesenchym** Binnengewebe des Embryo
**Mesoblast** Binnengewebe des Eis
**Mesoderm** Binnengewebe der Entocystscheibe
**Mesonephros** Mittelteil des frühen Harnapparates zwischen Vor- und Nachniere
**metamer** von oben nach unten schrittweise aufeinanderfolgend
**Mitose** fädige Kernteilung
**Myotom** Teil eines Somiten, frühe Rückenmuskulatur

**Neuralrohr** frühe, rohrförmige Anlage des Nervensystems
**Neurit** Fortsatz eines Nervenzellkörpers mit einer Erregungsleitung vom Zellkörper weg
**Neuron** Nervenzelle

**Ontogenese** Individualentwicklung
**ontolog** aus demselben Ei hervorgegangen
**Ovar** Eierstock

**Phaenogenese** Differenzierung
**Phylogenese** Stammesgeschichte
**Pia** das gefäßreiche Binnengewebe an der Außenseite des Gehirns
**Randmesoblast** Binnengewebe am Rand der Entocystscheibe
**Retensionsfelder** Entwicklungsgebiete des gestrafften Bindegewebes mit geringer Längsdilation und großer Querkompression, im Besonderen Anlagegebiete der relativ dünnen Teile von Muskelindividuen (Sehnen) zum Unterschied von den Muskelbäuchen

**Somiten** blasenförmige Körperwandorgane der Rückenregion
**Spinalganglion** Nervenknoten seitlich am Rückenmark
**Spinalnerven** Rückenmarksnerven
**Stemmkörperfunktion** Biomechanische Druckwirkungen in Distusionsfeldern (im Besonderen Wachstumsfunktionen von Knorpel)
**Stoffwechselbewegungen** die submikroskopischen Materialbewegungen im morphologisch bestimmbaren Stoffwechselfeld
**Stoffwechselfeld** morphologisch und biodynamisch bestimmbares Stoffwechselgebiet
**Stoffwechselfelder, biodynamische** Stoffwechselfelder hinsichtlich ihrer biodynamischen Bedeutung
**Stroma** Binnengewebe, im besonderen Unterlage eines Grenzgewebes

**Tube** Eileiter

**ventral** vorn
**Visceralbogen** Beugefalten, bogenförmige Teile der embryonalen Kopf-Hals-Wand

**Wachstumsfunktionen** Leistungen von wachsenden Organen

**Zerebralisation** große Bedeutung der Gehirnentwicklung als Teilgeschehen der Gesamtentwicklung
**Zytoplasma** Zellplasma

# Literaturhinweise

Blechschmidt, E.: Die pränatalen Organsysteme des Menschen. Hippokrates – Stuttgart (1973)

Blechschmidt, E.: Wie beginnt das menschliche Leben, Christiana – Stein a. Rh. (1975)

Blechschmidt, E. und Gasser, R. F.: Biokinetics and Biodynamics of Human Differentiation. Ch. Thomas-Springfield, Ill. (1978)

Blechschmidt, E.: Der Systemcharakter der Zelle. Scheidewege, 8, Klett – Stuttgart(1978)

Braus, H. und Elze, K.: Anatomie des Menschen. 1. Bd. Bewegungsapparat. Springer – Berlin, 3. Aufl. (1954)

Eberle, P.: Die Chromosomenstruktur des Menschen. Gustav Fischer – Stuttgart (1966)

Eccles, J.: Das Gehirn des Menschen. Piper – München (1975)

Faller, A.: Der Körper des Menschen. Einführung in Bau und Funktion. Thieme – Stuttgart, TB 7. Aufl. (1976)

Langmann, J.: Medizinische Embryologie. Thieme – Stuttgart, TB 3. Aufl. (1976)

Moller, S.: Plastische Anatomie. Bergmann – München, 2. Aufl. (1967)

Tittel, K.: Beschreibung und Funktionellen Anatomie des Menschen. Gustav Fischer – Stuttgart, 7. Aufl. (1975)

Waldeyer, A. und Mayet, A.: Anatomie des Menschen. Walter de Gruyter – Berlin, 3. Aufl. (1976)

*Kontroversliteratur*

Eigen, M.: Das Spiel. Piper – München (1976)

Lorenz, K.: Die Rückseite des Spiegels, dtv – München, TB 1249 (1977)

Monod, J.: Zufall und Notwendigkeit. Piper – München (1971)

# Register

# Weitere Publikationen von Erich Blechschmidt

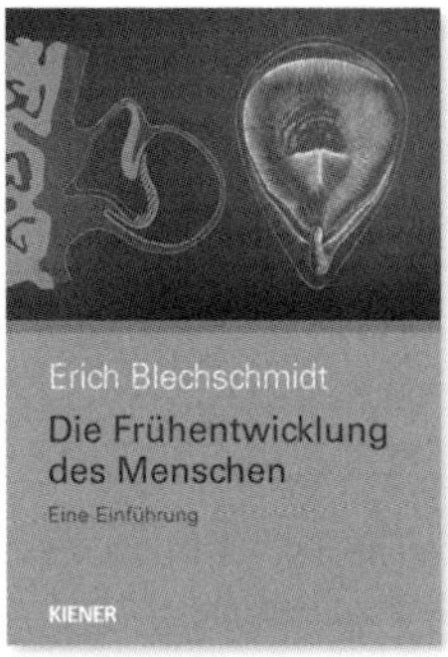


Erich Blechschmidt
**Die Frühentwicklung des Menschen**
Eine Einführung
1. Auflage 2011
240 Seiten
über 100 teils farbige Abbildungen
ISBN 978-3-943324-00-6

Das Buch enthält drei Schriften Blechschmidts – ein Einstieg in die Grundlagenforschung des Embryologen und der Darstellung seines biodynamischen Ansatzes zur menschlichen Frühentwicklung.

- Einzigartigkeit des biodynamischen Konzeptes in kompakter Form
- Faszinierende Fakten zum Thema Evolution
- Einordnung der Embryonalentwicklung in einen größeren philosophischen Kontext
- Aufschlussreiche und faszinierende teils farbige Zeichnungen und Abbildungen aus frühen embryonalen Stadien

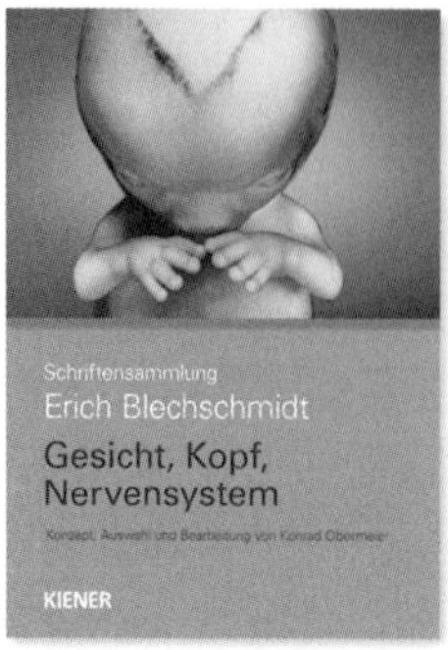


Konrad Obermeier (Hrsg.)
**Erich Blechschmidt: Gesicht, Kopf, Nervensystem**
Konzept, Auswahl und Bearbeitung von Konrad Obermeier
1. Auflage 2015
288 Seiten, 185 Abbildungen
ISBN 978-3-943324-11-2

Das Buch enthält wissenschaftliche Beiträge zur Embryologie, die für manuell arbeitende Therapeuten von Interesse sind:

- Craniale Osteopathie
- Craniosacrale Therapie
- Pränatale Therapie
- Manuelle Arbeit mit Neugeborenen, Säuglingen und Kleinkindern
- Arbeit nach Schock und Trauma
- Osteopathische Biodynamik
- Die morphologische Sichtweise des Autors gibt Impulse für viele Therapieansätze
- Differenzierung des Nervensystems und der cranialen Strukturen

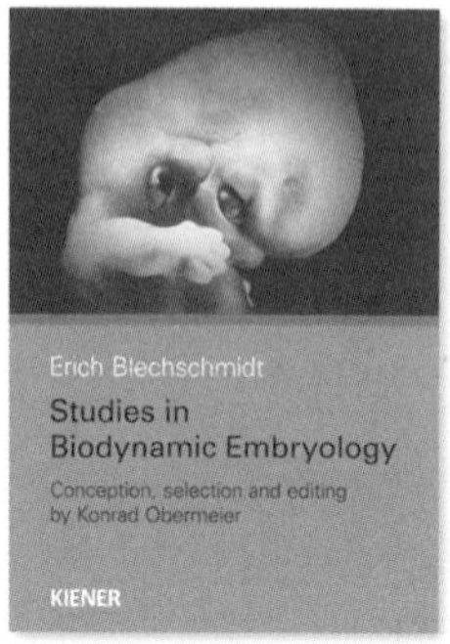


Erich Blechschmidt
**Studies in Biodynamic Embryology**
Concept, selection and editing
by Konrad Obermeier
1st edition 2020
192 pages
more than 160 figures
ISBN 978-3-943326-56-3

Blechschmidt wrote and published exclusively in German. It was mostly through the German/English book "The Stages of Human Development Before Birth" (1960) and "Biokinetics and Biodynamics of Human Differentiation" (1978), that his work became partly available to an international English speaking audience. However, there are a number of unnoticed scientific articles translated into English that offer a more detailed and deeper, specific insight into this elaborate universe of shape and form. This book

- introduces basic terminology in embryology
- offers a brief look at the fundamental conception of metabolic fields
- unfolds its powerful potential inside Blechschmidt's morphological universe
- enriches the reader's perspectives on biodynamic embryology

**KIENER**

www.kiener-verlag.de